UTB 2328

Eine Arbeitsgemeinschaft der Verlage

Beltz Verlag Weinheim und Basel
Böhlau Verlag Köln · Weimar · Wien
Wilhelm Fink Verlag München
A. Francke Verlag Tübingen und Basel
Paul Haupt Verlag Bern · Stuttgart · Wien
Verlag Leske + Budrich Opladen
Lucius & Lucius Verlagsgesellschaft Stuttgart
Mohr Siebeck Tübingen
C. F. Müller Heidelberg
Ernst Reinhardt Verlag München und Basel
Ferdinand Schöningh Verlag Paderborn · München · Wien · Zürich
Eugen Ulmer Verlag Stuttgart
Vandenhoeck & Ruprecht Göttingen
WUV Facultas · Wien

Hanna Mayer

Einführung in die Pflegeforschung

facultas

Hanna Mayer, Mag. Dr., diplomierte Gesundheits- und Krankenschwester, Studium der Pädagogik, Lektorin für Pflegewissenschaft an der Universität Wien. Freiberuflich tätig in der Pflegewissenschaft und -forschung, Unterricht an Universitätslehrgängen international. Hanna Mayer ist Autorin mehrerer erfolgreicher Publikationen.

Bibliografische Information Der Deutschen Bibliothek

Die Deutsche Bibliothek verzeichnet diese Publikation in der Deutschen Nationalbibliografie; detaillierte bibliografische Daten sind im Internet über http://dnb.ddb.de abrufbar.

1. Auflage 2002 UTB

Facultas Universitätsverlag, Berggasse 5, A-1090 Wien

Einbandgestaltung: Atelier Reichert, Stuttgart
Umschlagfoto: Contrast
Lektorat: Sabine Schlüter
Abbildungen: Grieder Graphik, A-2083 Pleissing
Satz und Druck: Facultas AG
Printed in Austria
ISBN 3-85076-582-2

UTB-Bestellnummer: ISBN 3-8252-2328-0

Vorwort

Die neuen Trends im Gesundheitswesen – die bestimmt sind durch Technisierung und Ökonomisierung, verbunden mit dem Wunsch nach mehr menschlicher Zuwendung – sind große Herausforderungen und bedingen eine professionelle Pflegepraxis, die verstärkt auf wissenschaftliche Erkenntnisse gestützt ist. Pflege kann und darf nicht mehr beliebig angeboten werden, nimmt man die Verantwortung, die dem Patienten gegenüber besteht, ernst und will man sich von nicht professioneller oder Laienpflege abgrenzen.

Empirisches Wissen ist – ebenso wie in anderen Disziplinen – ein wichtiger Bestandteil des Pflegewissens. Es ermöglicht professionelles Handeln, das nun rein intuitives oder erfahrungsbezogenes Tun ablösen kann, und stellt es auf eine andere Basis. Pflegewissenschaft wird mittlerweile in fast allen europäischen Ländern gelehrt und als Universitätsstudium, Fachhochschulstudium oder Masterprogramm angeboten. Pflegeforschung ist ein wichtiger Bestandteil aller Ausbildungen am universitären Sektor und das Wissen darum bildet die Basis für die wissenschaftliche Auseinandersetzung mit dem Thema Pflege.

Lehrbücher im universitären Bereich bieten meist umfangreiches oder sehr spezialisiertes Wissen, die didaktische Aufbereitung tritt gegenüber dem wissenschaftlichen Anspruch aber oft in den Hintergrund. Genauso sind sie auch noch wenig zielgruppenorientiert. Eine Erstsemestrige hat aber andere Ansprüche an ein Lehrbuch als Studierende im zweiten Studienabschnitt, ebenso wie eine Fachhochschulstudentin andere Ansprüche hat als eine Doktoratsstudentin. Gerade Studienanfängerinnen stehen oft umfangreichen Methodenbüchern oder wissenschaftlichen Abhandlungen noch hilflos gegenüber. Basislehrbücher, die eine Brücke bilden vom Anfang bis hin zu den ersten Schritten in der Wissenschaft, sind notwendig, um Barrieren zu überwinden und eine solide, breite Grundlage im jeweiligen Gegenstandsbereich zu geben. Ein breites Basiswissen zu Beginn ermöglicht dann einen sinnvollen Aufbau und eine Vertiefung in Spezialbereiche. Die Anforderung an Basislehrbücher für den universitären Bildungsbereich sind hoch: ein wissenschaftliches Niveau der Inhalte, eine einfache Sprache (sie werden ja schließlich von Nicht- oder Noch-Nicht-Wissenschaftlerinnen benützt) und ein klarer didaktischer Aufbau, der strukturiertes Lernen ermöglicht und zum Selbststudium und zur weiteren Vertiefung anregt, sind vonnöten. Der Bezug zum jeweiligen Fachgebiet durch Beispiele aus der Praxis und durch spezifische Übungen macht solche Bücher zwar nicht interdisziplinär nutzbar, ermöglicht den Studienanfängerinnen aber, die Theorie schneller mit ihrem Erfahrungshintergrund oder zukünftigen Tätigkeits- bzw. Forschungsfeldern verbinden zu können.

Mit dem vorliegenden Buch soll eine solche Brücke, die es den Studierenden erleichtert, die ersten Schritte in Richtung Wissenschaft und Forschung zu wagen, gebaut werden. Es ist ein Einsteigerwerk und richtet sich vorwiegend an Studienanfängerinnen im universitären Bereich und an Studierende an Fachhochschulen. Der Band soll einen Einstieg in die Thematik der Pflegeforschung ermöglichen und eine erste Basis an Methodenwissen vermitteln. Die kommentierten Literaturempfehlungen und die Übungsaufgaben zur Wiederholung und Reflexion des Gelernten am Ende jedes Kapitels bieten die Möglichkeit zur umfassenden Auseinandersetzung mit dem Stoff. Ein an den Schluss des Buches gestellter Fragenkatalog dient zur Rekapitulation des gesamten Wissens.

So weit es möglich ist, wurde im Text eine geschlechtsneutrale Formulierung gewählt. War dies nicht möglich, so wurde – traditionelle Schreibgewohnheiten bewusst durchbrechend – die weibliche Form stellvertretend für beide Geschlechter gewählt. Ausnahmen bilden Originalzitate, in denen die konventionelle Schreibform enthalten ist.

Wien, im September 2002 — Hanna Mayer

Inhaltsverzeichnis

Einführung in den Gegenstandsbereich

1. Wissen, Wissenschaft und Forschung 13

1.1 Wissensquellen 13
1.1.1 unstrukturierte Wissensquellen 14
1.1.2 strukturierte Wissensquellen 15
1.2 Wissenschaft und Forschung 17
1.2.1 Wissenschaft 17
1.2.2 Forschung 22
1.3 Zusammenfassung 23
1.4 Vertiefende Literatur 23
1.5 Vertiefung des Lernstoffs 24

2. Pflegewissenschaft und Pflegeforschung 25

2.1 Pflegewissenschaft 25
2.1.1 Gegenstandsbereiche der Pflegewissenschaft . 27
2.1.2 Pflegewissenschaft im bestehenden Wissenschaftssystem 30
2.1.3 Zur Bedeutung der Pflegewissenschaft 31
2.2 Pflegeforschung 34
2.2.1 Geschichte und Zukunftsperspektiven 35
2.2.2 Aufgaben, Ziele und Gegenstandsbereich der Pflegeforschung 42
2.2.3 Rolle der Pflegenden und Forschungskompetenz 48
2.2.4 Forschung und Pflegepraxis 53
2.2.5 Ethische Aspekte der Pflegeforschung 55
2.3 Zusammenfassung 62
2.4 Vertiefende Literatur 63
2.4.1 Vertiefende Literatur zu Kapitel 2.1 63
2.4.2 Vertiefende Literatur zu Kapitel 2.2.5 64
2.5 Vertiefung des Lernstoffs 64

Methodische Grundlagen

3. Forschungsansätze: quantitative versus qualitative Forschung 69

3.1 Quantitativer Forschungsansatz 69
3.2 Qualitativer Forschungsansatz 71
3.2.1 Phänomenologie 74
3.2.2 Grounded Theory 74
3.2.3 Ethnografie 75
3.2.4 Objektive Hermeneutik 76

3.3 Gegenüberstellung des quantitativen und qualitativen Forschungsansatzes 76
3.4 Gütekriterien quantitativer und qualitativer Forschung 78
3.4.1 Gütekriterien quantitativer Forschung 78
3.4.2 Gütekriterien qualitativer Forschung 79
3.5 Kombination von quantitativer und qualitativer Forschung 82
3.6 Die Bedeutung quantitativer und qualitativer Methoden in der Pflegeforschung 84
3.7 Zusammenfassung 86
3.8 Vertiefende Literatur 87
3.8.1 Vertiefende Literatur zum Thema qualitative versus quantitative Forschung 87
3.8.1 Vertiefende Literatur zum Thema Grounded Theory 88
3.9 Vertiefung des Lernstoffs 88

4. Forschungsdesigns 90
4.1 Experimentelle Studien 90
4.1.1 Experimentelle Settings 91
4.1.2 Experimentelle Designs 92
4.1.3 Kritik an experimentellen Studien 95
4.2 Deskriptive Studien 96
4.2.1 Einzelfallstudien 97
4.3 Evaluationsforschung 99
4.4 Delfi-Studien 101
4.5 Aktionsforschung 103
4.6 Weitere Variationen von nicht-experimentellen .. 106
Untersuchungsdesigns 106
4.7 Zusammenfassung 108
4.8 Vertiefende Literatur 109
4.9 Vertiefung des Lernstoffs 110

5. Methoden der Datenerhebung 111
5.1 Die schriftliche Befragung 111
5.1.1 Aufbau einer schriftlichen Befragung 113
5.1.2 Fragenformulierung 114
5.1.3 Gestaltung eines Fragebogens 118
5.1.4 Die Gültigkeit und Zuverlässigkeit von Fragebögen bzw. Skalen 121
5.2 Das Interview (mündliche Befragung) 123
5.2.1 Die Unterscheidung verschiedener Arten von Interviews 123
5.2.2 Das qualitative Interview 126
5.2.3 Das Gruppeninterview als Sonderform der mündlichen Befragung 134

5.3 Die Beobachtung ... 137
5.3.1 Arten von Beobachtung ... 137
5.3.2 Bestandteile einer Beobachtung ... 139
5.3.3 Die agierenden Personen ... 142
5.3.4 Möglichkeiten und Grenzen der Beobachtung als Forschungsmethode ... 143
5.4 Die Inhalts- oder Dokumentenanalyse ... 144
5.4.1 Dokumentenanalyse ... 146
5.5 Zusammenfassung ... 148
5.6 Vertiefende Literatur ... 148
5.6.1 Vertiefende Literatur zu Kapitel 5.1 ... 148
5.6.2 Vertiefende Literatur zu Kapitel 5.2 ... 149
5.6.3 Vertiefende Literatur zu Kapitel 5.3 ... 150
5.6.4 Vertiefende Literatur zu Kapitel 5.4 ... 150
5.7 Vertiefung des Lernstoffs ... 150

6. Methoden der Datenauswertung im Überblick ... 153
6.1 Analyse quantitativer Daten ... 153
6.1.1 Aufbereiten der Datenbestände ... 154
6.1.2 Exkurs: Skalen- oder Messniveaus ... 155
6.1.3 Deskriptive Statistik ... 157
6.1.4 Schließende (analytische) Statistik ... 159
6.2 Analyse qualitativer Daten ... 162
6.2.1 Aufbereiten der Datenbestände ... 163
6.2.2 Auswertung der Daten ... 165
6.3 Zusammenfassung ... 172
6.4 Vertiefende Literatur zum Thema qualitative Datenanalyse ... 173
6.5 Vertiefung des Lernstoffs ... 173

Durchführung und Anwendung von Forschung

7. Der Forschungsprozess ... 177
7.1 Vom Thema zur Forschungsfrage ... 177
7.1.1 Forschungsfragen entwickeln ... 178
7.1.2 Literaturstudium ... 181
7.1.3 Konkretisieren der Forschungsfrage, Aufstellen von Hypothesen ... 185
7.1.4 Zusammenfassung ... 186
7.2 Erstellen eines Untersuchungsplans ... 187
7.2.1 Untersuchungsdesign ... 187
7.2.2 Stichprobe ... 187
7.2.3 Berücksichtigung ethischer Belange ... 193
7.2.4 Ressourcen und Erlaubnisse ... 193
7.2.5 Forschungsantrag ... 195
7.2.6 Zusammenfassung ... 196
7.3 Datengewinnung ... 196

7.3.1 Ausarbeiten der Instrumente, Vortest und Datensammlung 196
7.4 Datenanalyse, Interpretation und Darstellung 197
7.4.1 Darstellung quantitativer Ergebnisse 198
7.4.2 Darstellung qualitativer Ergebnisse 203
7.4.3 Interpretation / Diskussion der Ergebnisse .. 206
7.5 Schlussfolgerungen 208
7.6 Rückführung der Ergebnisse in die Praxis 210
7.6.1 Mündliche Präsentation von Forschungsarbeiten 210
7.6.2 Schriftliche Publikationen 211
7.6.3 Verfassen von Forschungsberichten 212
7.7 Zusammenfassung 219
7.8 Vertiefende Literatur zum Thema Präsentation / Publikation von Forschungsarbeiten 219
7.9 Vertiefung des Lernstoffs 220

8. Anwendung von Forschungsergebnissen 222
8.1 Forschungsanwendung als Grundlage einer forschungsbasierten Pflegepraxis 222
8.2 Forschungsanwendung als Prozess 223
8.3 Einschätzen der Qualität quantitativer und qualitativer Forschungsarbeiten 226
8.3.1 Kritisches Abwägen der inhaltlichen Qualität quantitativer Forschungsarbeiten ... 227
8.3.2 Kritisches Abwägen der inhaltlichen Qualität qualitativer Forschungsarbeiten ... 229
8.3.3 Systematische Reviews (systematische Übersichtsarbeiten) 230
8.4 Evidence Based Nursing (EBN) 232
8.5 Anwendung von Forschungsergebnissen – Grenzen und Möglichkeiten 235
8.5.1 Barrieren der Forschungsanwendung 235
8.5.2 Strategien zum Abbau der Barrieren 236
8.6 Zusammenfassung 239
8.7 Vertiefende Literatur 240
8.8 Vertiefung des Lernstoffs 241

Unterlagen zur Vertiefung des Lernstoffs 243

Fragen zur Wissensüberprüfung 245
Materialien zu den Übungsaufgaben von Kap. 6 251
Basisliteratur zum Thema Pflegeforschung 262

Verzeichnis wichtiger Fachbegriffe der Pflegeforschung 264
Literaturverzeichnis 273
Sachregister 287

Einführung in den Gegenstandsbereich

1 Wissen, Wissenschaft und Forschung

Woher kommt das menschliche Wissen? Wie unterscheidet sich Alltagswissen von Wissenschaft? Welche Rolle spielt die Erfahrung dabei? All das sind Fragen, die ganz zu Beginn einer Auseinandersetzung mit dem Thema „Wissenschaft und Forschung" stehen. Aus diesem Grund ist auch die Beschreibung verschiedener Wissensquellen und die Beschäftigung mit den Begriffen Wissenschaft und Forschung Gegenstand dieses Kapitels.

1.1 Wissensquellen

Eine zentrale Eigenschaft des Menschen ist der Wille, Ereignisse, Dinge und Geschehnisse um sich herum zu hinterfragen und zu erklären. Entwicklung und Fortschritt basieren auf der Neugierde und dem „Forschergeist" der Menschen von Anbeginn ihrer Geschichte. Die vielfältigen Fragen und Probleme, mit denen die Menschen konfrontiert waren, wurden im Lauf der Geschichte aber auf unterschiedliche Weisen zu lösen versucht. Man kann in der Geschichte der Menschheit vier Ansätze zur Erklärung unbekannter Phänomene beschreiben: **Magie, Autorität, logisches Denken** und **wissenschaftliches Erforschen** (vgl. Notter / Hott 1994).

Wir wissen, weil wir aus unterschiedlichen Quellen Wissen schöpfen können. Diese **Wissensquellen** können hoch strukturiert und an festgelegte Regeln über Methode und Vorgehensweise gebunden sein. Andere Wissensquellen sind weniger strukturiert und haben keine festgelegten Regeln. Zu den **unstrukturierten** Wissensquellen zählen **Intuition, Erfahrung, Versuch** und **Irrtum, Tradition** und **Autorität. Strukturierte** Wissensquellen sind das **logische Denken** und das **wissenschaftliche Erforschen** (vgl. Groß 1997; Feldmann / Millor 1996). Die Unterteilung in strukturierte und unstrukturierte Wissensquellen stellt nicht prinzipiell eine Wertung dar – Wissen aus unstrukturierten Wissensquellen ist nicht notwendigerweise falsch oder gar unwichtig. Doch wenn man Wissenschaft betreiben oder verstehen will, ist es bedeutsam zu wissen, auf welche Weise man Informationen gewinnt.

1.1.1 Unstrukturierte Wissensquellen

Intuition

Intuition ist ein spontaner Einfall. Menschen benutzen Intuition häufig zur Lösung von Problemen. Intuitives Handeln heißt eben Tun, das nicht auf theoretischen Überlegungen oder auf der Analyse einer Situation basiert. Intuition ist aber abhängig von einer gewissen **Vertrautheit** mit einem Themenbereich. Menschen, die häufig intuitiv handeln, sind meistens solche, die sich auf einem bestimmten Gebiet sehr gut auskennen, die Expertinnen sind und über ein fundiertes Wissen und einen großen Erfahrungsschatz verfügen. Sogar das Handeln auf der höchsten Stufe in der Pflege, der Expertenstufe, zeichnet sich oft durch Intuition aus.

> ... Mit ihrem großen Erfahrungsschatz sind Pflegeexpertinnen und -experten in der Lage, jede Situation intuitiv zu erfassen und direkt auf den Kern des Problems vorzustoßen, ohne viel Zeit mit der Betrachtung unfruchtbarer Alternativdiagnosen und -lösungen zu verlieren.

Benner 1997, S. 50

Intuition ist aber etwas Individuelles, sie ist nicht steuerbar und nicht beliebig abrufbar. Daher hat sie zwar einen wichtigen Anteil am beruflichen Handeln, ist aber eben keine Wissensquelle, aus der man beliebig schöpfen kann. Durch Intuition wird zwar berufliches Handeln möglich, das berufliche Wissen wird aber nicht systematisch vermehrt.

Dass Pflegehandeln, das alleine auf Erfahrung beruht, nicht immer zum Wohle der Patientin beiträgt, zeigt das bekannte Beispiel des „Eisens und Föhnens" als Dekubitusprophylaxe. Diese Maßnahme, die sich auf Erfahrungswissen stützt, wurde in der Pflegepraxis häufig angewendet. Wissenschaftliche Untersuchungen konnten aber nachweisen, dass diese Technik nicht nur unwirksam, sondern sogar schädlich ist.

Erfahrung, Versuch und Irrtum

Erfahrungen sind eine bekannte Wissensquelle. Je vertrauter man mit einer Situation ist, je mehr Erfahrung man auf einem bestimmten Gebiet erworben hat, desto eher kann man Regelmäßigkeiten entdecken und verallgemeinern (d. h. aus diesen Erfahrungen auf andere Situationen schließen). Erfahrung macht einen großen Teil des Wissens aus, über das jeder Mensch (in unterschiedlichem Ausmaß) verfügt. Jedoch ist dieses Wissen eben **subjektiv** und individuell. Es wird **unsystematisch gewonnen** und oft **nicht überprüft**.

> Der eigene Erfahrungsschatz ist zu begrenzt und zu individuell, um allgemein gültige Schlüsse aus ihm ziehen zu können. Darum kann Erfahrung nur eingeschränkt als Basis des pflegerischen Verständnisses gelten.

Ein weiterer Ansatz (nahe verwandt mit Erfahrung) ist das Lösen von Problemen durch Versuch und Irrtum. Hier werden Lösungen eines Problems so lange ausprobiert, bis sie erfolgreich sind. Diese Art von Problemlösung ist für die Praxis aber untauglich, da sie einen hohen **Zeit-** und **Energieaufwand** mit sich bringt, bis die richtige Lösung gefunden wurde – zumal es auch sein kann, dass eine solche Lösung bereits von einer anderen Person gefunden wurde, man davon aber nichts weiß. Außerdem kann diese Art des Vorgehens den Patientinnen evtl. Unannehmlichkeiten bereiten oder **Schaden zufügen**.

Tradition und Autorität

Hier wird etwas allein deswegen, weil es **immer schon so war** oder so gemacht wurde, als richtig angesehen. Tradiertes Wissen wird in der Praxis oft in Form von Ritualen in den pflegerischen Alltag eingebaut und weitergegeben (ein Beispiel ist das routinemäßige Messen der Temperatur aller Patientinnen in der Früh). Wird dieses Wissen von Personen vertreten, die als Autoritäten (Expertinnen) gelten, bekommt es zusätzlich verbindlichen Charakter.

Tradiertes Wissen kann sehr wertvoll sein. Es ist wichtig, auf Dinge zu achten, die sich schon seit längerer Zeit bewährt haben. Auch die Möglichkeit, Autoritäten (Spezialistinnen) zu befragen, kann im Alltag ein guter Weg zur Problemlösung sein. Auch Rituale haben durchaus Sinn: sie bieten Struktur im beruflichen Alltag. Tradiertes Wissen und Rituale sollten allerdings auf ihren Sinn und Zweck bzw. auf ihre Tauglichkeit überprüft werden. Ein **konstruktiver, aber kritischer** Umgang mit Expertinnenaussagen ist angebracht. Wissen aus Tradition und / oder von Expertinnen kann also nur bedingt als verlässliche Wissensquelle angesehen werden – vor allem, wenn dieses Wissen nicht kritisch hinterfragt wird.

1.1.2 Strukturierte Wissensquellen

Logische Schlussfolgerungen

Logik ist Denken, das bestimmten Regeln folgt. Ihre Beachtung ist für die Richtigkeit einer Schlussfolgerung entscheidend.

Viele Probleme können durch logisches Schlussfolgern gelöst werden. Wir können Situationen durch logisches Denken verstehen und dieses neue Verständnis zur Grundlage für gezieltes Handeln machen.

Logisches Denken ist die Grundlage für Wissenschaft und Forschung.

Logisches Schlussfolgern kann über zwei Wege erfolgen: über **Deduktion** und **Induktion**.

Hypothese = eine Aussage, von der man vermutet (aber nicht weiß), dass sie richtig ist.

Deduktives Schlussfolgern vollzieht sich **vom Allgemeinen zum Besonderen**. Bei der Deduktion geht man von einer – wie auch immer entwickelten – **Theorie** aus und leitet davon **Prognosen** (**Hypothesen**) ab. Diese Hypothesen werden dann **empirisch** (d. h. mithilfe der Erfahrung) geprüft. Das Ergebnis kann die Theorie dann unterstützen, verändern oder widerlegen. Man kann sich anhand eines Beispiels ansehen, wie eine Pflegeperson sich deduktives Schlussfolgern zu Nutze machen kann:

Beispiel:
Es ist bekannt, dass bettlägerige Patientinnen nach einiger Zeit wund liegen können. Die Ursache dafür ist ständiger oder ungleichmäßiger Druck auf Körperstellen, an denen die Knochen direkt unter der Haut liegen. Die Pflegende weiß dies und zieht daraus den Schluss, dass man die Entstehung von Druckgeschwüren verhindern kann, wenn man den Druck auf diese Stellen vermindert. Sie arbeitet wissenschaftlich fundiert, wenn sie diese Zusammenhänge kennt und ihr Wissen anwendet, indem sie die gefährdeten Körperstellen entlastet.

nach Feldmann/Millor 1996, S. 48

Induktives Schlussfolgern vollzieht sich umgekehrt **vom Besonderen zum Allgemeinen**. Auf diesem Weg des logischen Denkens will man aus der Beobachtung von **Einzelfällen** allgemein gültige Theorien ableiten. Die induktive Methode ermittelt Tatsachen durch Beobachtung und kommt aufgrund dieser Beobachtungen zu Verallgemeinerungen. Sie muss vor allem dort eingesetzt werden, wo bisher wenig theoretisch gearbeitet wurde.

Wissenschaftliches Erforschen

Wissenschaftliches Erforschen basiert auf logischen Gedankengängen. Es bietet die Möglichkeit, Ahnungen, Vermutungen, Aussagen von Autoritäten und logische Schlüsse systematisch zu überprüfen und zu beweisen.

Diese Methode der Wissensaneignung ist die am besten entwickelte. Sie ist zwar auch fehlbar, aber im Allgemeinen verlässlicher als alle anderen.

Diese Art des Wissenserwerbs hebt sich hauptsächlich durch die Möglichkeit der Selbstüberprüfung von anderen ab, da der wissenschaftliche Prozess Hürden enthält, die eine Beeinflussung der Untersuchungsergebnisse durch Gefühle oder Befangenheit verhindern.

Groß 1997, S. 13

1.2 Wissenschaft und Forschung

1.2.1 Wissenschaft

Das Wort „Wissenschaft" ist kein eindeutiger Begriff. Es handelt sich vielmehr um eine Art „Dachbegriff", der vielfältige Betrachtungsweisen zulässt und daher nur aus verschiedenen Blickwinkeln spezifiziert werden kann. Die Erklärung dessen, was Wissenschaft ist, kann daher nur schwer in einer kurzen Definition erfolgen – man muss sich der Bedeutung von Wissenschaft auf verschiedenen Wegen annähern. In einer Gegenüberstellung von „Alltagswissen" und „Wissenschaft" – dies ist eine der möglichen Perspektiven – lassen sich einige wichtige Kennzeichen von Wissenschaft herausarbeiten.

Hierdeis / Hug (1997) haben versucht einige Unterschiede zwischen alltäglichem und wissenschaftlichem Denken und Handeln sichtbar zu machen. In der folgenden Gegenüberstellung werden einige Punkte davon herausgegriffen.

Alltag	**Wissenschaft**
nicht-systematisiertes Wissen	systematisiertes Wissen
nicht-organisierte Erkenntnis	organisierte Erkenntnis
routiniertes Handeln	reflektiert-methodisches Handeln
Vermeidung von Zweifel	Systematisierung des Zweifels
Sicherung des Erkannten	Zweifel am Erkannten
Vermeidung von Alternativen	Aufdecken von und Suche nach Alternativen
Konzentration auf eine Deutung	selbstverständliche Annahme von Mehrdeutigkeiten
im einzelnen (subjektiven) und / oder kollektiven Bewusstsein aufgehobene und vor allem mündlich weitergegebene Erkenntnis	vor allem in schriftlicher Form weitergegebene Erkenntnis
erfahrungsnahe Sprache	erfahrungsferne, abstrakte Sprache

vgl. Hierdeis/Hug 1997

Das Sammeln, Beschreiben und Ordnen des Materials sind Schritte, die zu einer Forschungsarbeit gehören. Eine Forschungsarbeit folgt einem strukturierten Ablauf, den man „Forschungsprozess" nennt (→ Kap. 7). Vereinfacht dargestellt geht man dabei folgendermaßen vor:

Problem
↘
Forschungsfragen stellen
↘
Daten sammeln (durch wiss. Methoden wie Beobachtung, Befragung, Experiment etc.)
↘
Daten auswerten
↘
Ergebnis

Systematisiertes und methodisch – nicht zufällig! – gewonnenes Wissen, der Zweifel am Bestehenden, die Suche nach Neuem und die Annahme, dass es eine Vielzahl an Erkenntnismöglichkeiten gibt, sind wichtige Kennzeichen von Wissenschaft. Durch sie hebt sich Wissenschaft vom Alltagswissen ab. Wissenschaftliches Wissen wird meist in schriftlicher Form aufbewahrt („verschriftlicht"). Wissenschaftliche Sprache ist abstrakter als die Alltagssprache und weitgehend von persönlichen Erfahrungen gelöst.

In Meyers Lexikon wird Wissenschaft folgendermaßen definiert:

> Wissenschaft ist der Inbegriff dessen, was überlieferter Bestand einer Zeit ist, vor allem der Prozess methodisch betriebener Forschung und der Lehre als Darstellung der Ergebnisse und Methoden der Forschung. Die Wissenschaft beginnt mit dem Sammeln, Ordnen und Beschreiben ihres Materials; weitere Schritte sind die Bildung von Hypothesen und Theorien.

Unter „Wissenschaft" versteht man einerseits alle Aktivitäten, die auf wissenschaftliche Erkenntnis abzielen, also auf das Forschen und das Bilden von Theorien. Andererseits versteht man darunter die Gesamtheit der Erkenntnisse, die auf diesem Weg gewonnen werden. Charakteristisch dabei ist ein methodisches Vorgehen beim Sammeln, Beschreiben und Ordnen des Materials, aus dem man Erkenntnisse gewinnt.

Theorie und Forschung bilden die Säulen jeder Wissenschaft.

Das Ziel aller Wissenschaften ist es, einen **„body of knowledge" (Wissenskorpus)** zu produzieren, der uns befähigt, Phänomene zu verstehen und wenn möglich vorauszusagen, zu verhindern, aufrecht zu erhalten oder zu verändern (vgl. Parahoo 1997). Ziel ist es also, in seinem Interessensbereich begründete Aussagen machen. Welche Aussagen nun als wissenschaftlich anerkannt werden und welche nicht, das sind Fragen, die auf wissenschaftstheoretischer Ebene diskutiert werden.

Wissenschaftstheorie ist ein Zweig der Philosophie und beschäftigt sich mit der Frage, **wie wissenschaftliche Erkenntnis**

zustande kommt. Sie untersucht alle Probleme, die mit Wissenschaft allgemein zusammenhängen, z. B. Fragen nach den Methoden, nach den Voraussetzungen, Zielen, Auswirkungen und der Struktur von Wissenschaft. Auch die Auseinandersetzung mit dem Werteproblem (ist / kann Wissenschaft werturteilsfrei sein und wenn nicht, wie geht man damit um?) ist Gegenstand wissenschaftstheoretischer Diskussionen. Die Bedeutung der Wissenschaftstheorie ist deshalb so groß, weil es nicht nur einen Weg gibt, über den man zu wissenschaftlicher Erkenntnis kommen kann.

Naturwissenschaften und Geisteswissenschaften unterscheiden sich z. B. durch wesentliche Faktoren voneinander. Während die **Naturwissenschaften** zu den **analytischen** Wissenschaften zählen (sie zerlegen ihren Gegenstand in einzelne Bestandteile), gehören die **Geisteswissenschaften** zu den **nicht analytischen** Wissenschaften (sie erfassen ihren Gegenstand als Ganzen und interpretieren ihn, statt ihn zu messen). Bei den Naturwissenschaften erfolgt der Zugang zur Erkenntnis über das Zählen und Messen. Sie beschäftigen sich mit der materiellen Realität und dem Sein und haben ihre Wurzeln im Behaviorismus, in Positivismus und im kritischen Rationalismus. Die Geisteswissenschaften gewinnen durch das Verstehen Zugang zur Erkenntnis. Sie beschäftigen sich mit dem Sinn und den Werten und haben ihre Wurzeln u. a. in der Phänomenologie, in der Hermeneutik und im Interaktionismus.

Die **Human-** und **Sozialwissenschaften** (denen die Pflegewissenschaft am nächsten steht) lassen sich nicht so eindeutig in dieses Gegensatzpaar einordnen. Hier kennt man innerhalb der Wissenschaft zwei grundsätzlich verschiedene Wege des Erkenntnisgewinns (die für zwei unterschiedliche Forschungsrichtungen – für die qualitative und die quantitative Sozialforschung, vgl. Kap. 3 – typisch sind). Diese beiden verschiednen Wege des Erkenntnisgewinns beruhen auf den Prinzipien der **Deduktion** und der **Induktion** (vgl. Kap. 1.1.2).

Sozialforschung = die systematische Erfassung und Deutung sozialer (d.h. die Gesellschaft betreffender) Erscheinungen oder Umstände.

In der folgenden Abbildung werden sie noch einmal dargestellt. Hier wird gezeigt, wie Deduktion und Induktion aufeinander aufbauen und einen Erkenntnisprozess in Gang setzen.

Abbildung 1: Der Theorie-Empirie-Zirkel

Quelle: Bartholomeyczik 1997c, S. 109

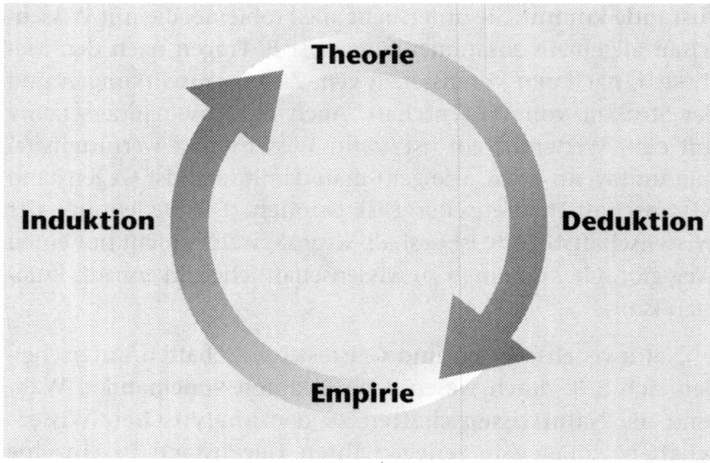

Bartholomeyczik 1997c, S. 109

Der Begriff Induktion beschreibt die Schlussfolgerung ausgehend vom Einzelfall zu einer Verallgemeinerung, während der Begriff Deduktion die Ableitung von einer allgemeinen Aussage auf einen Einzelfall bezeichnet.

Als klassische Beispiele für das Prinzip der Deduktion als Weg des Erkenntnisgewinns stehen die wissenschaftstheoretischen Positionen des **Positivismus** und des **kritischen Rationalismus**.

Der Positivismus ist charakterisiert durch die Vorstellung einer **positiven** („positiv" bedeutet hier: gesetzt, gegeben, wirklich vorhanden) **Realität**, die man durch Forschung entdecken kann. Das wiederum beruht auf der Vorstellung, dass es eine endgültige Wahrheit und Wirklichkeit gebe, die durch Beobachten und Experimentieren entdeckt und bewiesen werden könne. Das Streben nach **Objektivität** steht dabei im Vordergrund. Wahrheit ist hier objektive Wirklichkeit, die mit den Sinnen erfasst, erforscht und gemessen werden kann.

Das Ziel ist es, **Gesetzmäßigkeiten** (für Abläufe in der Natur, im menschlichen Organismus, im menschlichen Verhalten etc.) zu entdecken. Nach dem Prinzip der Deduktion – Wissenschaft beginnt mit theoretischen Konzepten – sollen wissenschaftliche Hypothesen (Theorien) empirisch (mittels Forschung) verifiziert werden. Je häufiger dies passiert, desto höher ist der Vorhersagewert für künftige Ereignisse.

Am Vorbild der Naturwissenschaften wurde von Sir Karl Popper das Prinzip des Positivismus weiterentwickelt. Popper ist der

Begründer des so genannten **kritischen Rationalismus**. Auch dieser folgt dem deduktiven Prinzip, und auch hier ist es das Ziel der Wissenschaften, Gesetzmäßigkeiten aufzudecken um damit zu einer objektiven Wahrheit zu gelangen. Theorien und Hypothesen werden mit der Wirklichkeit konfrontiert und an ihr überprüft.

Popper beruft sich aber im Gegensatz zu den Positivisten auf das Falsifikationsprinzip. (Dieses beruht auf dem Gedanken, dass es keine allgemein gültigen Sätze geben kann, da eine Ausnahme hinreicht, um eine Theorie zu stürzen. Es kann in der Wissenschaft daher nicht um die Verifikation von Hypothesen gehen, sondern nur um eine Falsifikation, die Wiederlegung dieser Hypothesen.) Die treibende Kraft im wissenschaftlichen Erkenntnisprozess ist demnach die **Kritik des „Bestehenden"**. Die Sozialwissenschaften, genauso wie die Gesundheitswissenschaften, sind stark von dieser Denkschule beeinflusst.

Popper zieht zur Veranschaulichung hier immer das Beispiel mit den Schwänen hinzu: Auch wenn wir viele weiße Schwäne beobachten, so können wir einzig dadurch nicht zu dem Schluss kommen, dass alle Schwäne weiß sind. Das Auftreten eines einzigen schwarzen Schwans würde diese Theorie stürzen (vgl. Popper 1994).

Dem induktiven Denkprinzip folgen alle **interpretativen** wissenschaftstheoretischen Ansätze. Die Wurzeln der interpretativen Perspektive liegen in erster Linie in der Philosophie. Hier geht es im Wesentlichen darum, dass die Wissenschaftlerinnen den Menschen nicht losgelöst von seiner Umwelt, sondern in seinem gesamten Lebenszusammenhang betrachten sollen. Forschung bedeutet in dieser Perspektive nicht neutrale Sammlung und Auswertung von Daten, die man objektiv beobachten kann. Vielmehr geht es um die Interpretation von Geschehnissen und des Erlebens der Menschen. Die Forscherin fragt, was bestimmte Phänomene für die Menschen bedeuten und welchen Sinn sie haben. Das **Verstehen menschlicher Erfahrungen** steht im Mittelpunkt des Erkenntnisinteresses, weniger das Erklären oder Beweisen. Wahrheit wird als etwas **Subjektives** gesehen – Wahrheit ist das, was vom Einzelnen wahrgenommen und der Forscherin mitgeteilt wird (und das ist von Mensch zu Mensch natürlich verschieden). Wahrheit ist immer vom Zusammenhang (vom **Kontext**), in dem sie entsteht, abhängig.

Positivismus und Interpretativismus (als Beispiele unterschiedlicher wissenschaftstheoretischer Positionen) zeigen auf, dass es keine einzig richtige, allgemein gültige Definition von Wissenschaft (oder davon, was Wissenschaft ausmacht) geben kann.

Die unterschiedlichen wissenschaftstheoretischen Positionen führen immer wieder zu Diskussionen in Wissenschaftskreisen – auch in der Pflegewissenschaft (→ Kap. 3). Die Auseinandersetzung damit ist aber nicht unwichtig, denn es handelt sich ja nicht nur um abstrakte Philosophien. Diese unterschiedlichen „Denkschulen" beeinflussen die Art der Phänomene, die untersucht, die Methoden, mit denen diese studiert, und die Techniken, mit denen Daten gesammelt werden (vgl. Parahoo 1997).

Beachten sollte man aber (egal von welcher Position man ausgeht), dass auch wissenschaftliche Erkenntnisse nie als absolut oder endgültig zu betrachten sind. Wissen hat immer nur vorläufigen Charakter. Es ist nicht statisch, sondern einem dynamischen Prozess der ständigen Weiterentwicklung unterworfen.

Hunink 1997, S. 17

> Ganz allgemein scheint eine kritische Haltung gegenüber der Wissenschaft wünschenswert. Das heißt wir sollten die relative Bedeutung von Wissenschaft erkennen, und zwar als ein methodisches Verfahren zur Sammlung, Organisation und Anwendung von Wissen, so dass wir einige Einsicht in unsere komplexe Realität gewinnen.

1.2.2 Forschung

Forschung ist ein Mittel, um **Erkenntnis** zu gewinnen. Sie ist somit ein äußerst wichtiger Bestandteil, das tragende Element jeder Wissenschaft. Forschung ist laut Meyers Lexikon „die planmäßige und zielgerichtete Suche nach neuen Erkenntnissen in einem Wissensgebiet ...".

Hockey 1983, S. 753

> Die Pflegewissenschaftlerin Lisbeth Hockey definiert Forschung folgendermaßen: „Forschung ist der Versuch, das Wissen in einem bestimmten Gebiet durch systematische wissenschaftliche Methoden zu vermehren."

Das Ziel von Forschung ist also die **Vermehrung** von Wissen. Dies geschieht durch **systematische**, geplante **Methoden**, deren Grundlage die Logik (Deduktion und Induktion) ist. Die Sammlung und Analyse von Daten erfolgt nach bestimmten, wissenschaftlichen Richtlinien.

Wissensvermehrung bedeutet in diesem Zusammenhang zweierlei:

- unbekannte Daten und Fakten zu finden und
- neue Beziehungen und Verhältnisse zwischen schon bekannten Tatsachen aufzuzeigen.

vgl. Schröck, in: Bartholomeyczik 1991

1.3 Zusammenfassung

Der Wille, Bestehendes zu hinterfragen und neues Wissen zu entwickeln, ist eine zentrale Eigenschaft des Menschen.

Wissen kann aus unterschiedlichen Quellen gewonnen werden. Zu den bekanntesten Wissensquellen zählen Intuition, Erfahrung, Versuch und Irrtum, Tradition, logisches Denken und wissenschaftliches Erforschen.

Wissenschaftliches Wissen unterscheidet sich vom Alltagswissen hauptsächlich durch das systematische, zielgerichtete Vorgehen beim Sammeln, Auswerten und Beschreiben des Materials.

Zu wissenschaftlicher Erkenntnis gelangt man nicht nur über einen Weg, sondern es gibt verschiedene, sehr unterschiedliche Möglichkeiten. Verschiedene wissenschaftstheoretische Positionen wie z. B. der Positivismus und der Interpretativismus sind Beispiele für unterschiedliche Vorstellungen darüber, wie wissenschaftliche Erkenntnis zu Stande kommen.

Forschung ist das Mittel zum Zweck des wissenschaftlichen Erkenntnisgewinns. Sie basiert auf den Grundprinzipien der Logik (Deduktion und Induktion) und dient dazu, Wissen durch systematische, wissenschaftliche Methoden zu vermehren.

1.4 Vertiefende Literatur

Hierdeis Helmwart, Hug Theo: Pädagogische Alltagstheorien und erziehungswissenschaftliche Theorien. Julius Klinkhardt, Bad Heilbrunn 1997 (182 Seiten)

Obwohl dies an sich ein Buch für die Erziehungswissenschaften ist, dient Kap. 2 (S. 33 ff.) mit seiner Gegenüberstellung von Alltag und Wissenschaft auch für andere Wissenschaftsrichtungen als gute Basis. Besonders hilfreich ist das vorangestellt Glossar, in dem wissenschaftstheoretische Begriffe einfach und verständlich erklärt werden.

Seiffert Helmut: Einführung in die Wissenschaftstheorie, Band 1–3. Beck, München 1996

Ein Standardwerk für Einsteiger in die Auseinandersetzung mit Wissenschaftstheorie und den verschiedenen wissenschaftstheoretischen Ansätzen.

1.5 Vertiefung des Lernstoffs

1. Überlegen Sie, wie Sie einem Laien erklären würden, wie sich wissenschaftliche Erkenntnis von Wissen unterscheidet, das auf Intuition, Erfahrung, Tradition oder logischem Denken aufgebaut ist.
2. Finden Sie Pflegehandlungen, die immer wieder gesetzt werden (Routinehandlungen). Analysieren Sie dann, auf welcher Art von Wissen diese Handlungen aufbauen und welche Quellen dieses Wissen hat.
3. Versuchen Sie gemeinsam mit Kolleginnen und Kollegen aus dem Berufsfeld zu analysieren, welche Pflegehandlungen auf Tradition aufbauen. Gehen Sie dann der Frage nach, ob diese Handlungen auch durch andere Wissensquellen zu argumentieren sind.

2 Pflegewissenschaft und Pflegeforschung

Wenn im ersten Kapitel davon gesprochen wurde, dass das Wissen, welches unser Handeln leitet, aus unterschiedlichen Quellen geschöpft wird, so trifft dies auch auf die Pflege zu. Das folgende Kapitel geht nun auf den wissenschaftlichen Bereich ein und versucht Pflegewissenschaft und Pflegeforschung näher zu beschreiben. Es gibt einen kleinen Einblick in die historische Entwicklung und erläutert den Gegenstandsbereich, die Ziele und den Praxisbezug der Pflegewissenschaft.

Auch das Pflegewissen hat bestimmte Grundlagen und setzt sich aus verschiedenen Wissensquellen zusammen (→ Kap. 1.1), die in ihrem Zusammenspiel das pflegerische Handeln leiten. Wenn man über die Grundlagen des Wissens in der Pflege spricht, kann man **vier Bereiche** beschreiben:

- **Ethik**;
- **Intuition** (die Kunst des Pflegens);
- **persönliches Wissen** und
- **Empirie** (der wissenschaftliche, abgesicherte Bereich der Pflege).

Diese vier Bereiche stehen untereinander in Beziehung. Nur durch ihr Zusammenspiel entsteht das Wissen, das die Grundlage des pflegerischen Handelns bildet (vgl. Chinn / Kramer 1996). Weiters wird das Pflegewissen auch aus dem Wissen anderer Disziplinen gespeist, wie z. B. aus der Medizin, der Psychologie oder der Pädagogik.

> Pflege wird oft als „Wissenschaft und Kunst" bezeichnet:
>
> Als Wissenschaft verkörpert sie einen zusammenhängenden Korpus an systematischem Theorie- und Problemlösungswissen. Die Kunst besteht in der kreativen Nutzung dieses Wissens, im Dienst der Genesung der Menschen.

Schäffer 1999, S. 144

2.1 Pflegewissenschaft

Im Vordergrund aller weiteren Überlegungen steht die Frage: **„Was ist Pflegewissenschaft?"** Diese Frage nach der Essenz der Pflegewissenschaft wird oft gestellt und oft diskutiert. Allgemein kann man sagen, dass Pflegewissenschaft wissenschaftliche Erkenntnisse liefert, die in der Krankenpflege gebraucht werden.

Pflegewissenschaft ist die Wissenschaft vom Phänomen Pflege (vgl. Dassen / Buist 1994). Oder anders gesagt: Pflegewissenschaft ist die Wissenschaft, deren definierter Interessenbereich (area of concern) das Handlungsfeld Pflege ist (vgl. Rennen / Althoff / Schäffer 2001). Daher wird die Pflegewissenschaft auch als Wissenschaft mit einer **Handlungstheorie** oder als **Handlungs-** oder **Praxiswissenschaft** bezeichnet, denn das zentrale Element ist die Pflegpraxis. Im Gegensatz zu anderen Wissenschaftsbereichen wie z. B. Mathematik oder Philosophie, die kein spezifisches Handlungsfeld für ihr Wissen haben, schließt Pflegewissenschaft (wie z.B. auch Jus oder Medizin) ein **besonderes Handlungsfeld**, die Pflege, mit ein.

Auch van Maanen meint dazu:

v. Maanen 1996a, S. 147

> „Das Verstehen der Pflegewissenschaft findet nicht in einem Vakuum statt, sondern im Kontext des Handelns."

Das heißt, dass *in* der, *an* der und *durch* die Praxis der Gegenstand der Pflege erkennbar und neues Wissen über diese Praxis entwickelt wird.

Die **Zusammenhänge** zwischen Pflegepraxis und Pflegewissenschaft können unterschiedlich dargestellt werden. In der folgenden Abbildung sind die zentrale Position der Pflegepraxis, ihre Auswirkungen auf die Wissenschaft, auf das Management und auf die Ausbildung dargestellt.

Diese drei Bereiche beeinflussen wiederum die Pflegepraxis, und auch untereinander beeinflussen sich die drei Bereiche wechselseitig.

Pflegewissenschaft und Pflegepraxis kann man also nicht getrennt voneinander betrachten, sondern nur in wechselseitiger Beziehung und Abhängigkeit. Die Pflegepraxis gibt den Anstoß, ist der Ausgangspunkt für wissenschaftliche Fragen. Sie wird ihrerseits wiederum durch die Pflegewissenschaft beeinflusst – und zwar durch die Theorien und Ergebnisse der Pflegeforschung.

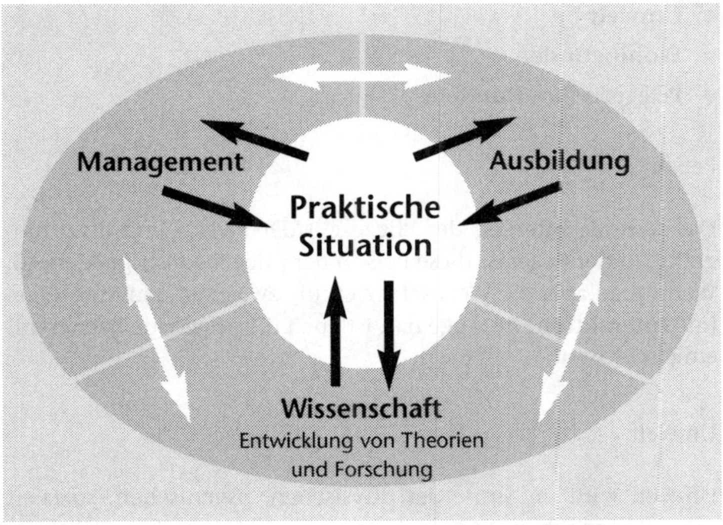

Abbildung 2: Zusammenhänge zwischen Praxis, Wissenschaft, Ausbildung und Management

Quelle: Hunink 1997, S. 15

Van Maanen meint dazu, Pflegewissenschaft sei nichts anderes als eine Wissenschaft von der Pflege, die durch Erfahrungswissen (das, was wir von den Patientinnen lernen), theoretische Kenntnisse (das, was wir von den Patientenbedingungen verstehen) und Forschungsergebnisse (das, was wir mit den Patientinnen in Studien bearbeiten) zustande komme.

v. Maanen 1998, S. 142

2.1.1 Gegenstandsbereiche der Pflegewissenschaft

Der Gegenstandsbereich der Pflegewissenschaft muss nicht von der Wissenschaft neu erfunden werden Er ist bereits in der Pflegepraxis vorhanden, aber noch in dieser „verborgen" (vgl. Zenker 1996).

Er kann anhand einiger zentraler Begriffe in der Pflege dargestellt werden. Diese Begriffe sind so genannte **„Schlüsselkonzepte"**, Grundlagen des theoretischen Denkens in der Pflege. Sie kommen aus dem angloamerikanischen Raum und konzentrierten sich ursprünglich auf drei Bereiche, nämlich Patientin (oder diejenige Person, die Pflege erhält), pflegerisches Handeln und Umwelt. Später wurden sie erweitert, und auch die Konzepte „Patient-Pflegende" oder „Gesundheit" kamen hinzu (vgl. Zenker 1996).

Stefan Görres umschreibt den Gegenstand der Pflegewissenschaft mit Hilfe von vier Begriffen. Diese sind:

- **Person**

- **Umwelt**
- **Wohlbefinden**
- **Pflegerisches Handeln**

Person

Das zentrale Interesse der Pflege gilt der Person und ihrer Biografie. In der Regel ist diese Person der pflegebedürftige Mensch. Wenn man aber die Wechselbeziehung zwischen den Menschen (die **Interaktion**) im Auge hat, ist auch die pflegende Person mit eingeschlossen.

Umwelt

Umwelt wird im Sinne des physischen, psychischen, sozialen und ökologischen Milieus verstanden. Sie ist der wichtigste äußere Bestandteil für Leben, Gesundheit und Wohlbefinden. Person und Umwelt kann man nicht getrennt voneinander betrachten. Sie sind offene Systeme, die miteinander in Beziehung stehen („**interagierende Systeme**“).

Wohlbefinden

Wohlbefinden (als erweiterter Begriff für Gesundheit) und Krankheit werden als dynamischer Prozess definiert und nicht als Zustand angesehen. Die wichtigste Aufgabe der Pflegenden ist es, Wohlbefinden zu **erhalten** oder ein verändertes Wohlbefinden in die Lebensgestaltung des Patienten zu **integrieren**.

Pflegerisches Handeln

Pflegerisches Handeln geht von den Bedürfnissen bzw. von der veränderten Lebenssituation und von den Kompetenzen (Fähigkeiten) des pflegebedürftigen Menschen aus. Die Pflegesituation wird als **Interaktionsprozess** (als gegenseitiger Austausch) zwischen Pflegebedürftiger und Pflegeperson in bestimmten Situationen verstanden. Die zentralen Anliegen dabei sind die **Wiedererlangung von Handlungskompetenzen**, die Unterstützung bei der **Erhaltung** dieser Handlungskompetenzen und die Förderung von **Selbstpflege** und **Alltagskompetenzen**.

vgl. Görres 1996

Elisabeth Seidl z. B. beschreibt **fünf Gegenstandsbereiche** der Pflegewissenschaft:

- Der Mensch in Bezug auf Gesundheit und Krankheit
- Interaktion in Bezug auf Gesundheit und Krankheit
- Pflegende als Expertinnen
- Pflegerische Handlungen
- Umwelt

Seidls Strukturierung der Gegenstandsbereiche der Pflegewissenschaft unterscheidet sich von anderen hauptsächlich durch die Einführung einer fünften Dimension, und zwar „**Pflegende als Expertinnen**". Dahinter steht Seidls Auffassung, dass Pflegewissenschaft sich nicht nur mit der Pflegepraxis befassen soll, sondern auch mit Fragen des Pflegeberufs (vgl. Seidl 1993b).

Betrachtet man den Gegenstand der Pflegewissenschaft anhand dieser Schlüsselkonzepte, so wird deutlich, das er weit über den reinen Blick auf Funktionsstörungen oder Krankheiten hinausgeht.

Pflegewissenschaft beschäftigt sich mit dem Menschen, der sich in einem veränderten Gesundheitszustand in einer bestimmten Umwelt (einem bestimmten Kontext) befindet, und mit den Möglichkeiten professioneller Handlungen, die gesetzt werden können, um die Lebensqualität dieses Menschen und seiner Bezugspersonen zu verbessern oder zu erhalten.

Neben diesen zentralen Konzepten haben die Gliederungen des Gegenstandsbereichs der Pflegewissenschaft aber noch eines gemeinsam: den **Paradigmenwechsel** in der Pflege, der hier vorausgesetzt wird. Das Grundverständnis (Paradigma) von Pflege bewegt sich weg von der reinen Krankheitsorientierung hin zur **Gesundherhaltung**. Nicht mehr nur die Krankheit steht im Mittelpunkt des Interesses, sondern das Augenmerk wird verstärkt auf die Gesundheit und deren Erhaltung gelegt. Aber auch die reine Konzentration auf die Patientinnen muss einer erweiterten Perspektive weichen: es steht nicht mehr die Patientin allein im Zentrum, sondern man betrachtet auch die komplizierte **Beziehung zwischen Patientin und Umwelt** (Patient-Umwelt-Relation). Das heißt, die Patientin wird nicht mehr nur als isoliertes Individuum betrachtet, sondern im Zusammenhang mit

Paradigma = Beispiel, beispielhafte Struktur, Muster. Ein Paradigma bezeichnet auch die gerade gängige Auffassung innerhalb einer Wissenschaft. Diese Auffassung kann sich im Lauf der Zeit auch ändern. Das nennt man dann Paradigmenwechsel.

ihrer Umwelt gesehen. Dies bedeutet jedoch einen wichtigen Umdenkprozess in der Pflege.

2.1.2 Pflegewissenschaft im bestehenden Wissenschafts-system

Diskussionen gibt es immer wieder über die Positionierung der Pflegewissenschaft innerhalb der Wissenschaften. Kann man nun die Pflegewissenschaft den Naturwissenschaften (im Speziellen der medizinischen Wissenschaft) zuordnen, oder den Sozialwissenschaften oder vielleicht den Gesundheitswissenschaften? Helga Krüger meint in ihrer Stellungnahme zu dieser Frage: „Weder noch!“ Pflegewissenschaft hat ihre **eigene Auffassung** von den Patientinnen, vom Zusammenhang zwischen Krankheit, gesundheitlicher Beeinträchtigung und den Notwendigkeiten der Pflege, von Verantwortung und Aufgabenbestimmung. Sie hat einen eigenen Stellenwert im Gesundheitssystem, neben der medizinischen, aber auch neben der psychosozialen Versorgung der Bevölkerung. Nach Krüger steht die Pflegewissenschaft mit verschiedenen Wissenschaftsbereichen in Beziehung und teilt mit diesen verschiedene Anlässe oder Ziele, ohne jedoch in dem einen oder anderen völlig aufzugehen. Die Pflege teilt mit der Medizin die Anlässe ihres Handelns (wenn auch keineswegs immer), mit den Gesundheitswissenschaften die Ziele und mit den Sozialwissenschaften die Konzentration auf das zwischenmenschliche Handeln, auf die „Interaktionsprozesse“ (vgl. Krüger 1996a). Sie geht aber mit anderen Fragen an Forschung und Theorie heran. Auch Berta Schrems (2002) sieht die Einordnung der Pflegewissenschaft in die bestehenden Kategorien traditioneller Wissenschaftszweige problematisch. Pflege ist, wie manche anderen „neuen“ Wissenschaftsdisziplinen (z. B. die Umwelt-, Frauen- oder Gesundheitsforschung) ein querschnitt- und problemorientierter Forschungszweig, der sich nur schwer in die bestehenden, monodisziplinär orientieren Wissenschaftsgebiete einordnen lässt.

Das Thema Dekubitus eignet sich besonders, um diese unterschiedlichen Sichtweisen zu veranschaulichen. Das zentrale Interesse der Pflege gilt hier der Verhinderung eines Dekubitus, der Prophylaxe. Die Medizin richtet ihr Augenmerk auf die Heilung eines entstandenen Dekubitus.

Die vier Schlüsselbegriffe der Pflegewissenschaft (wie sie auf S. 28 beschrieben wurden) könnten auch auf andere Wissenschaften zutreffen. Wichtig ist aber der Blickwinkel, unter dem man einen bestimmten Ausschnitt aus der Wirklichkeit betrachtet. Beispielsweise beschäftigt sich die Medizin mit ähnlichen Phänomenen wie die Pflege: das zentrale Interesse gilt dem kranken Menschen. Die Medizin richtet sich jedoch auf „cure“

(= Heilung; Diagnose und Therapie von Krankheit), die Pflege hingegen auf „care" (= Erhaltung und Förderung von Gesundheit). Von den Zielen, die die Pflege verfolgt, sind **Lebensqualität** und **Alltagsbewältigung** die wesentlichen Aspekte. Pflegewissenschaft hat eine andere Perspektive auf und ein **anderes Verständnis** von ihrem Gegenstand als die Medizin. Sie rückt weniger die *Krankheit* eines Menschen in den Mittelpunkt; ihr zentrales Interesse gilt vielmehr dem *Kranksein.*

Durch solche Betrachtungen der Positionierung der Pflegewissenschaft soll weder ein Bruch noch eine Abschottung gegenüber bestehenden Wissenschaften hervorgerufen werden. Betont werden soll damit nur die Eigenständigkeit der Pflegewissenschaft im Verhältnis zu anderen Wissenschaften.

2.1.3 Zur Bedeutung der Pflegewissenschaft

Die Gesundheitssysteme befinden sich auch im deutschsprachigen Raum im Wandel. Die Gründe dafür liegen in der **Demografie**, in der **Epidemiologie** und in der veränderten **Versorgungsstruktur** in den industrialisierten Ländern Europas. Die Lebenserwartung nimmt zu und die Anzahl der älteren Menschen steigt stetig. Dadurch nehmen auch chronische Erkrankungen und Pflegebedürftigkeit zu. Alte Versorgungsstrukturen im pflegerischen Bereich brechen auf, d. h.: Pflege, die früher durch die Familien (besser gesagt: durch die Frauen) geleistet wurde, muss in Zukunft immer mehr von anderen Systemen übernommen werden. Die Betreuung kranker Menschen wird zunehmend aus dem Spitalsbereich hinaus in den ambulanten und häuslichen Bereich verlegt. Das bedeutet eine weit reichende Veränderung bzw. Umstrukturierung im Versorgungswesen, denn man wird mit neuen, anspruchsvollen Aufgaben, Rahmenbedingungen und Strukturen konfrontiert. Auf all diese Veränderungen muss langfristig reagiert werden. Der Pflege würde hier eine bedeutende Rolle zukommen, da sie die zahlenmäßig größte Berufsgruppe im Gesundheitswesen ist. Maßnahmen für eine wirkungsvolle Gesundheitsversorgung können jedoch nur dann sinnvoll sein, wenn das Arbeitsgebiet dieser Berufsgruppe Gegenstand einer Wissenschaft ist. Denn nur so können Tatsachen anstelle von Annahmen Grundlagen für das Pflegehandeln und Ausgangspunkt für wesentliche gesundheitspolitische Entscheidungen werden (vgl. Görres 1996a).

> „Die Antwort auf die Frage, ob Pflegewissenschaft einen Beitrag zur Entwicklung des Gesundheitssystems der Zukunft leisten kann, hängt davon ab, ob diese Wissenschaft dem Anspruch genügen kann, Innovationen einzuleiten, praxisnahe Fragestellungen aufzugreifen und damit neue, verbesserte Handlungsmuster aufzuzeigen".

Seidl/Walter 1992, S. 26

Die Pflegewissenschaft hat die Möglichkeit, auf die Pflegepraxis Einfluss zu nehmen. Hilde Steppe skizzierte drei Möglichkeiten für Neuerungen und Veränderungen (drei „**Innovationspotenziale**") die sich im Zuge der Verwissenschaftlichung der Pflege entwickeln können:

1. Innovation durch theoretische Fundierung der Pflegepraxis;
2. Innovation durch verändertes Verständnis von pflegerischer Dienstleistung;
3. Innovation durch veränderte Karrieremuster in den Pflegeberufen.

ad 1: Innovation durch theoretische Fundierung der Pflegepraxis

Pflegeleistung an sich wird in Zukunft ein eigenständiger Teil der gesamten Versorgung werden. Sie wird eigenständig erbracht und nachgewiesen werden müssen. Es ist weder fachlich noch ökonomisch vertretbar, dass Pflege beliebig und unkontrollierbar angeboten wird. Neben den ehernen Pfeilern „Pflegepraxis" und „Erfahrung" bzw. dem Wissen aus anderen Disziplinen muss eine **Basis an spezifischem Pflegewissen** geschaffen werden, durch das Begründungen und Systematisierungen pflegerischen Handelns möglich werden. Eine professionelle und selbstständige Pflegepraxis muss theoretisch fundiert sein. Dieses theoriegeleitete Handeln aber muss auf einem eigenen wissenschaftlichen Gegenstandsbereich beruhen.

ad 2: Innovation durch verändertes Verständnis von pflegerischer Dienstleistung

Dieses Innovationspotenzial ist eng mit dem ersten verbunden; es erweitert lediglich den Blickwinkel. Pflegewissenschaft beschäftigt sich nicht mehr mit der richtigen Durchführung einzelner Pflegehandlungen nach dem Lehrbuch. Vielmehr geht es darum, Situationen und Probleme umfassend zu betrachten, zu analysieren und daraus Möglichkeiten des pflegerischen Handelns abzuleiten. Die Pflege muss sich deshalb von der traditionellen Sichtweise abwenden, die durch die naturwissenschaftliche Medizin beeinflusst ist und die den Körper weit gehend als Organsystem betrachtet. Sie muss vielmehr den **ganzen Menschen** und sein **Körper- bzw. Krankheitserleben** in den Mittelpunkt stellen. Dafür sind aber große Fähigkeiten und Kompetenzen im analytischen und kommunikativen Bereich gefordert, die bisher in der Pflegepraxis eher im Hintergrund standen. Pflegewissenschaft bringt einen Paradigmenwechsel mit sich (von der Krankheitsorientierung hin zur Gesunderhaltung), ein verändertes Verständnis pflegerischer Dienstleistung, das die Aufgaben und Inhalte der professionellen Pflege maßgeblich beeinflusst.

ad 3: Innovation durch veränderte Karrieremuster in den Pflegeberufen

Die dritte Innovation, die ausgehend von der Pflegewissenschaft die Praxis beeinflussen wird, betrifft die **Frauen** und die **Bildung** in der Pflege. Während die Pflege zur Wissenschaft wird, hört sie langsam auf, eine Frauendomäne zu sein. Als Frauendomäne wurde dieser Beruf geschaffen und war (und ist noch heute) geprägt von der moralischen Tradition des Gehorsams, des Dienens und Helfens. Was bisher einem Geschlecht als eigen zugeschrieben wurde, nämlich die Fähigkeit zu pflegen, wird nun zu einer **begründbaren und nachweisbaren Dienstleistung**, zu einem professionellen Angebot, das grundsätzlich lehr- und lernbar ist (vgl. Steppe 1996).

> Die Entwicklung der Pflege als wissenschaftliche Disziplin ermöglicht wichtige Neuerungen und Veränderungen. Diese „Innovationspotenziale" betreffen die Pflegepraxis, das Verständnis von pflegerischer Dienstleistung und das Berufsfeld der Pflege. Allerdings sind sie im Moment noch nicht Wirklichkeit, sondern stellen eher Möglichkeiten und vorsichtige Perspektiven dar.

vgl. Steppe 1996

2.2 Pflegeforschung

Forschung kann man definieren als den Versuch, das Wissen auf einem bestimmten Gebiet durch **systematische, wissenschaftliche Methoden** zu **vermehren** (Hockey 1983). Daraus kann man auch eine Definition von Pflegeforschung ableiten:

„Krankenpflegeforschung ist Forschung auf dem Gebiet des Gesundheitswesens, in dem die Krankenschwester den größten Teil der Verantwortung trägt. Krankenpflegeforschung bemüht sich, das Wissen zu vermehren, das die Schwester braucht, um effektiv zu wirken".

Hockey 1983, S. 753

Pflegeforschung betrifft also ein spezielles Gebiet des Gesundheitswesens, nämlich das, in dem die Pflegenden selbst die größte Verantwortung tragen. Dies bedeutet, dass der Gegenstand der Forschung sich zwar mit dem anderer Gebiete decken kann (z. B. das Problem der Entzündungen im Bereich der Mundschleimhaut als Nebenwirkung von Chemotherapie), die **Forschungsfragen** sich aber nach der Verantwortlichkeit und den professionellen Aufgaben und Handlungsmöglichkeiten der Pflegenden richten (die Pflegeforschung fragt also nicht danach, wie ein Chemotherapeutikum zusammengesetzt sein müsste, um weniger Nebenwirkungen hervorzurufen, sondern danach, welche prophylaktischen Pflegemaßnahmen der beste Schutz vor möglichen Nebenwirkungen sind).

Weiters ist das zentrale Element von Pflegeforschung die **Wissensvermehrung**, und zwar die Vermehrung des Wissens, das nötig ist, um die Pflege der Patientinnen besser und effektiver gestalten zu können.

Die Pflege als Gegenstand der Forschung [...] muß das Ziel haben, das Krankenpflegewissen zu vermehren.

Schröck 1989, S. 288

Käppeli drückt dies in einer Definition folgendermaßen aus:

Pflegeforschung bedeutet das Entwickeln von pflegerischem Fachwissen.

Käppeli 1994, S. 14

Pflegeforschung ist das Mittel der Pflegewissenschaft, um

- **Theorien** zu überprüfen;

- Fragestellungen aus der Praxis aufzugreifen und zu beantworten;
- Grundlagen für die Entwicklung **neuer Theorien** zu liefern.

Erfahrungen, Kenntnisse, Handlungen und Wissenschaft werden durch Forschung vernetzt (→ Abb. 3).

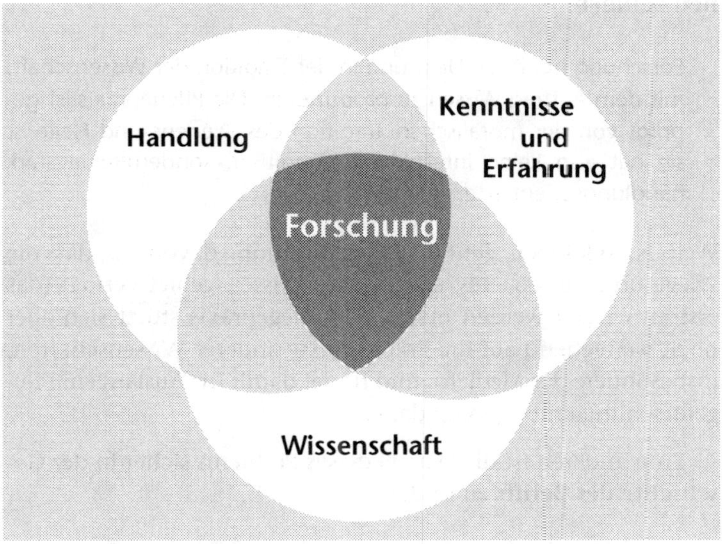

Abbildung 3: Vernetzung von Handlung, Kenntnissen und Erfahrung sowie Wissenschaft durch Forschung

Quelle: v. Maanen 1998, S. 143

2.2.1 Geschichte und Zukunftsperspektiven

Die traditionelle Grundlage des pflegerischen Wissens stützt sich zum Großteil auf unstrukturierte Wissensquellen wie Tradition und Autorität, Erfahrung und Intuition, aber auch auf wissenschaftliche Erkenntnisse anderer Disziplinen (z. B. der Medizin). Der Einfluss althergebrachter Methoden und der Gehorsam gegenüber geschriebenen und ungeschriebenen Regeln ist in der Krankenpflege noch immer sehr mächtig. Neue Methoden werden nur sehr zögernd ausprobiert, und ihre Anwendung wird oft behindert. Viele Pflegepersonen stehen ihrem eigenen Tun unkritisch gegenüber und sind kaum bereit, eingefahrene Wege zu verlassen. Gleichzeitig gab bzw. gibt es aber immer mehr Pflegende, die den Status quo infrage stellen. Das Interesse an wissenschaftlicher Forschung entstand auch in der Krankenpflege aus dem Bedürfnis, wissenschaftliche Antworten auf die Fragen zu bekommen, die bei der täglichen Arbeit auftauchten und zu Problemen führten (vgl. Hunt 1984).

Historischer Exkurs

Anders als in anderen Berufen konnte sich in der Krankenpflege nur langsam eine Partnerschaft zwischen Forschung und Praxis heranbilden. Eine Ursache dafür ist nach Käppeli, dass Forschung und Praxis auf zwei **gänzlich verschiedenen Traditionen** beruhen.

> Forschung hat ihren Ursprung in der Tradition der Wissenschaft, mit dem Auftrag Wissen zu produzieren. Die Pflegepraxis ist geprägt von der moralischen Tradition des Dienens und Helfens, sie hat also keine intellektuelle Tradition, sondern eine stark handlungsorientierte.

Käppeli 1994, S. 17

Weiters, so Käppeli, geht die Pflegeforschung davon aus, dass die Pflege über ein eigenes, spezifisches Wissensgebiet verfügt (das erst entwickelt werden muss). Die Pflegepraxis stützt sich aber noch weitgehend auf die Erkenntnisse anderer Wissenschaften, insbesondere der Medizin, und findet damit ihr Auslangen. Pflegeforschung erübrige sich daher.

Zum anderen ist die Wurzel dieses Problems sicher in der **Geschichte des Berufs** zu finden.

> Pflegen und Heilen haben als umfassende Heilkunde eine Tradition, die bis zurück ins Altertum gemeinsame geschichtliche Wurzeln hat, deren Aufgaben und Zielsetzungen durch denselben Personenkreis wahrgenommen wurden. Zur endgültigen Aufspaltung der beiden Bereiche kam es erst im 19. Jahrhundert.

Müller 1997, S. 2–3

Die Gründe dafür liegen in der **Verwissenschaftlichung der Medizin** und in der bürgerlichen Strömung der **Frauenbewegung** des 19. Jahrhunderts, die neue weibliche Aufgabenbereiche suchte. Es kam zu einer streng **hierarchischen** und **geschlechtsspezifischen Aufteilung**: Die bisher umfassende Heilkunde spaltete sich in den männlich herrschenden Teil der Medizin und den weiblich dienenden Teil der Pflege. Wenn man diese Entwicklung betrachtet und sich das Frauenbild der damaligen Zeit und die allgemeinen Bildungschancen der Frauen vor Augen hält, dann wird klar, warum das Verständnis von Pflege immer mehr vom wissenschaftlichen Verständnis der Medizin abgewichen ist. Dieses Verständnis wurde auch von den Pflegenden getragen, wie die – oft zitierte – Aussage der Rote-Kreuz-Oberin Clementine von Wallmenich verdeutlicht:

> In allen ärztlichen Angelegenheiten müssen sie (die Pflegerinnen) sich den Anordnungen der Ärzte ohne Kritik fügen und ihnen gehorchen ... Gerade vermöge ihrer Berufsausbildung müssen besonders die Schwestern die Hoheit der Wissenschaft begreifen und einsehen, dass sie selbst zu wissenschaftlichem Urteil nicht fähig sind.

Wallmenich 1902, in: Bischoff/Wanner 1993, S. 20

In diesem Zitat wird deutlich, dass den Pflegenden jeglicher Anspruch, ja sogar die Fähigkeit Wissenschaft zu betreiben abgesprochen wird. Sie hatten sich kritiklos der beherrschenden Wissenschaft der Medizin unterzuordnen. Pflege, als Hilfsberuf der Medizin definiert, musste mit den Kenntnissen dieser Wissenschaft das Auslangen finden.

Mit ähnlichen Problemen sind manche Länder heute noch konfrontiert. Wo sich Pflege noch nicht völlig aus dem Status des Hilfsberufs der Medizin emanzipiert hat, ist es schwer, einen eigenen Wissenschaftsanspruch oder den Anspruch auf Forschung zu erheben.

Das Verständnis der Krankenpflege als **weibliche Liebestätigkeit** führte dazu, dass weniger fachliches Wissen und berufliche Fähigkeiten, sondern persönliche Tugenden, also Charaktereigenschaften und die sittliche Einstellung als entscheidend angesehen wurden. Pflegen konnte man oder nicht, und dieses Können war angeboren. Und für etwas, das ohnedies angeboren ist, erübrigen sich Theorie, Wissenschaft oder Forschung. Gemäß der traditionellen Rollenzuschreibung – Wissenschaft ist Männersache, Pflege ist Frauensache – ist es nur allzu erklärlich, dass es in der Pflege als Frauenberuf keinen Platz für logisches Denken, wissenschaftliches Vorgehen und systematisches Forschen gab.

Fragen der Krankenpflege wurden in Europa um die Jahrhundertwende aber sehr wohl auf **wissenschaftlicher Ebene thematisiert**. Allerdings von Seiten der Ärzte, die die Pflegeforschung den medizinischen Wissenschaften unterordneten – gemäß dem damaligen Verständnis, dass Wissenschaft ausschließlich Aufgabe des Mannes sei. Verschiedene Bereiche der Krankenpflege wurden unter Begriffen wie z. B. „Hypurgie" wissenschaftlich abgehandelt. Schmidt hat in Wien bereits Mitte des 19. Jahrhunderts an diesen Fragen gearbeitet (vgl. Seidl/Walter 1992). Der Berliner Arzt Mendelsohn habilitierte sich 1895 in Berlin mit dem Thema „Krankenpflege und spezifische Therapie". Mendelsohn bezeichnet „Krankenpflege" als Sammelbegriff für drei Disziplinen: „Krankenversorgung" (als soziale Maßnahme der Gesellschaft; entspricht am ehesten unserem

Der Begriff „Hypurgie" an sich geht bereits auf Hippokrates zurück (vgl. Walter 1991). Hippokrates ist ein griechischer Arzt aus dem 4 Jh. v. Chr. Er gilt als Begründer der Medizin als Erfahrungswissenschaft und der kritischen, spekulationslosen Diagnostik.

Gesundheitswesen), „Krankenwartung" (Dienstleistung ohne Kenntnis über Indikation und Folgen der vorgenommenen Handlungen) und „Hypurgie", die er als wissenschaftlich-therapeutische Disziplin beschreibt (vgl. Walter 1991). Er meinte, dass die Krankenpflege nun in die Reihe der wissenschaftlichen Disziplinen eingetreten sei und verglich sie mit der Pharmakologie, Hydrotherapie und anderen Heilmethoden. Er verstand unter wissenschaftlicher Krankenpflege die Aufgabe,

> ... die täglichen Lebensgewohnheiten und Lebensverrichtungen des kranken Menschen unter dem Gesichtspunkt des Krankseins zu betrachten und zu regeln: Wachen und Schlafen, Ruhe und Bewegung, Essen und Trinken, Alleinsein und Geselligkeit, Nichtstun und Zerstreuung, Gemütsruhe und Erregung.

Jacobson 1902, in: Bartholomeyczik 1999, S. 159

Der **Hypurgie** als der „Wissenschaft und Kunst von der Verwendung der unterstützenden Hilfsmittel" wurde große Bedeutung zugeschrieben. Sie beschäftigte sich unter anderem mit der Lagerung der Kranken, der Umgebung im Krankenzimmer, den Maßnahmen zur Schlafförderung, Ernährung, Gesprächen mit den Kranken und Rücksichtnahme auf ihre Gewohnheiten: Themen, die heute Gegenstand pflegewissenschaftlicher Auseinandersetzung sind (vgl. Walter 1991).

Hier wurde im deutschsprachigen Raum das erste Mal der **Gegenstand der Pflegeforschung** umschrieben und die Pflege (zumindestens in Teilbereichen) als **wissenschaftliche Disziplin** dargestellt. Bei der Zuweisung der Forschungskompetenz wurden die Pflegenden aber übergangen, denn Krankenpflege als wissenschaftliche Disziplin oblag den Medizinern (wobei man im Auge behalten muss, dass Pflege, wie erwähnt, „weiblich" war und Frauen zu dieser Zeit noch nicht an den deutschen Universitäten studieren durften). Lindheim schreibt 1905,

> ... dass sich die Krankenpflege mehr und mehr zu einem unentbehrlichen, selbständigen Spezialfache der wissenschaftlichen Medizin erhoben habe.

Lindheim 1905, in: Walter 1991, S. 113

Ärzte verfassten wissenschaftliche Arbeiten (Dissertationen) über Themen der Krankenpflege, die in Inhalt und Zielsetzung durchaus mit pflegewissenschaftlichen Arbeiten zu vergleichen wären. Goldschmidt zum Beispiel schrieb seine „Inaugural-Dissertation, welche zur Erlangung der Doctorwürde in der Medicin und Chirurgie“ an der medizinischen Fakultät in Berlin im Jahre 1897 vorgelegt wurde, über das Thema „Die Kleidung des Kranken und ihre Bedeutung für die Krankenpflege“ (vgl. Walter 1991).

Während im deutschsprachigen Raum die Ärzte, bedingt durch die rasante Entwicklung der naturwissenschaftlich orientierten Medizin, das Interesse an der wissenschaftlichen Weiterentwicklung der Krankenpflege verloren und alle Bereiche, die nicht im klassischen Sinn naturwissenschaftlich fassbar waren, als unwissenschaftlich und bedeutungslos deklarierten, machten in den **USA** die **Krankenschwestern** den ersten Schritt an die **Universität**. Sie öffneten damit zugleich der Pflegeforschung Tür und Tor. Der **erste Lehrstuhl für Krankenpflege** wurde 1907 an der Columbia University New York an Adelaide Nutting vergeben. Ihre Studie über die Ausbildung von Krankenschwestern aus dem Jahre 1907 stellt wahrscheinlich die erste wichtige Studie über die Krankenpflegeausbildung dar, die von einer Krankenschwester durchgeführt wurde. Die ersten publizierten Studien in den 20-er und 30-er Jahren in den USA betrafen meist bestimmte Pflegetechniken (z. B. Handreinigung, Geburtshilfe, Brustpflege, Thermometerstudien etc.) Die Krankenschwestern Isabella Stewart und Mary Marvin hatten zu jener Zeit starken Einfluss auf die Entwicklung der Pflegeforschung. Um Forschungsdaten zu verbreiten und zugänglich zu machen, wurde 1952 zum ersten Mal die nationale wissenschaftliche Zeitschrift „**Nursing Research**“ publiziert (vgl. v. Maanen 1996; Majoros et al. 1995; Matherny 1994; Notter / Hott 1994).

In Europa war **Großbritannien** das erste Land, in dem die Pflege wissenschaftlichen Status erhielt. 1956 wurde an der Universität in Edinburgh der erste Studienlehrgang zur Grundausbildung in der Krankenpflege eingerichtet. Lisbeth Hockey war in Großbritannien die Pionierin auf dem Gebiet der Pflegeforschung.

Im **europäischen Raum** gab es große (zeitliche) **Unterschiede** bezüglich der Entwicklung von Pflegewissenschaft und -forschung. Poletti analysierte 1984 die Ursachen, die für die langsamere Entwicklung der Krankenpflegeausbildung verantwortlich sind. Diese Ursachen sind auch ausschlaggebend dafür, dass sich die Krankenpflege an den Universitäten in den süd- und mitteleuropäischen Ländern nur schleppend etabliert.

- Beim Eintritt in die Krankenpflegeschule wurde **geringere Vorbildung** verlangt als in den nördlichen Ländern Europas.

- Die **Aufsicht** und Verantwortung für die Schulen hatten vorwiegend **Ärzte** und administrative Leiter.
- Die Krankenschwester und generell die berufstätige Frau wurde **weniger akzeptiert** als in den nördlichen Ländern.
- Die **Berufsverbände** entstanden **später** und nicht mit derselben Wirksamkeit.
- **Mangelnde Kenntnisse der englischen Sprache** verhindern das Studium englischer (wissenschaftlicher) Fachzeitschriften und die Teilnahme an internationalen Kongressen.

vgl. Poletti 1984

Heute gibt es in fast allen europäischen Ländern Studiengänge für Pflege, die für unterschiedliche Tätigkeiten im Pflege- und Gesundheitswesen qualifizieren und zu vollen akademischen Abschlüssen führen (Belgien, Dänemark, Deutschland, Finnland, Frankreich, Griechenland, Großbritannien, Irland, Island, Italien, Niederlande, Norwegen, Polen, Schweden, Slowakei, Slowenien, Spanien, Tschechien und die Türkei).

Betrachtet man die Geschichte, so sieht man, dass die **Entwicklung der Pflegeforschung** Hand in Hand geht mit der **universitären Ausbildung** von Krankenpflegekräften. (Wobei hier nicht reine „Akademisierungsmaßnahmen" gemeint sind, sondern die Ausbildung von Wissenschaftlerinnen, die den Bereich der Pflege weiterentwickeln.)

Zukunftsperspektiven

Wirksam und sichtbar in der Entwicklung des Berufs und im Gesundheitswesen kann Forschung aber nur sein, wenn sie auf vielen Ebenen **institutionalisiert** ist. Natürlich ist hier in erster Linie die Etablierung der Pflegewissenschaft an der Universität zu verstehen; es gibt aber noch andere Faktoren, die für die Entwicklung der Pflegeforschung notwendig sind.

Institutionalisierung von Forschung heißt daher in diesem Zusammenhang:

- die Verankerung der Pflege als Wissenschaft an der **Universität**;
- die Errichtung von universitären und außeruniversitären **Forschungsinstituten**;
- die Verankerung der Forschung im **klinischen Bereich** (z. B. das Einrichten von Forschungsstellen für Pflege direkt an

Krankenhäusern, um wichtige Fragestellungen aus der Praxis direkt bearbeiten zu können)

- die Herausgabe von **wissenschaftlichen Zeitschriften** und die Veranstaltung wissenschaftlicher **Tagungen** und **Kongresse** (damit Forschungsergebnisse veröffentlicht und einem breiten Publikum zugänglich gemacht werden können. Dies ist die Voraussetzung dafür, dass die Forschungsergebnisse in die Praxis Einzug finden.).

Ein weiterer wichtiger Punkt, den man beachten muss, wenn man über die Zukunft von Pflegeforschung und Pflegewissenschaft spricht, ist die nationale und internationale **Vernetzung von Forschungsvorhaben**. Nur wenn Vernetzung stattfindet, können Studien von größerer Reichweite durchgeführt und auch Ergebnisse sinnvoll zusammengeführt werden. Werden immer nur viele, kleine, verstreute Einzelarbeiten durchgeführt, so mag dies zwar die Forschungslandschaft bereichern oder Wirkung in kleinen, abgegrenzten Bereichen zeitigen, größere Auswirkungen kann Forschung dann aber nicht haben. Die Forschungsthemen sind so vielfältig und zahlreich, dass eine Auswahl getroffen und Forschungsschwerpunkte festgelegt werden müssen. Forschungsschwerpunkte können sich an bestimmten Universitäten oder Instituten herausbilden, aber auch national oder international und länderübergreifend. Weiters muss dafür gesorgt werden, dass die Forschungsergebnisse vermehrt und vor allem systematisch in die pflegerische Praxis einfließen. Nur so wird Pflegeforschung Zukunft haben.

Notter und Hott sehen die Zukunft der Pflegeforschung (aus der amerikanischen Perspektive) durchaus sehr positiv:

> Die Zukunft der Pflegeforschung ist vielversprechend. Durch regionale und internationale Forschungskonferenzen und zahlreiche Fachzeitschriften konnte eine zunehmende Vernetzung von Forschungsvorhaben erreicht werden. Im kommenden 21. Jahrhundert wird ein Ziel der Pflegeforschung in der weiteren Entwicklung der Datensammlung bestehen, mit deren Hilfe die Rolle des Pflegepersonals im Gesundheitswesen und die Resultate seines Schaffens dokumentiert werden können.

Notter/Hott 1994, S. 13

2.2.2 Aufgaben, Ziele und Gegenstandsbereich der Pflegeforschung

Im folgenden Abschnitt werden ausgehend von der Frage „Warum braucht die Pflege Forschung?" die Ziele der Pflegeforschung beschrieben. Es folgt ein Überblick über den Gegenstandsbereich der Pflegeforschung, d. h. über die Gebiete, die diesen beschreiben und eingrenzen.

Warum braucht die Pflege Forschung?

Wenn Pflege den Anspruch erheben will, eine eigene Disziplin zu sein, braucht sie ihr eigenes Grundwissen – d. h. eine Basis an spezifischem Pflegewissen. Sie braucht also eine eigene **Wissensgrundlage**. Wissen, das sich nur aus persönlichen Alltagserfahrungen zusammensetzt, oder Handeln, das damit begründet wird, dass man es „immer schon so gemacht habe", reicht für diesen Anspruch nicht aus.

> Wenn man davon ausgeht, dass Pflege eine eigene Praxisdisziplin ist, die ihre von anderen Disziplinen abgrenzbaren Sichtweisen und Standpunkte hat, dann stellt sich keiner mehr die Frage, ob für diese Disziplin Forschung notwendig ist.

Bartholomeyczik 1997a, S. 51

Geht man von der Definition aus, dass Forschung eine Möglichkeit zur systematischen Vermehrung von Wissen darstellt (→ S. 22), so kann man **durch Pflegeforschung** eine **spezifische Wissensgrundlage** für diesen Beruf entwickeln.

Die Anforderungen an die Pflege steigen, weil das Gesundheitssystem und die Bedürfnisse der Patientinnen und Angehörigen immer komplexer werden. Wenn Pflege eine aktive Rolle im Gesundheitswesen spielen will, so muss sie mit diesen Entwicklungen Schritt halten und sich den neuen Anforderungen stellen. Dazu ist aber spezifisches, systematisches Wissen notwendig. Dieses Wissen soll es den Pflegenden ermöglichen, Pflegebedürfnisse, die aus speziellen Gesundheitsproblemen entstehen, mithilfe von bestimmten Methoden zu **erkennen**. Außerdem sollen sie in der Lage sein, die Wirksamkeit der daraus folgenden Pflegehandlungen zu überprüfen.

Pflege braucht systematisiertes und fundiertes Wissen, um den vielfältigen Bedürfnissen des Menschen und seiner Bezugspersonen gerecht zu werden.
(Nach: Zentrale Arbeitsgruppe Pflegeforschung im Deutschen Berufsverband für Pflegeberufe,in: Zentrale Arbeitsgruppe Pflegeforschung [Hrsg.] 1996, S. 8)

Forschung ist ein modernes Hilfsmittel, mit dem man

- die gängige **Pflegepraxis hinterfragen** kann;
- über das pflegerische Handeln und die (Wechsel-)Beziehungen zwischen Patientinnen, Angehörigen und Pflegenden **reflektieren** kann;
- auf diese Weise Erkenntnisse gewinnt, durch die man **Neuerungen** in die Wege leiten kann.

Eine effiziente Pflegepraxis kann ohne wissenschaftlich fundierte Wissensgrundlage nicht auskommen, denn:

Die Praxis ist nur so gut wie ihr theoretisches Fundament. *Käppeli 1994, S. 18*

Ziele der Pflegeforschung

Vorrangiges Ziel der Pflegeforschung ist es, eine wissenschaftlich fundierte Wissensgrundlage zu schaffen und dadurch die Pflegequalität zu sichern und zu verbessern. Damit sollen die Versorgungsstruktur, aber auch die Heilungschancen und die Lebensqualität des einzelnen Menschen verbessert werden.

Für eine so junge Disziplin wie die Pflegewissenschaft geht es aber nicht nur darum, Wissen für die Praxis zu erzeugen. Ziel der Forschung ist es auch, einen **theoretischen Rahmen**, ein Konzept für die Praxis zu entwickeln. Darüber hinaus hat Pflegeforschung auch ein berufspolitisches Ziel: die wissenschaftliche Fundierung der Pflege liefert einen wichtigen Beitrag zur **Professionalisierung** des Berufs.

Aus den Erwartungen, die an die Pflegeforschung gestellt werden, kann man folgende **Ziele** ableiten:

1. Schaffung von Grundlagen zur Entwicklung von **Pflegetheorien**;

2. Schaffung von **wissenschaftlichen Grundlagen** für die Pflege, d. h.: Methoden zur Erhebung und Analyse von Daten, die sich auf die Pflege beziehen;
3. Erarbeitung wissenschaftlich fundierter, überprüfbarer **Normen zur Sicherung der Pflegequalität**, um damit die Versorgungsstruktur zu verbessern;
4. Etablierung der Pflege als wissenschaftliche Disziplin an der **Universität** oder Hochschule;
5. **Professionalisierung** und berufliche Emanzipation der Pflege.

nach Lorenz-Krause 1989, S. 292

Auch in den Darstellungen von Lorenz-Krause kann man schwerpunktmäßig drei Ziele finden:

1. Theorieentwickung;
2. Verbesserung der Pflege und damit der Situation der PatientInnen;
3. Professionalisierung der Pflege.

Gegenstandsbereich der Pflegeforschung

Das Gebiet der Pflegeforschung ist sehr umfassend und nicht so leicht ein- oder abzugrenzen, genauso wie die Pflege an sich. Die Frage nach dem Gegenstandsbereich der Pflegeforschung hängt natürlich damit zusammen, wie man diesen Gegenstandsbereich (area of concern) oder die Domäne der Pflegewissenschaft **definiert** (→ Kap. 2.2). In der Literatur findet man unterschiedliche Definitionen. Der zentrale Unterschied besteht in der Frage, ob sich Pflegeforschung nur auf Themen beschränkt, die die Patientinnen und deren Pflege betreffen, oder ob das Gebiet auch auf Fragen des Pflegeberufs, berufspolitische, historische oder bildungspolitische Frage ausgeweitet wird. Dassen und Buist (1994) schränken den Begriff „Pflegeforschung" z. B. auf Themen ein, die Patientinnen betreffen. Sie sprechen dabei von „Nursing Research". Sie grenzen diesen Begriff von „Research in Nursing" ab, den sie als Forschung über den Pflegeberuf bezeichnen und der die anderen Themen (z. B. das Pflegemanagement und den Pflegeberuf selbst) mit einschließt. Bartholomeycik (1996) hingegen betrachtet die Fragen, mit denen sich Pflegeforschung auseinandersetzt, auf drei Ebenen, die einander gegenseitig beeinflussen. Dies widerspricht eher der scharfen Abgrenzung zwischen Pflegeforschung und Forschung in der Pflege. In folgender Tabelle sind als Beispiel die Strukturierungen der Pflegeforschung aus den Sichtweisen dreier Autorinnen dargestellt.

Bloch (in: Walter 1993, S. 122)	**Wittneben** (1889, S. 2 ff.)	**Bartholomeyczik** (in: ZAG 1996, S. 6)
Nursing Practice Research	**Pflegepraxis** (berufliche und professionelle Handlungen der Pflegenden)	*Mikroebene* mit der **direkten Pflege** oder **Pflegepraxis** an sich; hierzu gehören Pflegemethoden, Pflege als Beziehungsprozess.
Nursing Profession Research		*Mesoebene* mit Pflege als **Organisation und Institution**; hierzu gehören alle Einrichtungen in denen Pflege stattfindet.
Research on the Delivery of Nursing Services	**Pflegemanagement** (Fragestellungen des Managements und Handlung der Pflegenden in Organisationen, Organisationsstrukturen)	*Makroebene* mit **Pflege- und berufspolitischen Fragestellungen** (Themen: Epidemiologie von Pflegediagnosen, Pflegeberichterstattung, Aufgabenabgrenzung, Neustrukturierung des Berufssystems, ...)
Nursing education Research	**Pflegebildung** (Ausbildung, Pflegeschulen ...)	**Historische und bildungspolitische Fragestellungen** berühren alle drei Ebenen
	Pflegegeschichte Zukunftsfragen	

Betrachtet man die unterschiedlichen Einteilungen und versucht man, sie auf einen gemeinsamen Nenner zu bringen, so kann man grob sagen:

> Pflegeforschung befasst sich mit Themen der Pflegepraxis, des Pflegeberufs und der Ausbildung.

Pflegepraxis

Pflegepraxis ist wohl das umfangreichste Gebiet der Pflegeforschung und wird von den einzelnen Autorinnen in verschiedene Teilbereiche gegliedert. Pflegepraxis als Forschungsgegenstand umfasst

- Forschung über die **konkrete Pflegepraxis**, d. h. über Pflegemethoden, Pflegehandlungen, Bedürfnisse und Befindlichkeiten der Patientinnen, Interaktion und Kommunikation zwischen Pflegenden und Patientinnen und deren Bezugsgruppen;

- Forschung im **Bereich der Organisation** der Pflegepraxis, z. B. Fragen der Organisation und des Ablaufs, Feststellung des Personalbedarfs, Analyse von Führungstätigkeit u. Ä.

Beispiele:
Studien über die konkrete Pflegepraxis: *Neander/Birkenfeld (1988) beforschten den Einfluss verschiedener Lagerungshilfen zur Dekubitusprophylaxe auf den Auflagedruck und den perkutanten Sauerstoffdruck. Neander et al. (1996) haben zum Thema Dekubitusprophylaxe eine Studie über den Einfluss von Weichlagerung auf die Körperwahrnehmung und Haltung gemacht. Kesselring, Spichiger und Müller (1998) untersuchten in einer Interventionsstudie die Wirkung der Fußreflexzonenmassage auf Befinden, Miktion, Stuhlgang, Schmerz und Schlaf bei operierten Frauen. Schwendimann (1999) führte eine Forschungsarbeit zum Thema Sturzprävention im Akutspital durch, Smoliner (2000) beschäftigte sich in einer qualitativen Studie mit dem Entstehen von Vertrauen in der pflegerischen Beziehung. Heimbold et al. (1998) erforschten das Erleben und den Krankheitsverlauf von Menschen mit Aphasie, Fesenfeld (2002) machte den Alltag mit den neuen Behandlungsmöglichkeiten für HIV-positive und AIDS-kranke Menschen zum Thema, und Hunstein et al. (1997) gingen in einer Studie der Frage nach, wie Patienten aus anderen Kulturen das deutsche Gesundheitswesen erleben.*
Studien im Bereich der Organisation der Pflegepraxis: *Walther (1997) analysierte pflegerische Übergabegespräche im Krankenhaus, Backs und Lenz (1998) sowie Walther (2001) taten dasselbe mit pflegerischen Anamnesengesprächen. Zum Einfluss des Pflegeprozesses auf die Pflegequalität führte Miller (1988) eine Studie durch. Seidl und Walter (1988) analysierten 100 Pflegedokumentationen auf ihre formale Richtigkeit und Qualität.*
Roth und Wünsche (1998) schließlich untersuchen in ihrer Studie „Aspekte der Überleitung pflegebedürftiger Menschen aus dem Krankenhaus in die häusliche Umgebung“ die Schnittstelle zwischen stationärer und ambulanter Pflege.

Pflegeberuf

Forschung über den Pflegeberuf beschäftigt sich mit Fragen zur **Berufsgruppe** der Pflegenden und zu ihrer **Berufsausübung** (z. B. mit Untersuchungen über Arbeitszufriedenheit, physische und psychische Belastungen allgemein oder in bestimmten Situationen, Berufsmotivation, Laufbahn, Karrieremuster etc.).

Aber auch **historische Fragestellungen** über die Wurzeln des Pflegeberufs, seine Entwicklung, die Rolle der Pflege bei verschiedene historischen Ereignissen etc. sind ein wichtiger Bestandteil der Forschung zum Thema Pflegeberuf.

Beispiele:
Studien zur Berufsausübung: *Widmer (1989) untersuchte Stress, Stressbewältigung und Arbeitszufriedenheit beim Pflegepersonal in der Schweiz, Muthny et al. (1998) beschäftigten sich in ihrer Studie mit der psychosozialen Belastung und Arbeitszufriedenheit onkologischer Pflegekräfte. Wohlfender (1999) ging in ihrer Forschungsarbeit der langfristigen Berufszufriedenheit in der direkten Pflege nach, Dibelius (2001) forschte zum Thema Pflegemanagement im Spannungsfeld zwischen Ethik und Ökonomie, Mücke (1993) führte eine Studie zur Berufsmotivation und zum beruflichen Selbstverständnis von Lehrerinnen der Krankenpflege durch.*
Studien zur Geschichte der Pflege: *Steppe (1989) forschte zum Thema Krankenpflege im Nationalsozialismus, Seidl und Steppe (1996) veröffentlichten eine Studie zur Sozialgeschichte der Pflege in Österreich, Steppe (1988) stellte die historische Entwicklung der Arbeitszeit in der Krankenpflege in Deutschland dar. Geschwindner-Tomlinovic (1998) ging in ihrer Forschungsarbeit der Frage nach, wie der Pflegeberuf sich selbst (in Werbeprospekten und Berufsinformationsbroschüren) im Verlauf der letzten 50 Jahre dargestellt hat und wie er von den audiovisuellen Medien gezeigt wird.*

Ausbildung

Die Ausbildung ist ebenfalls ein weites Forschungsfeld in der Pflege. Grundsatzfragen der **Bildungspolitik** sind hier von Interesse, genauso wie **Curriculumsforschung**. Andere Fragen sind: „Wie hoch ist der Bedarf an Aus- und Weiterbildung?" oder „Was leistet die Ausbildung und welche Auswirkungen hat sie?" Auch Themen wie **Lehr- und Lernprozesse** („Wie geht das Lernen und Lehren vor sich?") und Transferprozesse von erworbenem Wissen („Wie wird erworbenes Wissen weitergegeben?") werden bearbeitet.

Beispiele:
Studien zur Ausbildung: *Ertl-Schmuck (1990) analysierte die Curricula der Ausbildungslehrgänge für Krankenpflegelehrerinnen in Deutschland aus der Sicht der Erwachsenenbildung. De-Cambio-Störzel et al. (1998) führten eine empirische Studie zum Thema „Pflegeausbildung im Krankenhaus" in der Schweiz durch, Messner (1997) fragte, wie in der praktischen Ausbildung Schlüsselqualifikationen vermittelt werden.*

Aus den hier nur auszugsweise angeführten Beispielen kann man annehmen, dass bereits sehr viele Forschungsarbeiten zu allen Bereichen der Pflege existieren. Der Gegenstandsbereich der Pflegeforschung umspannt aber ein so weites Feld, dass noch lange nicht alle Fragen abgedeckt sind. Außerdem handelt es sich oft um Einzeluntersuchungen (mit einem sehr stark regionalen Bezug), so dass streckenweise noch die Verbindung zwischen den Ergebnissen fehlt.

2.2.3 Rolle der Pflegenden und Forschungskompetenz

Die Rolle der Pflegenden bei der Pflegeforschung gibt immer wieder Anlass zu Diskussionen. Wer soll / darf / muss forschen? In Österreich ist z. B. im Gesundheits- und Krankenpflegegesetz von 1997 in § 14 bei der Beschreibung des eigenständigen Tätigkeitsbereich der diplomierten Pflegepersonen das Mitwirken an Pflegeforschung festgeschrieben. Was aber heißt „Mitwirken" nun genau? Welche Rolle fällt den Pflegenden dabei zu? Im nächsten Abschnitt wird dieses Thema grundsätzlich aufgegriffen und anhand der Frage **„Wer soll in der Pflege forschen?"** diskutiert. Darüber hinaus werden verschiedene Modelle und Möglichkeiten beschrieben, wie man Forschungskompetenz verstehen und wie man die Rolle der Pflegenden dabei klären kann.

Wer soll / kann Pflegeforschung durchführen?

Pflegeforschung ist prinzipiell für jeden möglich, der das nötige theoretische Rüstzeug besitzt. Doch ob man Pflegeforschung nur dann als Pflegeforschung bezeichnen kann, wenn sie von Pflegepersonen oder Pflegewissenschaftlerinnen durchgeführt wird, löst Diskussionen aus. Dies ist sicher ein strittiger Punkt, doch es erscheint wichtig, darauf hinzuweisen, „... dass es den meisten Wissenschaftlern und praktisch jedem Laien merkwürdig vorkäme, bestellte man einen Chemiker, um Aspekte der Architekturpraxis zu erforschen".

Schröck 1989, S. 289

Gerade der Pflegeberuf war (und ist) in so vielen Bereichen fremdbestimmt, dass dies nicht auch noch in der Forschung ungefragt fortgesetzt werden sollte. Außerdem haben Pflegepersonen doch einen eigenen, spezifischen Zugang zum Forschungsfeld und zu den Problemstellungen.

> ... [es wird] immer wichtiger, dass Pflegepersonen ihre eigenen Probleme selbst untersuchen. Sie sind am meisten davon betroffen und wissen daher am besten, was der Forschung bedarf.

Hockey 1974, in: Schröck 1989, S. 289

Pflegeforschung sollte von kompetenten Pflegewissenschaftlerinnen durchgeführt werden. Die Frage, ob denn **alle Pflegepersonen** zur Forschung befähigt sein müssen, ist sicher mit einem strikten „**Nein**" zu beantworten. Die Diskussion, wer welche Aufgaben bezüglich der Pflegeforschung übernehmen kann und soll, ist eng verknüpft mit Überlegungen zur Ausbildung in diesem Gebiet.

Die WENR (Workgroup of European Nurse Researchers = Arbeitsgruppe Europäischer PflegeforscherInnen) wurde in Utrecht 1978 mit folgenden Zielen gegründet:
1. Zusammenarbeit zwischen den PflegeforscherInnen;
2. Austausch von Informationen zur Pflegeforschung;
3. universitäre Bildung von Pflegepersonen sowie
4. die Verbreitung und Anwendung von Forschungsergebnisse

Anlässlich der ersten Konferenz der WENR (Workgroup of European Nurse Researchers = Arbeitsgruppe Europäischer Pflegeforscherinnen) wurden Leitlinien für die Ausbildung in Pflegeforschung in Großbritannien vorgestellt. Dort gibt es drei Ebenen, auf denen man die Ausbildung in Pflegeforschung anbieten kann (vgl. Seidl 1993a).

Die erste Ebene beinhaltet **Verständnis für die Forschung**. Dieses sollen alle in der Krankenpflege erwerben, damit sie

- verstehen, dass sie Forschung als **notwendige Basis** für ihre berufliche Praxis brauchen;
- fähig sind, Forschungsergebnisse zu **lesen** und **anzuwenden**;
- darauf vorbereitet werden, ihre praktische Tätigkeit anhand von Forschungsergebnissen zu betrachten und zu **überprüfen**.

Die zweite Ebene spricht bereits nur einen Teil der Pflegenden an, die ein vermehrtes Interesse an Forschung entwickeln. **Eini-**

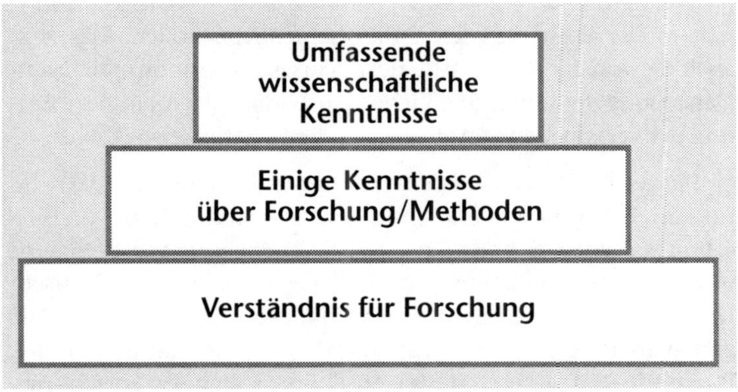

Abbildung 4: „Ausbildungspyramide" für Pflegeforschung

ge Kenntnisse über Forschungsmethoden sind notwendig für Pflegepersonen, die

- **Studien** in ihrem Praxisfeld durchführen
- oder an **größeren Projekten** teilnehmen wollen.

Umfassende wissenschaftliche Kenntnisse sind erforderlich für Pflegepersonen, die als **Wissenschaftlerinnen** arbeiten wollen und als Expertinnen die Leitung von Forschungsprojekten oder Instituten übernehmen werden.

Es erscheint sinnvoll, dieses Modell auch in den deutschsprachigen Raum zu übertragen und damit festzulegen, dass zwar nicht alle Pflegepersonen forschen sollen, der Bildungsauftrag aber auf allen Ebenen gesehen werden muss. In erster Linie soll Folgendes gelten:

> Alle Pflegepersonen sollen ein Grundlagenwissen über Forschung erwerben. Sie sollen dadurch Verständnis für Forschung entwickeln, Forschungsarbeiten lesen und Forschungsergebnisse in der Praxis umsetzen können. Das heißt, sie sollen über ihr pflegerisches Tun nachdenken und es auf wissenschaftliche Grundlagen aufbauen. Keinesfalls sollte es die Aufgabe aller Pflegenden sein, Forschung selbst durchzuführen.

Die verschiedenen Ausbildungsgrade in den USA sind: Associate Degree (= AD), Pflegeausbildung auf nicht akademischen Niveau; Bachelor of nursing science (BAC, BSN), unterster akademischer Grad; Master of science in nursing (MS, MSN), vergleichbar mit unserem Magisterium; Doctorate Degree (PhD), Doktorat.

Der Irrtum, dass Pflegepersonen in der Praxis wissenschaftlich arbeiten sollen oder müssen (ein Irrtum, der in der internationalen Literatur keineswegs bestätigt wird), sollte endgültig der Vergangenheit angehören (vgl. Groß 1998).

„Teilnahme an Forschung" ist etwas sehr Vielfältiges, und es gibt in der Forschung ganz unterschiedliche Rollen. Das zeigt auch die von der ANA (= American Nurses Association) publizierte Darstellung der unterschiedlichen Ausbildungslevels in der Pflege und der verschiedenen Aufgaben in der Forschung (→ Abb. 5).

Pflegende, die sich auf dem niedrigsten Ausbildungsniveau befinden, sollen beim Erkennen und Herausarbeiten von Forschungsproblemen helfen, bei der Datenerhebung assistieren und unter Anleitung Ergebnisse in die Praxis umsetzen. Das kritische Lesen und das Umsetzen von Forschungsergebnissen ist die Aufgabe von Pflegenden mit einem BSN (→ Marginalspalte links). Pflegende mit einem Master-Abschluss sollen in Forschungs-

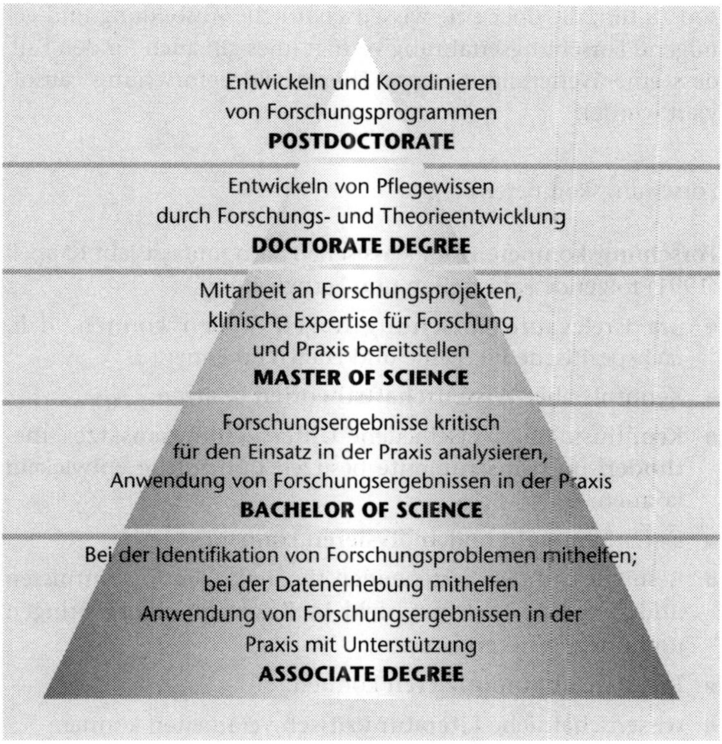

Abbildung 5: Beteiligung an Forschung auf den unterschiedlichen Ausbilungsniveaus (ANA 1989)

Quelle: Burns/Grove 1999, S. 7; Übersetzung der Verfasserin

projekten mitarbeiten und die klinische Expertise für die Forschung erstellen. Erst auf dem Niveau des Doktorats und darüber hat man die Aufgabe, Forschungsprojekte zu leiten, das Pflegewissen durch Forschung und Theorieentwicklung zu erweitern und Forschungsprogramme zu entwickeln (vgl. Burns / Grove 1999).

> Um Forschungsergebnisse in der Praxis richtig beurteilen und anwenden zu können, muss man keine Studie durchführen. Um Ergebnisse intelligent nutzen zu können, muss die Krankenschwester vielmehr den Forschungsprozess verstehen und das nötige kritische Urteilsvermögen entwickeln, um den Wert und die Bedeutung von Ergebnissen einzuschätzen, bevor sie diese in der Praxis anwendet.

LoBiondo-Wood/Haber 1996, S. 10

Für die **Durchführung** von wissenschaftlichen Forschungsarbeiten braucht man eine **entsprechende (wissenschaftliche) Ausbildung**. Falls Pflegepersonen in der Praxis eine Studie durchführen wollen, sind sie gut beraten, dies in Begleitung einer Person zu tun, die über eine wissenschaftliche Ausbildung und genügend Forschungserfahrung verfügt (dies gilt auch für den Fall, dass eine Weiterbildung zum Thema „Pflegeforschung" absolviert wurde).

Forschungskompetenz

Forschungskompetenz im klassischen Sinn umfasst laut Käppeli (1991) folgende Fähigkeiten und Fertigkeiten:

- praxisrelevante **Forschungsfragen** stellen können, d. h. fachspezifische Probleme und Fragen erkennen;
- Kenntnis über **Wissenschaftstheorien** besitzen;
- Kenntnisse über verschiedene **Untersuchungsansätze, -methoden und -instrumente** besitzen und solche entwickeln können;
- Daten **sammeln** und **analysieren** können;
- Resultate mit den bestehenden theoretischen Erkenntnissen und mit dem Forschungsfeld in **Zusammenhang** bringen und **interpretieren** können;
- Resultate **kommunizieren** können;
- wissenschaftliche **Literatur kritisch** verarbeiten können;
- bestehende **Literatur nutzen** können;
- mit den **ethischen Problemen** von Untersuchungen umgehen können.

Kenntnisse über das Praxisfeld sind notwendig, um Forschungsfragen aufzugreifen und deren Ergebnisse zu interpretieren. Wichtig ist auch die Fähigkeit, mit ethischen Fragestellungen umgehen zu können. Diese Dinge gehören daher ebenso zur Forschungskompetenz wie der kritische Umgang mit Literatur oder wissenschaftliche Kenntnisse.

Wissenschaftliche Tätigkeit in der Pflege erfordert neben einer professionellen Berufshaltung eine Reihe von Kompetenzen. Diese Kompetenzen sind

- berufspolitisches und berufsethisches Bewusstsein;
- fachspezifische und methodologisch-technische Kenntnisse;
- kommunikatives und organisatorisches Bewusstsein.

Forschungskompetenz erlangt man in einer sinnvollen Kombination von Theorie (Weiterbildungen, Ausbildungen, Studium) und Praxis (Mitarbeit bei Forschungsprojekten).

2.2.4 Forschung und Pflegepraxis

Kann oder muss Pflegeforschung praxisbezogen sein? Und was steht hinter diesem Begriff?

Geht man davon aus, dass der Gegenstandsbereich der Pflegewissenschaft die Pflegepraxis ist, so ist der „**Praxisbezug**" an sich gegeben. Auch die Definition von Hockey (→ S. 22), dass Pflegeforschung das Wissen vermehren soll, das man braucht, um in der Praxis effektiv zu wirken, beinhaltet den Praxisbezug von Forschung. Die zentrale Frage in der Diskussion um den Praxisbezug der Forschung ist daher weniger, ob er notwendig ist, sondern eher, **was darunter verstanden werden kann**.

Eine Schwierigkeit ist, dass Pflegende von der Pflegeforschung / -wissenschaft oft etwas erwarten, was diese nicht immer bieten kann – nämlich fertige Lösungen. Praxisbezug ist **nicht** mit „**Patentrezepten**" für jede Situation gleichzusetzen.

Die Nachfrage nach klinischer Pflegeforschung steigt. So wird z. B. gefordert, die Wirksamkeit einzelner Pflegemethoden wissenschaftlich zu überprüfen und abzusichern. Dies verdeutlicht das Bedürfnis nach klaren Richtlinien, wie sie durch die Ergebnisse von Forschungsarbeiten vorgegeben werden. Doch Forschungsarbeiten bieten **unterschiedlich „griffige"** und verwertbare **Ergebnisse** – auch wenn der Praxisbezug groß ist (d. h. wenn die Forschungsfragen Bedeutung im Zusammenhang mit praktischen Problemen haben). Das Ergebnis einer Studie, in der nachgewiesen werden kann, dass z. B. Kältetherapie die Häufigkeit von Mucositis bei Patientinnen mit Chemotherapie senkt, ist sicher leichter zu fassen und „umzusetzen" als das Wissen darüber, wie Aids-Patientinnen den Übergang in eine Sterbeabteilung erleben. Gerade qualitative Forschungsarbeiten (→ Kap. 3.2) bieten **keine Handlungsanleitungen**, sondern **Erkenntnisgewinn** und Wissenserweiterung. Das heißt, sie liefern keine Vorschriften, wie man handeln muss, sondern sie liefern Wissen über eine bestimmte Situation. Dieses Wissen gelangt durch einen kreativen Prozess in die Praxis, den die Pflegenden in der gegebenen Situation selbst leisten müssen.

Es ist daher grundsätzlich festhalten, dass es unterschiedliche Arten gibt, wie Wissen genützt werden kann. Parahoo (1997) unterscheidet zwischen „kognitivem" oder **„konzeptuellem" Nutzen** und **„instrumentellem" Nutzen**. Beim kognitiven oder konzeptuellen Nutzen von Wissen geht es nicht um die direkte Anwendung des Wissens und die Umsetzung in eine spezifische Situation, sondern um ein besseres Verständnis einer Situation, um Wissenserweiterung, neue Denkweisen und Konzepte. Instrumenteller Nutzen hingegen bedeutet den konkreten Nutzen in einer speziellen Situation, die Übernahme einer Pflegeintervention oder eine bestimmte Information, die in einer konkreten praktischen Situation hilft, Entscheidungen zu treffen.

Wesentlich ist es auch, die unterschiedlichen Forschungsanliegen zu beachten. Es gibt

- **Grundlagenforschung** (hier arbeitet man an Erkenntnisgrundlagen und an den Theorien einer Wissenschaft) und
- **angewandte Forschung** (hier wird an den Lösungen einzelner praktischer Fragestellungen gearbeitet).

Beides ist wichtig für die Entwicklung der Pflegewissenschaft, denn ohne Grundlagenforschung kann Pflege nicht als Wissenschaft bestehen.

> Forschung ohne theoretische Fundierung liefert Daten und im besten Fall Informationen, aber keine Erklärungen und schon keinesfalls Denkmodelle. Angewandte Forschung jedoch, die keine Erklärungen liefert, verfehlt ihr Ziel.

Schrems 2002, S. 169

Praxisbezug im engeren Sinn (d. h. die direkte Umsetzbarkeit von Ergebnissen ins Praxisfeld) kann aber nur von der **angewandten Forschung** erwartet werden. Probleme und Missverständnisse entstehen immer dann, wenn Praktikerinnen diese Form der Forschung erwarten, Forscherinnen aber Grundlagenforschung produzieren (vgl. MacGuire 1990, in: Walter 1993). Prinzipiell jedoch ist die Theorie- / Praxisorientierung von Forschung keine Frage von „Entweder – oder", sondern eine Frage der Komposition (vgl. Schrems 2002). Praxisbezug stellt sich daher nicht immer über die direkte Anwendbarkeit und den direkten Nutzen der Ergebnisse her, sondern über die Thematik, die Forschungsfragen. Diese sollten „praxisbezogen" sein, d. h. sich mit einem Gebiet oder einem Phänomen aus dem Interessenbereich Pflege befassen.

Praxisbezug der Forschung (verstanden als Ausrichtung der Forschungsfragen an Phänomenen der Pflegepraxis) ist für die Entwicklung der Pflegewissenschaft wichtig. Die direkte praktische Verwertbarkeit von wissenschaftlicher Erkenntnis ist jedoch nur ein Teil dessen, was Praxisbezug ausmacht. Sie darf nicht das einzige Kriterium für die Qualität bzw. die Berechtigung von Forschung sein, denn Grundlagenforschung stellt eine unentbehrliche Basis der Wissenschaftsentwicklung dar.

2.2.5 Ethische Aspekte der Pflegeforschung

Wissenschaftliche Forschung, die sich auf Menschen bezieht, wirft immer auch ethische Fragen auf. Forschung heißt nicht immer, dass die beteiligten Personen einen Nutzen daraus ziehen können. Oft ist sogar das Gegenteil der Fall: Forschung (vor allem experimentelle Forschung) kann durchaus auch **belastende Nebenwirkungen** haben.

Für die Pflegeforschung dürfen keine anderen ethischen Grundsätze gelten als für die praktische Pflege. In der Forschung wie in der Praxis haben Pflegende die Pflicht, die Rechte der Patientinnen zu schützen und zu wahren. Der Grundsatz, Gutes zu tun und vor Schaden zu schützen, ist **ethische Pflicht** auch in der Pflegeforschung. Die Interessen der Forschung dürfen nicht höher stehen als die Interessen des Menschen, und unter keinen Umständen darf Pflegeforschung jemandem Leid oder Schmerz zufügen. Ethik in der Forschung will, dass die Rechte der Personen, die an Forschungsstudien teilnehmen, nicht verletzt werden. Deshalb soll die Wahrung dieser Rechte ständig beobachtet werden. Ein weiteres Anliegen ethischer Überlegungen ist es, dass die Methoden, mit denen geforscht wird, korrekt sind.

Auch das alte Sprichwort „Was du nicht willst, das man dir tu, das füg auch keinem andern zu" kann in diesem Zusammenhang eine neue Bedeutung bekommen.

Forscherinnen in der Pflege stehen in der Praxis aber oft vor einem Dilemma: Einerseits will man die Rechte der Patienten wahren und schützen. Andererseits möchte man neue Erkenntnisse für die Pflegewissenschaft gewinnen. Damit sind aber oft Risiken für die Patienten verbunden. Ethische Fragen der Forschung werden daher immer wieder und auf vielen Ebenen diskutiert.

Empfehlungen und Richtlinien für Forschungsethik wurden von den verschiedensten Vereinigungen in der Pflege herausgegeben. Grund dafür ist das Bedürfnis nach allgemein gültigen Richtlinien, die gewährleisten, dass die Rechte der Menschen, die an Forschung in der Pflege beteiligt sind, gewahrt werden. Die Entwicklung ethischer Grundsätze in der Pflegeforschung kann bis zum Jahr 1897 zurückverfolgt werden. Damals wurde die „Nurses' Associated Alumnae Organisation" gegründet, die es sich zum Ziel gemacht hat, einen Ethik-Kodex für die Pflege auszuarbeiten. Im Jahre 1968 wurden die Ethikrichtlinien der ANA (American Nurses' Association) für Pflegeforschung veröffentlicht. (vgl. Jackson 1996) Auch der ICN (International Council of Nurses) veröffentlichte einen Kodex für Ethik in der Pflegeforschung (1985, 1996), der für viele Länder als Richtlinie gilt. In manchen Ländern wurden auch eigene Richtlinien entworfen (vgl. SBK 1998).

Empfehlungen und Richtlinien sind grundsätzlich hilfreich. Doch in der Praxis sind die Situationen so verschieden, dass es **keine allgemein gültigen Rezepte** geben kann, die man einfach nur einhalten muss. Jede Forschende muss immer wieder für die einzelne Situation Entscheidungen treffen. Regeln, Richtlinien und Kodizes können hier als Basis gelten. Sie befreien den Einzelnen jedoch nicht davon, Verantwortung zu übernehmen und die jeweilige Situation nach diesen Regeln neu zu prüfen.

vgl. Notter/Hott 1994

Grundsätzlich kann man sich bei ethischen Fragen in der Forschung an drei grundlegende Faktoren des Persönlichkeitsschutzes halten:

1. Umfassende Information und freiwillige Zustimmung aller Teilnehmerinnen (= freiwillige Teilnahme);
2. Anonymität;
3. Schutz des Einzelnen vor eventuellen psychischen und physischen Schäden.

Freiwillige Teilnahme

Um überhaupt von einer freiwilligen Teilnahme an einer Untersuchung sprechen zu können, müssen vier **grundlegende Voraussetzungen** beachtet bzw. eingehalten werden (vgl. SBK 1998):

- das Recht auf **Informationen**, die für die Entscheidung notwendig sind;
- die **Freiheit** der Entscheidung (d. h. die Entscheidung darf nicht erzwungen sein);
- das Recht, die Teilnahme an der Untersuchung zu **verweigern**;
- das Recht, jederzeit aus der Untersuchung **auszusteigen**.

Das bedeutet, dass die Teilnehmerinnen vor der Untersuchung umfassend über die Studie informiert werden müssen: über **Ziel und Zweck** der Studie, über das **Vorgehen**, über ihre **Rolle** dabei und über **mögliche Risiken**. Dies soll mündlich und / oder schriftlich geschehen, und zwar in einer Sprache, die sie verstehen und in einer Art und Weise, wo sie nicht unter Druck gesetzt werden, sondern die Entscheidung freiwillig treffen können. Sie müssen über ihr Recht, die Teilnahme zu verweigern bzw. jederzeit aus der Untersuchung auszusteigen, Bescheid wissen, und sie müssen die Sicherheit haben, dass sie keine Nachteile dadurch haben. Die Untersuchungsteilnehmerinnen können dann ihre Einwilligung schriftlich geben. Dabei spricht man auch von einer **„aufgeklärten Einwilligung"** (auch als **„informed consent"** bezeichnet).

Der „informed consent" beinhaltet vier Elemente:

1. Bekanntgabe der wesentlichen Informationen über die Studie;
2. die Person muss diese Information verstehen;
3. die Person muss in der Lage sein, ihre Einwilligung zu geben;
4. freiwillige Zustimmung, an der Untersuchung teilzunehmen.

In der Praxis sind diese Regeln oft nicht oder nur in Teilbereichen einzuhalten. Probleme ergeben sich unter anderem dann, wenn es sich bei den Teilnehmerinnen um Menschen handelt, die ihre **Zustimmung nicht** (oder momentan nicht) **geben können**, z. B. Koma-Patientinnen, Kinder, Behinderte, verwirrte alte Menschen etc. Falls solche Menschen eine gesetzliche Vertretung haben (z. B. Vormund), so kann diese die Einwilligung geben. In manchen Situationen kann – ethisch gesehen – auch die Zustimmung nächster Angehöriger das Richtige sein. Hier lässt sich jedoch keine allgemein gültige Regel aufstellen, sondern es müssen Lösungen für den Einzelfall getroffen werden.

Ein weiteres Dilemma entsteht, wenn eine umfassende Information über die Inhalte und das Vorgehen bei der Studie das Verhalten der Teilnehmerinnen beeinflusst und somit die **Ergebnisse verfälschen** kann (z. B. bei Beobachtungen). Daher muss die Forscherin in der jeweiligen Situation gut überlegen, wie weit sie die Teilnehmerinnen über den konkreten Forschungsgegenstand informieren kann und muss, ohne dass dadurch ihre Resultate gefährdet sind.

Will man z. B. das Hände-Hygieneverhalten des Krankenpflegepersonals beim Herrichten von Infusionen beobachten, so beeinflusst hier die umfassende Information mit größter Wahrscheinlichkeit das Verhalten der Pflegenden.

Die Information bei einer Beobachtung kann aber auch so gestaltet sein, dass man nicht alle Details preisgibt. Wenn die Forscherin erklärt, dass sie die Pflegenden bei ihrer Arbeit beobachten möchte, so kann sie alles beobachten oder auch nur einzelne Aspekte (wie z.B. die Qualität der Pflegehandlungen, das Verhalten der Pflegenden, die Kommunikation mit den Patienten etc.).

Die Entscheidung darüber, wie informiert wird, liegt in den Händen der Forscherinnen. Der Preis für Aufrichtigkeit kann auch einmal den Verzicht auf gewisse Studien bedeuten. Man muss sich das vor Augen halten, wenn man darüber entscheidet, wie viele Informationen man den Teilnehmerinnen gibt. Daher ist es enorm wichtig, schon in der ersten Planungsphase der Studie zu überlegen, welche und wie viele Informationen man weitergeben darf und muss.

Ein anderes Problem besteht darin, dass die Entscheidungsfreiheit eingeschränkt ist, wenn die Teilnehmerinnen von den Forscherinnen **abhängig** sind. Patientinnen befinden sich aufgrund ihres eingeschränkten Gesundheitszustandes und ihrer mehr oder weniger großen Hilfsbedürftigkeit in einem Abhängigkeitsverhältnis zum Pflegepersonal. Daher lehnen sie auch nur selten ab, an einer Studie teilzunehmen, wenn sie gefragt werden, da sie auf die Betreuerinnen angewiesen sind und schlechtere Behandlung fürchten, wenn sie sich nicht „kooperativ" zeigen. Diese Problematik muss man bedenken, wenn man die Zustimmung zu einer Forschungsarbeit einholt. Ein Vorschlag zur Lösung dieses Problems ist, dass Pflegende keine Studien an Personen durchführen sollen, die sie selbst pflegen und betreuen (vgl. Archbold 1986, in: Jackson 1997).

Anonymität

Anonymität muss den Teilnehmerinnen an Forschungsprojekten **unbedingt gewährt** werden. Sie muss bei der Information über das Forschungsprojekt schriftlich zugesichert werden. Anonymität zu versprechen heißt: Den Teilnehmerinnen wird die Zusicherung gegeben, dass ihre Identität geheim bleibt. Darauf muss man vor allem beim Umgang mit den Daten und bei ihrer Präsentation achten. Erhobene Daten müssen so aufbewahrt sein, dass sie nur den Forscherinnen zugänglich sind (das betrifft die Aufbewahrung und den sorgsamen Umgang mit persönlichen Angaben wie Teilnehmerinnenlisten, Adressen und ähnlichen Unterlagen, aber auch mit ausgefüllten Fragebögen, Beobachtungsprotokollen, Tonbändern oder Videoaufzeichnungen). Die Aufbereitung und Präsentation der Daten muss so erfolgen, dass **keine Rückschlüsse** auf Einzelpersonen gezogen werden können.

Bei sehr kleinen Stichproben und einer sehr detaillierten Beschreibung des Datenmaterials ist es nicht immer ganz einfach, die Anonymität zu wahren. Betroffen sind hier vor allem qualitative Forschungsarbeiten. Probleme mit der Wahrung der Anonymität treten aber vor allem dann auf, wenn durch die Forschung (z. B. bei Beobachtungen von Pflegesituationen) eine Situation aufgedeckt wird, wo die Patientin durch die Pflege **gefährdet** wird oder notwendige Pflegehandlungen unterlassen werden. In so einem Fall muss die Anonymität der Teilnehmerin (z. B. der zuständigen Pflegenden) **durchbrochen** werden, um Maßnahmen zu treffen, die die Patientin schützen. Dies stellt eine äußerst heikle und anspruchsvolle Situation dar.

Vertraulichkeit hingegen ist etwas anderes als Anonymität und kann bei Forschungsarbeiten nicht pauschal, sondern nur in einzelnen Situationen zugesichert werden. Manchmal kommt es vor, dass Teilnehmerinnen bei Interviews den Interviewerinnen etwas anvertrauen, von dem sie aber nicht möchten, dass dies jemand anderer erfährt. Dann hat die Forschende die Verpflichtung, diese Details nicht preiszugeben – auch wenn diese für die Ergebnisse interessant sein könnten.

Schutz des Einzelnen vor eventuellen physischen und psychischen Schäden

Schäden, die den Teilnehmerinnen durch Forschung zugefügt werden könnten, können **körperlich** sein (z. B. unerwartete Nebenwirkungen eines Experiments), d. h. sie können in Form von körperlichem Unbehagen bis hin zu sichtbaren Schäden (z. B. Dekubitus) auftreten. Sie können aber auch **psychischer** Natur sein (z. B. emotionale Belastung durch ein Thema, das in einem Interview angesprochen wird).

Darunter ist auch zu verstehen, dass man keine (Pflege-) Handlung unterlassen darf, von der man weiß, dass sie notwendig ist.

Der beste Schutz vor Schäden ist, sie vorauszusehen und die Untersuchung so zu planen, dass die Risiken möglichst gering sind. Nutzen und Risiken einer Studie müssen sorgfältig abgewogen werden. Das Interesse an Forschungsresultaten darf in keinem Fall vorrangig sein gegenüber den Risiken, denen eine Versuchsperson ausgesetzt ist.

Man kann natürlich bei der Planung einer Untersuchung nicht alle möglichen Risiken und Nebenwirkungen berücksichtigen. Sieht man, dass eine Untersuchung Schäden auslöst, muss

Gerade deswegen sind vor allem bei (quasi-)experimentellen Studien engmaschige Beobachtungen objektiver Parameter (z.B. körperliche Anzeichen) und subjektiver Parameter (z.B. das Befinden der Patientin) und deren genaue Dokumentation notwendig.

sie unverzüglich abgebrochen werden. Aber auch das Gegenteil kann zu einem Abbruch der Untersuchung führen. Wenn man z. B. im Laufe eines Experiments erkennt, dass die neue Maßnahme, die gerade überprüft wird, zu einer erheblichen Verbesserung führt, kommt man ebenfalls in ein ethisches Dilemma. Hier gilt genauso: **Abbrechen der Studie** zu Gunsten der Menschen, denen man diese Maßnahme sonst weiter vorenthalten würde.

Verantwortung des Einzelnen und die Aufgabe von Ethikkommissionen

Prinzipiell tragen alle Personen, die Pflegeforschung betreiben, eine hohe rechtliche und moralische **Verantwortung**. Dieser Verantwortung müssen sie sich bei ihrer Arbeit immer bewusst sein. Aber auch Pflegepersonen, die an Forschung **passiv beteiligt** sind (also nicht selbstständig arbeiten, sondern nur Arbeiten durchführen, die ihnen aufgetragen werden), übernehmen ethisch-moralische Verantwortung. Man muss sich gut überlegen, welches Forschungsprojekt man durch seine Mitarbeit unterstützt bzw. bei welchem man eine Mitarbeit verantworten kann. Naivität und Unkenntnis dürfen niemals eine Entschuldigung für die Verletzung oder Missachtung des Wohls der Forschungsteilnehmerinnen sein.

Gerade die Zeit des Zweiten Weltkrieges, die Gräueltaten des Naziregimes, wo unter dem Deckmantel der Wissenschaft und Forschung Rechte missachtet und Menschen auf das Grausamste missbraucht wurden, zeigen mit aller Deutlichkeit, wie viel Macht die Forschung hat und wie groß die **Möglichkeit des Missbrauchs** ist. Dass Menschen auch nach der Nazizeit zu Forschungszwecken missbraucht wurden (und immer noch werden?) – und durchaus in demokratischen Staaten! –, das zeigt Jackson in ihrem Beitrag zu rechtlichen und ethischen Problemen der Pflegeforschung auf. Sie gibt anschauliche Beispiele für unethische Forschungsprojekte, die bis in die 70er Jahre des 20. Jahrhunderts mit Menschen in den USA durchgeführt wurden. Dies sind Berichte, die nachzulesen sich lohnt, die einerseits sehr betroffen machen, aber auch sensibilisieren für die Notwendigkeit, ethische Prinzipien in der Pflegeforschung einzuhalten (vgl. Jackson 1996, S. 356–357).

Beispiel:
Erst jüngst wurde ein Fall in einer österreichischen Tageszeitung (Kurier, 1. September 2001) veröffentlicht, der zeigt, dass auch gegenwärtig ethisch bedenkliche Studien im Namen der Wissenschaft durchgeführt werden. So wurde ein großer US-Pharmakonzern im August 2001 von 30 nigerianischen Familien geklagt.
Der Vorwurf: Missbrauch ihrer Kinder für eine unmoralische klinische Studie (elf Kinder waren gestorben, andere erlitten Hirnschäden, Lähmungen oder wurden taub).
Der Hintergrund: 1996 wurden in einem Versuch während einer Meningitis-Epidemie in Nigeria 100 Kinder mit einem neuen Antibiotikum behandelt, das an Kindern noch nie zuvor erprobt worden war. Eine Kontrollgruppe von ebenfalls 100 Kindern wurde mit einem Standard-Medikament behandelt, laut Anklage aber in geringerer Dosierung als vorgeschrieben. Weiters wurde laut Anklage keine Einwilligung der Eltern eingeholt und keinerlei Erklärung abgegeben, dass die vorgeschlagene Behandlung experimentell sei, dass sie verweigert und statt dessen die übliche, sichere Behandlung gewählt werden könne.

Kurier, Samstag, 1. September 2001, S. 24

In vielen Ländern sind **Ethikkommissionen** (direkt an den Krankenhäusern oder übergeordnet) eingerichtet. Sie entscheiden, ob Forschungsprojekte die beteiligten Personen evtl. gefährden dürfen und ob sie durchgeführt werden können. Auf diese Weise wird die Entscheidung nicht nur Einzelpersonen überlassen.

Ethikkommissionen prüfen Forschungsprojekte, um sicherzustellen, dass ethische Standards eingehalten werden und dass der Schutz der Versuchspersonen gesichert ist.

Ethikkommissionen setzen sich aus mehreren Personen verschiedener relevanter Berufsgruppen (z. B. Juristinnen, Medizinerinnen, Pflegepersonen etc.) zusammen. Sie prüfen u. A., ob das Forschungsvorhaben **fachlich von Bedeutung** ist, ob der **Versuchsplan solide** ist und ob die **Grundrechte** der Versuchspersonen gewahrt werden. Sie prüfen aber auch die Kompetenz der Forscherinnen. Ethikkommissionen sind wichtig, weil sie verantwortungsvolle Forschung sichern und einen wertvollen Beitrag zur Wahrung der Rechte des Menschen im Forschungsprozess leisten können. Die Zustimmung einer Ethikkommission wird dann besonders wichtig, wenn die Versuchsperson über Verlauf und Zweck der Untersuchung nicht (oder nicht vollständig) aufgeklärt werden und dadurch ihre Zustimmung nicht geben kann. Die Mitglieder einer Ethikkommission sollten sich als die Anwältinnen der Patientinnen (bzw. Forschungsteilnehmerinnen) verstehen. Sie sollten den Entscheid über die Durchführung einer Studie (nach sorgfältiger Abwägung von Nutzen und Risiko) im Sinne der Teilnehmerinnen treffen.

Aber auch die Existenz von Ethikkommissionen entbindet die Forschenden nicht von ihrer persönlichen Verantwortung dem Menschen gegenüber. Pflegeforschung ist immer eine ethische Herausforderung – für jede Einzelne.

2.3 Zusammenfassung

Pflegewissenschaft ist eine Handlungs- oder Praxiswissenschaft, da ihr zentrales Element die Pflegepraxis ist.

Der Gegenstandsbereich der Pflegewissenschaft kann anhand verschiedener zentraler Konzepte umschrieben werden. Diese sind: Person, Umwelt, Wohlbefinden und pflegerisches Handeln. Obwohl diese vier Konzepte teilweise auch die Inhalte anderer Wissenschaften betreffen, hat Pflegewissenschaft ihre eigenständige Position innerhalb der Wissenschaften, weil sie ihre eigene Betrachtungsweise hat.

Die Entwicklung der Pflege als wissenschaftliche Disziplin bringt wichtige Innovationspotenziale mit sich. Sie betreffen die Pflegepraxis, das Verständnis pflegerischer Dienstleistung und das Berufsfeld Pflege.

Pflegeforschung ist ein Instrument der Pflegewissenschaft. Mit ihrer Hilfe kann man Theorien überprüfen und Fragestellungen aus der Praxis aufgreifen und beantworten. Auf diese Weise wird pflegerisches Fachwissen geschaffen.

Die Ursachen für die langsame Entwicklung der Forschung innerhalb der Pflege liegen zum einen in den unterschiedlichen Traditionen von Wissenschaft und Praxis, zum anderen in der Geschichte des Pflegeberufs. Dieser wurde als Hilfsberuf der Medizin definiert und galt als karitative Tätigkeit, die jede Frau ausüben konnte und die daher auch keine theoretischen Grundlagen benötigte. Die Entwicklung der Pflegewissenschaft begann Anfang des 20. Jahrhunderts in den USA. In Europa hatte die Pflegewissenschaft in den Fünfzigerjahren des 20. Jahrhunderts in Großbritannien ihren Ausgangspunkt. Heute ist in fast allen europäischen Ländern die Pflege als Wissenschaft etabliert.

Pflege braucht ihre eigene Forschung, wenn sie den Anspruch erhebt, eine eigene Disziplin zu sein. Vorrangiges Ziel der Pflegeforschung ist es, durch die Entwicklung von wissenschaftlich fundiertem Grundlagenwissen die Pflegequalität zu sichern und zu verbessern. Der zentrale Gegenstandsbereich der Pflegeforschung ist die Pflegepraxis, aber auch Themen aus dem Pflegemanagement und der Pflege(aus)bildung sind Schwerpunkte.

Alle Pflegepersonen sollten ein Grundwissen über Pflegeforschung haben, um Forschung verstehen, Forschungsarbeiten zu lesen und Forschungsergebnisse in die Praxis umsetzen zu können. Die eigenständige Durchführung von Forschungsprojekten sollten Pflegende mit wissenschaftlicher Ausbildung und Forschungskompetenz übernehmen.

Gerade in der Forschung haben Pflegende die Pflicht, die Rechte der Patientinnen zu schützen und zu wahren. Grundlegende Elemente des Persönlichkeitsschutzes (wie die umfassende Information und freiwillige Zustimmung aller Beteiligten, die Wahrung der Anonymität und der Schutz der Beteiligten vor eventuellen physischen oder psychischen Schäden) gelten als ethische Grundsätze. Jede Forschungsarbeit muss auf diese Grundsätze geprüft werden. Ethikkommissionen dienen dazu, Forschungsprojekte auf mögliche Verletzungen dieser Prinzipien zu überprüfen und sicherzustellen, dass die Rechte der Patientinnen gewahrt werden.

2.4 Vertiefende Literatur

2.4.1 Vertiefende Literatur zu Kapitel 2.1

Krüger Helga et al. (Hrsg.): Reihe: Forum Pflegewissenschaft 1. Innovation der Pflege durch Wissenschaft. Perspektiven und Positionen. Altera, Bremen 1996 (162 Seiten)

Görres Stefan (Hrsg.): Reihe: Forum Pflegewissenschaft 2. Pflegewissenschaft in der Bundesrepublik Deutschland. Altera, Bremen 1996 (361 Seiten)

Beide Publikationen enthalten eine Sammlung von Artikeln zum Thema Pflegewissenschaft. Besonders interessant sich diejenigen Artikel, die eine grundsätzliche Auseinandersetzung mit der Pflegewissenschaft bieten; z. B. in Band 1: Zenker (S. 33 ff.), Neumann (S. 43 ff.)

und van Maanen (S. 148 ff.) und in Band 2 Steppe (S. 21 ff.), Krüger (S. 37 ff.), Görres (S. 62 ff.) und van Maanen (S. 77 ff.)

Rennen Althoff Beate, Schaeffer Doris (Hrsg.): Handbuch Pflegewissenschaft. Juventa, Weinheim 2000 (885 Seiten)

Dies ist ein sehr umfassendes Werk über Pflegewissenschaft. Zuerst werden theoretische und methodische Grundlagen behandelt, danach orientiert sich der Aufbau des Buches an pflegewissenschaftlichen Themenkomplexen wie „Klientengruppen, Interaktionen und pflegerische Handlungskonzepte“, „organisationale Einbettung und Versorgungskonzepte“ und „makrostrukturelle Rahmenbedingungen“. Man bekommt dadurch einen Einblick in das breite Spektrum der Pflegewissenschaft und zugleich die Möglichkeit, sich in einzelne Bereiche zu vertiefen.

2.4.2 Vertiefende Literatur zu Kapitel 2.2.5

SBK-ASI (Hrsg.): Pflegende und Forschung: Ethische Grundsätze. Bern 1998 (24 Seiten)

Der vom Schweizer Berufsverband der Krankenschwestern und Krankenpfleger herausgegebene Leitfaden bietet eine sehr gute Grundlage zur ethischen Überprüfung von Forschungsprojekten. Er enthält ethische Grundsätze und Hinweise zu deren Anwendung und ist dadurch sehr praxisnahe.

Jackson Betti S.: Rechtliche und ethische Probleme. In: LoBiondo-Wood Geri, Haber Judith (Hrsg.): Pflegeforschung. Ullstein Mosby, Wiesbaden 1996 (661 Seiten)

Empfehlenswert ist hier vor allem der Abschnitt auf den Seiten 353–386. Neben der Auseinandersetzung mit den grundlegenden rechtlichen und ethischen Prinzipien der Pflegeforschung gibt die Autorin sehr anschauliche Beispiele für z. B. unethische Forschungsstudien im Gesundheitswesen.

Burns Nancy, Grove Susan K.: Understandig Nursing Research. W.B. Saunders Company, Philadelphia 1999 (509 Seiten)

Das Kapitel „Examining Ethics in Nursing Research“ (S. 151 ff.) bietet einen breiten Einblick in die Thematik. Geschichtliche Ereignisse, die das Entstehen von ethischen Kodizes beeinflusst haben, sind ebenso kompakt und übersichtlich beschreiben wie die wichtigsten Grundsätze zum Schutz menschlicher Rechte in der Forschung. Einen Schwerpunkt bildet der Abriss über den „Informed Consent“. Zu jedem Abschnitt findet man Hinweise, was diesbezüglich bei der Beurteilung einer Forschungsarbeit beachtet werden sollte.

2.5 Vertiefung des Lernstoffs

1. Überlegen Sie, wie Sie einem Laien erklären würden, was Pflegewissenschaft ist, worum es dabei geht und welche Innovationen es dadurch für die Pflege geben könnte.
2. Sammeln Sie Themen bzw. Fragen aus Ihrer Pflegepraxis, die zu erforschen wären. (Machen Sie dazu am besten ein Brainstorming in einer Kleingruppe). Versuchen Sie diese Themen zu klassifizieren. Vergleichen Sie dann ihre Klassifikation mit der von Bartholomeyczik in diesem Band (→ Kap. 2.2.2). Wo liegen die Unterschiede?

   Versuchen Sie dann Ihre Themen in diese Struktur einzuordnen.
3. Erstellen Sie den Entwurf einer Einwilligungserklärung (informed consent), den Pflegende als Untersuchungsteilnehmerinnen unterschreiben sollten, wenn Sie eine Studie zum Thema „Kommunikation zwischen Pflegenden und Patientinnen bei der Köperpflege" planen. Legen Sie diesen Entwurf dann einer Kollegin zur Begutachtung vor und bitten Sie diese um eine Stellungnahme.
4. Wo könnten bei der Durchführung folgender Studien ethische Probleme liegen und wie könnten Sie diesen begegnen?
   - Eine Studie, in der mittels Beobachtung der Frage der Kommunikation mit dementen Heimbewohnerinnen nachgegangen werden soll.
   - Eine Studie, in der man die Wirkung einer bestimmten Antidekubitus-Matratze prüfen möchte.
   - Eine Studie, die sich mit dem Thema „Die Geburt eines behinderten Kindes. Erfahrung und Copingstrategien von Müttern, die ein behindertes Kind zur Welt gebracht haben" beschäftigt.
   - Eine Studie, bei der Unterschiede in der Resorption von Heparin und der Entstehung eines Hämatoms bei verschiedenen Einstichstellen erforscht werden soll.

Methodische Grundlagen

Der folgende Teil dieses Buches enthält Begriffe wie „Forschungsansatz“, „Methoden“, „Designs“, „Techniken“ usw., die im alltäglichen Sprachgebrauch oft synonym verwendet werden, in der Wissenschaft jedoch eine bestimmte Bedeutung haben und nicht austauschbar sind. Um Verwirrung zu vermeiden, sei hier eine kurze Begriffsklärung vorangestellt.

Wenn man von Forschung spricht, ist es wichtig, immer den Kontext mitzudenken, in dem die Forschung steht – den Boden, auf dem sie sich befindet. Denn eine einzelne Methode oder Technik steht nicht für sich allein, sondern wird erst im Zusammenhang mit einem bestimmten Forschungsdesign oder Untersuchungsaufbau sinnvoll und aussagekräftig.

Über den grundlegenden Kontext, in dem ein Forschungsansatz steht, gibt die Wissenschaftstheorie Auskunft. Wenn die wissenschaftstheoretische Einordnung geklärt ist, kann man weitere Ebenen unterschieden. Diese sind:

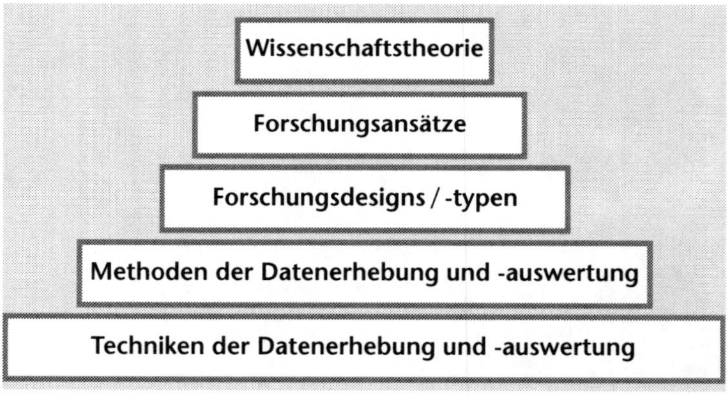

Der Begriff **Forschungsansätze** bezeichnet die Unterscheidung in qualitative und quantitative Forschung, die in direktem Zusammenhang mit der wissenschaftstheoretischen Position steht.

Unter **Forschungsdesign** versteht man das grundsätzliche Vorgehen in einer Forschungsarbeit – es legt den Weg fest, den man gehen möchte. Das Design ist ein den konkreten Erhebungs- und Auswertungsmethoden übergeordneter Begriff.

Der Begriff **Methoden** bezieht sich hier auf die Wege der Datengewinnung und -auswertung. Unter **Techniken** schließlich versteht man das konkrete Vorgehen innerhalb einer Methode (z.B. die Interviewtechnik).

3 Forschungsansätze: quantitative versus qualitative Forschung

Wie bereits in Kapitel 1.2.1 beschrieben, gibt es unterschiedliche Auffassungen darüber, was als wissenschaftliche Erkenntnis gelten darf und welche Wege zu ihr führen. Diese Auffassungen wirken sich auf die Phänomene aus, die studiert werden, und beeinflussen die Methoden und Techniken, die man dafür anwendet. Dabei haben sich in der Forschung zwei große Ansätze herausgebildet: der quantitative und der qualitative Forschungsansatz.
Beide Forschungsansätze wurzeln in konkurrierenden Ideen (→ Kap. 1.2.1). Der Unterschied zwischen qualitativer und quantitativer Forschung liegt nicht nur in der Art und Weise, wie Daten gesammelt, ausgewertet und interpretiert werden. Um den Unterschied zwischen qualitativer und quantitativer Forschung zu verstehen, muss man auch das dahinter liegende Wissenschaftsverständnis kennen – also die Denkansätze, die beiden Verfahren zu Grunde liegt. Sie werden im folgenden Kapitel beschrieben.

3.1 Quantitativer Forschungsansatz

Die Wurzeln der quantitativen Sozialforschung liegen im **Positivismus** und im **kritischen Rationalismus** (→ Kap. 1.2.1). Sie beruht auf folgenden Vorstellungen:

Menschen unterscheiden sich aufgrund biologischer, psychologischer und sozialer Merkmale voneinander. Indem man eines oder mehrere dieser Merkmale auswählt, um sie zu untersuchen, erfasst man „Ausschnitte" eines Menschen. Man möchte damit ein möglichst unabhängiges Bild der Merkmale erhalten, die erforscht werden sollen. Daher versucht man diese Merkmale einzeln zu betrachten, d. h. man beobachtet nichts als diese Merkmale. Auf diese Weise soll ein möglichst „reines" Bild von den Merkmalen gewonnen werden. Man geht davon aus, dass Wahrheit **objektive Wirklichkeit** ist, die mit den Sinnen erfasst und „gemessen" werden kann.

Ziel der quantitativen Forschung ist es, **theoretische Annahmen (Hypothesen)** deduktiv zu **überprüfen**. Quantitative Forschung arbeitet mit **objektiven** Messungen und Beobachtungen. Zur Datengewinnung werden standardisierte Verfahren und Instrumente (z. B. physikalische Messmethoden, Skalen,

Standardisierung = in der Forschung das genaue Festlegen der Mess-(Erhebungs-) und Auswertungsverfahren, um die Vergleichbarkeit der Daten zu erhöhen.

Fragebögen etc.) eingesetzt. Die gewonnenen Daten werden dann ebenfalls mittels standardisierter Methoden (= statistischer Tests) ausgewertet. Man versucht mithilfe der Statistik signifikante (= statistisch bedeutsame) Beziehungen nachzuweisen. Das Ziel der quantitativen Forschung ist es, allgemeine Aussagen zu machen und davon **Gesetzmäßigkeiten** abzuleiten.

Die Naturwissenschaften meinen, dass alles, was wir wahrnehmen können, durch etwas anderes verursacht wird. Für alles, was wir wahrnehmen (sehen, hören etc.), gibt es einen Grund, eine **Ursache**. Die Naturwissenschaften erkennen in allem Sichtbaren bzw. Messbaren die Wirkung einer Ursache. Ihr Ziel ist es, Beziehungen, in denen Ursache und Wirkung eine Rolle spielen – also **kausale Beziehungen** – zwischen den verschiedenen Erscheinungen zu entdecken (nach Konegen / Sondergeld 1985, in: Lamnek 1995, S. 219).

Folgende Grundprinzipien charakterisieren daher diesen Forschungsansatz:

Quantitative Forschung ist

- **deduktiv**;
- **theorieprüfend**;
- **ätiologisch** (will Ursachen für bestimmte Erscheinungen entdecken);
- **erklärend**;
- **nomothetisch** (nach Gesetzmäßigkeiten suchend);
- **prädeterminiert** (d. h. es wird nur das erhoben oder erforscht, was vorher durch theoretische Überlegungen festgelegt wurde);
- **objektiv**;
- **standardisiert** (geht nach bestimmten, genau festgelegten Regeln vor).

Objektiv = sachlich, nicht von Gefühlen, Ideologien u. ä. bestimmt; unabhängig von der Forscherin.

Quantitative Forschung ist theoriegeleitet. Ihr Ziel ist es, kausale Beziehungen zwischen Phänomenen festzustellen, indem sie Hypothesen aufstellt und diese mit möglichst objektiven (von den Forscherinnen unabhängigen) Methoden überprüft. Sie bedient sich standardisierter Erhebungsmethoden und verwendet statistische Techniken, um Daten auszuwerten. Letztes Ziel ist immer, allgemein gültige Aussagen (Gesetzmäßigkeiten) aus den Ergebnissen abzuleiten.

Nachfolgend ein Beispiel für eine quantitative Forschungsarbeit. Es handelt sich um die Untersuchung „Fußreflexzonenmassage. Eine Interventionsstudie“ von Kesselring et al. 1998.

Beispiel:
Die FRZM (Fußreflexzonenmassage) wird sowohl zur Förderung des allgemeinen Wohlbefindens als auch zur Linderung und Behandlung von Leiden aller Art empfohlen. Es liegen jedoch keine klinischen Studien vor, die diese Wirkungsweisen überzeugend darstellen können. Annemarie Kesselring und andere wollten mit ihrer Studie diese theoretischen Aussagen über die Wirksamkeit der FRZM überprüfen. Sie gingen dabei deduktiv vor und formulierten folgende Forschungsfragen:

1. *Kann die Wirksamkeit von FRZM anhand von fünf Indikatoren (Befinden, Miktion, Stuhlgang, Schmerzzustand und Schlaffähigkeit) bei abdominal Operierten nachgewiesen werden?*
2. *Gibt es Effekte, die ursprünglich nicht geplant, aber trotzdem vorhanden waren und von den Therapierten als wohltuend oder unangenehm empfunden wurden?*

Bei der Untersuchung wurden drei Gruppen von abdominal operierten Frauen miteinander verglichen (Gruppe 1 = FRZM, Gruppe 2 = Fußmassage, Gruppe 3 = Gespräch). Zur Messung der Wirksamkeit wurden standardisierte Verfahren eingesetzt. Die Ergebnisse wurden mithilfe der Statistik berechnet.

Die gestellten Forschungsfragen machen ein quantitatives Vorgehen notwendig. Die Arbeit weist alle Kennzeichen einer quantitativen Studie auf:

- *sie ist theoriegeleitet und deduktiv;*
- *es geht darum, zu überprüfen, wie spezifische Interventionen wirken;*
- *zur Messung werden standardisierte Verfahren eingesetzt;*
- *zur Auswertung werden mathematische Verfahren (Statistik) verwendet;*
- *die Ergebnisse werden nummerisch (durch Zahlen) dargestellt.*

vgl. Kesselring et al. 1998

3.2 Qualitativer Forschungsansatz

Qualitative Forschung hat ihre Wurzeln im **interpretativen Paradigma** (→ Kap. 1.2.1), in der **Phänomenologie** und im **symbolischen Interaktionismus** (vgl. Käppeli 1999).

In der qualitativen Forschung wird der Mensch ganzheitlich betrachtet. Man geht davon aus, dass Menschen komplexe Wesen sind, die sich durch ihren persönlichen Ausdruck voneinander unterscheiden. Wahrheit ist hier nichts Objektives wie bei den Naturwissenschaften, sondern etwas Subjektives. Wahrheit ist das, was vom Einzelnen wahrgenommen und von den

Forscherinnen mitgeteilt wird. Da jeder Einzelne die Dinge anders wahrnimmt und anders interpretiert, kann es **keine objektive Wahrheit** geben, die für alle gleich ist. Wahrheit ist auch immer vom Kontext, vom Zusammenhang abhängig. In der qualitativen Forschung will man die Erfahrungen eines Menschen in seiner natürlichen Umgebung untersuchen und herausfinden, welche Bedeutung sie für ihn haben. Qualitative Forschung will menschliches Erleben aus der **Perspektive der Betroffenen** wahrnehmen und verstehen.

> Die Methode des Verstehens erlaubt es dem Sozialwissenschaftler, menschliches Verhalten auf einer tieferen Ebene wahrzunehmen und zu interpretieren, als es die äußere Perspektive zuließe. Objekte kann man ausschließlich von außen erkennen, während geistige oder soziale Prozesse nur von innen erkannt werden können …

Filstead 1979, in: Lamnek 1995, S. 220

Qualitative Forschung ist daher nicht theoriegeleitet (also nicht deduktiv), sondern verfährt **induktiv**. Die Datenerhebung ist offen, die Erhebungsinstrumente sind halb oder nicht standardisiert. „Objektivität" im Sinne der quantitativen (naturwissenschaftlichen) Forschung hat in der qualitativen Forschung keine Bedeutung (obwohl man sich natürlich auch hier bemüht, wissenschaftlich korrekt, d. h. systematisch, unvoreingenommen und reflektiert vorzugehen), weil hier immer die **subjektive** Sichtweise des Individuums im Vordergrund steht. Man möchte daher auch keine Gesetzmäßigkeiten entwickeln und allgemein gültige Aussagen machen. Ziel ist die **Entwicklung von Konzepten und Theorien**, die vom subjektiven Empfinden ausgehen und das individuelle Erleben beschreiben.

Subjektiv = hier eine vom Subjekt (vom Einzelnen) ausgehende Beobachtung.

Die folgenden Grundprinzipien charakterisieren daher qualitative Forschung. Sie ist

- **induktiv**;
- **theoriebildend**;
- **ideographisch** (das Einmalige, Einzigartige beschreibend);
- **interpretativ**;
- bezogen auf das **Relevanzsystem** des Betroffenen (Verlauf und Inhalt der Forschung wird weit gehend von der Sicht der Betroffenen bestimmt);
- **holistisch** (ganzheitlich);
- **subjektiv**;

- **offen** und **flexibel** im Vorgehen (offen gegenüber dem Untersuchungsgegenstand, der Theoriebildung, der Methode und flexibel im Forschungsprozess und in der Methodik).

Mit qualitativer Forschung will man Phänomene des menschlichen Erlebens möglichst ganzheitlich und von innen heraus („subjektiv") erfahren und verstehen. Man bedient sich dabei offener, nicht standardisierter Erhebungsverfahren und wertet die Daten mithilfe interpretativer Methoden aus. Auf diese Weise erhält man keine nummerischen Daten, sondern Beschreibungen. Eine Verallgemeinerung der Daten wird nicht angestrebt. Ziel ist es, Theorien zu entwickeln.

Nachfolgend ein Beispiel für eine qualitative Forschungsarbeit. Es handelt sich dabei um die Studie „Fremde Welt Pflegeheim" von Koch-Straube 1997.

Beispiel:
Das Ziel dieser Arbeit war es, ein möglichst vollständiges und detailliertes Bild vom Alltag eines Pflegeheims zu erhalten und das Zusammenleben und Zusammenarbeiten in einem ganzheitlichen Sinne zu erfassen. Die Autorin selbst hat 15 Monate lang in einem Pflegeheim teilnehmende Beobachtungen durchgeführt. Über 50 Gedächtnisprotokolle wurden angelegt: Sie handeln von Arbeitsabläufen, Ereignissen, Gesprächssequenzen etc. Der Schwerpunkt lag auf dem zwischenmenschlichen Miteinander. Ergänzt wurden diese Beobachtungen durch Interviews und Tonbandaufzeichnungen der Schichtübergaben. Aus diesem Datenmaterial wurden Themenschwerpunkte herausgearbeitet und Kategorien gebildet. Immer wiederkehrenden Ereignisse wurden herausgelöst und analysiert.
Die Zielsetzung dieser Arbeit verlangt ein induktives Vorgehen. Schon in der Fragestellung ist der qualitative Ansatz enthalten. Charakteristisch für eine qualitative Forschungsarbeit sind

- *die Offenheit im Vorgehen und der Einsatz wenig strukturierter Methoden zur Datenerhebung (z. B. teilnehmende Beobachtung);*
- *die Arbeit direkt im Forschungsfeld;*
- *die Auswertung der Daten mittels interpretativer Methoden.*

Bei der teilnehmenden Beobachtung befindet sich die Forscherin in der Situation, die sie beobachten möchte. Sie selbst ist Teil dieses „Forschungsfeldes". (→ Kap. 5.3.1)

Innerhalb des qualitativen Forschungsansatzes haben sich verschiedene Richtungen entwickelt. Die bedeutsamsten sind Folgende:

- Phänomenologie
- Grounded Theory

- Ethnografie
- objektive Hermeneutik

Sie werden hier im Überblick dargestellt.

3.2.1 Phänomenologie

Phänomen = Erscheinung; das, was sich den Sinnen zeigt.

Diese Methode hat ihren Ursprung in der Philosophie und baut vor allem auf die Werke von Edmund Husserl, Martin Heidegger und Jean-Paul Sartre auf. Phänomenologie als philosophische Position kann übersetzt werden als die Lehre von den konkreten Erscheinungen. Hier soll das Wesen der Dinge erforscht werden. Der Grundgedanke ist, an den Perspektiven des einzelnen Menschen anknüpfen, an ihren Intentionen und den subjektiven Bedeutungen, die bestimmte Ereignisse oder Phänomene für sie haben. Ziel ist es, die Erfahrungen und Erlebnisse von Menschen in ihrer eigenen Welt zu verstehen. Daher sollen die Phänomene so beschrieben werden, **wie sie** (für die Einzelne) **sind** und nicht wie sie aufgrund von Vorkenntnissen oder Vorurteilen in der Theorie erscheinen mögen (vgl. Lamnek 1995, Bd. 1). Nicht eine breite Beschreibung bestimmter Gegenstandsfelder ist dabei wichtig, sondern eine gezielte, tief gehende **Analyse einzelner Phänomene.**

Im Feld der qualitativen Forschung ist der Anwendungsbereich der Phänomenologie sehr breit. Man geht dabei in erster Linie der Frage nach: „Was bedeutet es, ein bestimmtes Erlebnis zu haben?" Zum Beispiel: „Was heißt es, ein Patient zu sein, der Chemotherapie erhält?" – „Wie erleben jugendliche Rheumakranke Schmerz?"

Der symbolische Interaktionismus geht davon aus, dass Menschen handeln aufgrund von Bedeutungen, die sie den Dinge geben. Bedeutungen werden durch Personen gebildet, die gemeinsam handeln und sich untereinander verständigen. Bedeutungen sind also „soziale Produkte „ (nach Käppeli 1999, S. 2).

3.2.2 Grounded Theory

Das Verfahren der Grounded Theory (= gegenstandsbezogene Theorie) wurde von Glaser und Strauss für die Sozialforschung entwickelt und basiert auf der Theorie des **symbolischen Interaktionismus**. Mit der Methode der Grounded Theory möchte man **gesellschaftliche Prozesse** aus der Perspektive der menschlichen Interaktion untersuchen. Ziel ist die Schaffung von erklärenden Theorien für das menschliche Verhalten und für soziale Prozesse. Diese Theorien sind „gegenstandsbezogen", weil sie direkt aus der Situation (dem Gegenstand), der Wirklichkeit heraus entwickelt werden. Die Theoriebildung erfolgt in strikter

Auseinandersetzung mit den Daten. Die theoretischen Konzepte werden aus den gesammelten Daten entwickelt und die sich entwickelnden Theorien wiederum laufend an den Daten überprüft. „Eine Grounded Theory besteht aus einer Fülle dieser Konzepte, deren Bezüge untereinander systematisch ausgearbeitet und unter einem Schlüsselkonzept integriert werden, wodurch die Theorie an Dichte, Komplexität und Variation gewinnt." (Corbin / Hildenbrand 2000, S.160) Das Besondere der Grounded Theory als Methode der qualitativen Forschung liegt daher auch in der Vorgangsweise, da **Datensammlung** und **Datenauswertung** nicht nacheinander vor sich gehen, sondern **einander abwechseln**. Für die Datenauswertung wurde ebenfalls ein spezielles Vorgehen entwickelt, das diesem prozesshaften Aufbau entspricht (vgl. Strauss / Corbin 1996). Folgenden Fragen können beispielsweise mit der Grounded Theory bearbeitet werden: „Wie beschreiben Mütter, die im Krankenhaus ein Frühgeborenes entbundenen haben, ihr Verhältnis zu ihrem Kind im Zeitverlauf?" oder „Wie entsteht Vertrauen in der pflegerischen Beziehung?"

3.2.3 Ethnografie

Die Wurzeln der Ethnografie liegen in der **Sozialanthropologie**. Ziel der Ethnografie ist die **Beschreibung kultureller Gruppen** oder Lebenswelten. Der Begriff „Kultur" bedeutet hier eine fremde Lebenswelt. Das zentrale Anliegen von Ethnografie ist es, die Lebenswelt anderer aus deren Sichtweise (emische Perspektive) zu verstehen und das Spezifische, (Kultur-)Typische, das diese Lebenswelt ausmacht, zu erkennen. Ethnografie stützt sich auf den Begriff „Kultur", d. h. man will Verhaltensweisen unter einem kulturellen Blickwinkel betrachten und analysieren. Das Forschungsfeld der Ethnografie ist also der Ort, an dem der Mensch, der erforscht werden soll, lebt – mit der Kultur, die dort vorherrscht. Die typische Methode ethnografischer Forschungen ist die **qualitative Feldforschung**. Neben der Beobachtung als zentraler Methode wird meist noch zusätzliches Material durch Interviews, Dokumentenanalysen etc. gesammelt und ausgewertet. Es handelt sich dabei meist um Methodentriangulation (→ Kap. 3.5). Mithilfe der Ethnografie kann man z. B. folgenden Fragen nachgehen: „Wie gestalten Menschen, die zusammen in einer kulturellen Gemeinschaft leben, bewusst ihre Welt?" oder „Was heißt es, in einem Pflegeheim zu leben?"

Anthropologie = Lehre vom Menschen.
Sozialanthropologie = Wissenschaftszweig, der sich mit den Wechselbeziehungen zwischen der biologischen Beschaffenheit des Menschen und den sozialen Vorgängen befasst.

3.2.4 Objektive Hermeneutik

Inhaltsanalyse = ein Verfahren zur Erfassung feststellbarer Eigenschaften von Kommunikationsinhalten. Es geht dabei sowohl um die offensichtlichen als auch die dahinter liegenden (latenten) Inhalte.

Die objektive Hermeneutik stammt aus der qualitativen Sozialforschung und ist ein **inhaltsanalytisches Verfahren**. Sie wurde von Ulrich Oevermann entwickelt und geht auf geisteswissenschaftliche Wurzeln zurück. Wie bei anderen Ansätzen werden auch hier Interaktion und Bedeutung untersucht. Das Charakteristische der objektiven Hermeneutik ist jedoch, dass man den **latenten** (den **„verborgenen"**) **Sinn** von Aussagen und Handlungen rekonstruieren möchte, der hinter ihrer offensichtlichen Bedeutung steht. Man versucht also, ausgehend von der „tatsächlichen" Handlung (oder dem Gesagten), alle möglichen bzw. denkbaren Bedeutungen der Handlungen zu entwerfen. Aus dem Verhältnis der „tatsächlichen" (= subjektiven) und „möglichen" Bedeutungen werden dann schrittweise die objektiven Sinngehalte entwickelt (vgl. Mayring 1996). Gegenstand der Untersuchung ist daher nicht das konkrete Verhalten der Individuen (dieses ist nur der Ausgangspunkt), sondern die dahinter liegenden Sinnstrukturen. Die objektive Hermeneutik ist darum geeignet, Hintergründe sozialen Handelns zu rekonstruieren (vgl. Schuster 1994). Der Fokus einer Analyse im Stil der objektiven Hermeneutik ist aber nicht die soziale Wirklichkeit schlechthin, sondern ein bestimmter „Fall". Daher bezieht sich die Analyse meist nicht auf ganze Texte oder Protokolle (z. B. Interviewtranskripte), sondern nur auf Textsequenzen (vgl. Corbin / Hildenbrand 2000), zumal es eine sehr aufwendige Methode ist.

Die Einsatzmöglichkeiten der objektiven Hermeneutik in der Pflegeforschung sind groß, da jede Art von Texten (Dokumenten, → Kap. 5.4) analysiert werden kann. Die Verwendung dieser Methode und beschränkt sich daher nicht auf spezielle Forschungsfragen, sondern kann überall dort zum Einsatz kommen, wo es um die Analyse des latenten Sinngehaltes geht.

3.3 Gegenüberstellung des quantitativen und qualitativen Forschungsansatzes

Hier werden die beiden Forschungsansätze – der qualitative und der quantitative – in einer Tabelle einander gegenübergestellt, um ihre Besonderheiten und Unterschiede deutlich zu machen.

	Quantitativer Ansatz	Qualitativer Ansatz
Grundorientierung	naturwissenschaftlich	geisteswissenschaftlich
Sicht des Menschen als Forschungssubjekt	Menschen sind bio-psycho-soziale Wesen, die sich aufgrund biologischer, psychologischer und sozialer Merkmale voneinander unterscheiden.	Menschen sind komplexe Wesen, die ihrer Lebenssituation eine ganz bestimmte Bedeutung beimessen. Sie unterscheiden sich aufgrund ihres persönlichen Ausdrucks voneinander.
Wahrheitsverständnis	Wahrheit ist objektive Wirklichkeit, die mit den Sinnen erfasst und von der Forscherin gemessen werden kann.	Wahrheit ist subjektiver Ausdruck der Wirklichkeit, so wie sie von den Teilnehmerinnen wahrgenommen und den Forscherinnen mitgeteilt wird. Wahrheit ist immer vom Kontext gefärbt.
Funktion von Wissenschaft	Wissenschaftliche Aussagen bilden die Wirklichkeit ab.	Wissenschaftliche Aussagen beschreiben das Erscheinungsbild der Wirklichkeit.
Ziel	Ursachen zu klären, Beziehungen zwischen nummerischen Daten zu beschreiben, allgemeingültige Voraussagen zu machen (nomothetisch); man will erklären.	Bestimmte Phänomene zu identifizieren und zu verstehen, bestimmte Strukturen herauszufiltern, den Sinn zu untersuchen, den bestimmte Phänomene für die Betreffende haben, das Einmalige, Einzigartige zu beschreiben (idiographisch); man will verstehen.
Forschungslogik	Deduktiv, theoriegeleitet, Theorie bzw. Hypothesen prüfend.	Induktiv, offen (orientiert am Gegenstand, nicht an der Theorie), Theorie bzw. Hypothesen bildend.
Vorgehen	standardisiert	halb oder nicht standardisiert
Stichprobe	Zufallsstichprobe, möglichst große Anzahl.	Gezielte Auswahl, geringe Anzahl.
Daten	„harte Daten" (Zahlenmaterial)	„weiche Daten" (verbale Beschreibungen)

	Quantitativer Ansatz	Qualitativer Ansatz
Grundorientierung	naturwissenschaftlich	geisteswissenschaftlich
Forschungsfragen	Beziehen sich auf Kausalitäten.	Beziehen sich auf die Art der Erfahrung oder des Erlebens.
Beispiele	„Welches sind die Unterschiede bezüglich Häufigkeit und Schwere von Wochenbettverstimmung und Wochenbettdepression bei Frauen, die frühzeitig aus dem Krankenhaus entlassen wurden, und solchen, deren Krankenhausaufenthalt von normaler Dauer ist?"	„Welches ist die Grundstruktur der durchlebten Erfahrungen bei einer Wochenbettdepression?"

Quellen: Bartholomeyczik 1997; Lamnek 1995, Band 1; Liehr/Taft Marcus 1996

3.4 Gütekriterien quantitativer und qualitativer Forschung

Gütekriterien der empirischen Forschung sind Maßstäbe, die entwickelt wurden, um die Qualität der Forschungsergebnisse messen zu können. Die „klassischen" Gütekriterien sind:

- **Objektivität**
- **Validität**
- **Reliabilität**

Dies sind jedoch Kriterien der quantitativen Forschung und können nicht so ohne weiteres einfach zur Beurteilung qualitativer Forschung herangezogen werden. Es ist daher wichtig, genau zu prüfen, anhand welcher Gütekriterien eine Arbeit gemessen werden kann. Das geht nur, indem man auch hier zwischen quantitativer und qualitativer Forschung unterscheidet.

3.4.1 Gütekriterien quantitativer Forschung
(siehe auch Kapitel 5.1.4)

Objektivität

Objektivität zeigt an, wie **unabhängig** die Testergebnisse von der Interviewerin oder Auswerterin sind. Die Objektivität einer Untersuchung ist vom Standardisierungsgrad der Mess- oder Erhebungsmethoden abhängig. Ein stark standardisiertes Instrument garantiert mehr Objektivität bei der Daten*erhebung*, standardisierte Auswertungsverfahren (z. B. mathematische Operationen) ermöglichen Objektivität bei der Daten*auswertung*.

Reliabilität

Reliabilität (Zuverlässigkeit, Beständigkeit) zeigt an, ob wiederholte Messungen eines Gegenstandes oder Vorganges mit einem Messinstrument immer die **gleichen Werte** liefern. Wenn man dasselbe Instrumente mehr als einmal zur Messung eines bestimmten, normalerweise gleich bleibenden Verhaltens verwendet, dann müssen die Ergebnisse ähnlich sein, wenn es reliabel ist.

Validität

Validität (Gültigkeit) zeigt an, ob ein Messinstrument tatsächlich das **misst, was es messen soll** (so ist z. B. ein Instrument, das Angst messen soll, aber eigentlich Stress misst, nicht valide).

3.4.2 Gütekriterien qualitativer Forschung

Die klassischen Gütekriterien Objektivität, Reliabilität und Validität können aber **nicht** (wie dies einige Zeit versucht wurde) auf die qualitative Forschung **übertragen** werden, weil diese andere Ziele hat als die quantitative Forschung. Von den Vertreterinnen qualitativer Forschung wurden mittlerweile eigene Kriterien entwickelt, mit denen man die Güte qualitativer Forschungsarbeiten beurteilen kann. Diese weichen zwar je nach Autorin in Details voneinander ab, beruhen aber im Kern doch alle auf denselben Grundaussagen. Als Beispiel qualitativer Gütekriterien seien hier beschrieben:

- **Verfahrensdokumentation**
- **Argumentative Interpretationsabsicherung**
- **Regelgeleitetheit**
- **Nähe zum Gegenstand**
- **Kommunikative Validierung**

vgl. Mayring 1996

Verfahrensdokumentation

Da bei der qualitativen Forschung das Vorgehen sehr spezifisch, also ganz auf den jeweiligen Gegenstand abgestimmt ist, werden die Methoden für die Untersuchung meist für diesen Gegenstand speziell entwickelt oder abgeändert. Das muss detailliert beschrieben (dokumentiert) werden, damit der Forschungsprozess für andere **nachvollziehbar** wird und nicht als willkürlicher und unüberprüfbarer Akt erscheint.

Argumentative Interpretationsabsicherung

Interpretationen spielen in der qualitativen Forschung eine entscheidende Rolle. Sie lassen sich aber nicht beweisen wie Rechenoperationen. Daher dürfen Interpretationen nicht nur gegeben, sondern sie müssen mit Argumenten begründet werden. Diese Argumentation muss in sich **schlüssig** sein.

Regelgeleitetheit

Auch qualitative Forschung muss sich an bestimmte Regeln halten. Sie muss das Material **systematisch** bearbeiten (und nicht willkürlich oder unsystematisch).

Nähe zum Gegenstand

Dies bedeutet, dass man sich in die **Lebenswelt** der Betroffenen begibt. Wenn man wissen möchte, wie jemand ein bestimmtes Ereignis erlebt, kann man das nicht am Schreibtisch oder im Labor herausfinden, sondern muss zu dem Betreffenden hingehen. Qualitative Forschung will an konkreten sozialen Problemen ansetzen.

Kommunikative Validierung

Die Gültigkeit der Ergebnisse kann man auch überprüfen, indem man sie den **Betroffenen vorlegt** und mit ihnen darüber diskutiert. Kommunikative Validierung kann aber auch die Überprüfung der Ergebnisse innerhalb eines Forscherteams meinen.

Andere Autoren sehen die Gemeinsamkeit qualitativer Gütekriterien in folgenden Begriffen:

- **Glaubwürdigkeit**
- **Folgerichtigkeit**
- **Angemessenheit**
- **Übereinstimmung**

Anhand dieser Kriterien kann man ebenfalls die wissenschaftliche Exaktheit qualitativer Forschung beurteilen. *Liehr/Taft Marcus 1996*

Glaubwürdigkeit

Unter Glaubwürdigkeit versteht man die Korrektheit der Befunde aus der **Sicht der Teilnehmerinnen** und anderer Mitglieder der Disziplin. Dahinter steht die Frage, ob die Forscherin richtig interpretiert hat, d. h. ob sie mit ihrer Interpretation das getroffen hat, was die Teilnehmerinnen meinten.

Folgerichtigkeit

Folgerichtigkeit zeigt, ob die Arbeit von der Forschungsfrage bis zur Auswertung **nachvollziehbar** ist. Dies ist durch genaue Verfahrensdokumentation zu erreichen.

Angemessenheit

Angemessenheit bezieht sich hier auf die **Genauigkeit**, mit der die Wirklichkeit der Teilnehmerinnen wiedergegeben wird. Diese Wirklichkeit muss so ausführlich beschrieben werden, dass die Leserinnen beurteilen können, wie wichtig das Gelesene für ihre praktische Arbeit ist.

Übereinstimmung

Mit Übereinstimmung ist gemeint, dass die Ergebnisse zeigen, dass die drei oben genannten **Kriterien beachtet** wurden. *vgl. Liehr/Taft Marcus 1996*

3.5 Kombination von quantitativer und qualitativer Forschung

In der Forschung bezeichnet man prinzipiell den Einsatz mehrerer Methoden, Datenquellen, Theorien oder Forscherinnen bei der Untersuchung eines Phänomens als **Triangulation**. Die Wahl dieses Begriffes kann durch die folgenden Abbildung veranschaulicht werden (Abb. 6).

Abbildung 6: Methodentriangulation

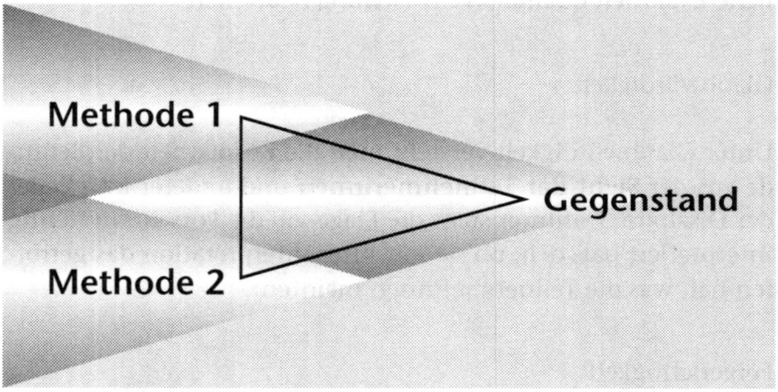

Bei der Methodentriangulation kann man prinzipiell zwei Formen unterscheiden:

- die **methodeninterne Triangulation** (es werden verschiedene Verfahren zur Beantwortung der Forschungsfrage verwendet, die aber beide zum gleichen – zum qualitativen *oder* zum quantitativen – Forschungsansatz gehören);
- die **methodenübergreifende Triangulation** (dabei werden innerhalb einer Arbeit qualitative und quantitative Verfahren kombiniert) (vgl. Holloway / Wheeler 1997).

Beispiele:

Bauer kombinierte in ihrer Arbeit qualitatives und quantitatives Vorgehen. Zuerst führte sie qualitative Interviews durch, um zu untersuchen, wie Patientinnen ihre Privatsphäre erfahren. Danach versuchte sie die Trends, die sie feststellen konnte, mittels Fragebögen an einer größeren Anzahl von Teilnehmerinnen nachzuweisen. Sie maß die Verbreitung dieser Trends mit einem quantitativen Verfahren.

vgl. Bauer 1996

Schilder sammelte für ihre qualitative Studie (in der sie die körperliche Fixierung in der Pflegepraxis beschrieb) Daten, indem sie verschiedene qualitative Methoden der Datenerhebung kombinierte, nämlich teilnehmende Beobachtung, strukturierte und unstrukturierte Interviews.

vgl. Schilder 1998

Die Kombination von qualitativer und quantitativer Forschung hat den Vorteil, durch eine ganzheitliche Betrachtungsweise breitere und fundiertere Kenntnisse zu erzielen (vgl. Lamnek 1988). Ob Triangulation zu befürworten ist oder nicht, wird in Wissenschaftskreisen (auch in der Pflegewissenschaft) diskutiert. Es gibt vor allem keine Einigkeit, ob die methodenübergreifende Triangulation **wissenschaftlich korrekt** ist oder nicht. Das größte Problem dabei ist, dass qualitative und quantitative Ansätze unterschiedliche Auffassungen von Wissenschaft und von Wissen haben, dass ihnen unterschiedliche Dinge wichtig sind und dass sie unterschiedliche Sprachen sprechen.

Bei der **sequenziellen** Triangulation werden qualitative und quantitative Methoden nacheinander, bei der **simultanen** werden qualitative und quantitative Methoden gleichzeitig eingesetzt (vgl. Morse/ Field 1998).

Leiniger (die sehr wohl anerkennt, dass Forschungsergebnisse aus verschiedenen Richtungen einander ergänzen können) vertritt die Auffassung, dass sie beiden Ansätze nicht kombiniert werden dürfen, da

- qualitative und quantitative Forschung in ihrer Philosophie, in ihren Eigenschaften und Zielsetzung grundverschieden sind und
- durch eine Kombination die in sich geschlossene Systematik der Ansätze verletzt werden könnte.

Eine methodeninterne Triangulation hält sie jedoch für korrekt (vgl. Leiniger, in: Liehr / Taft Marcus 1996).

Morse hingegen vertritt die Auffassung, dass quantitative und qualitative Ansätze in einer Arbeit miteinander kombiniert werden können. Dies würde zu einer Erweiterung der wissenschaftlichen Perspektive führen und die Ergebnisse qualitativer und quantitativer Methoden können sich ergänzen (die Daten müssen jedoch unbedingt getrennt ausgewertet werden) (vgl. Morse, in: Liehr / Taft Marcus 1996).

Pragmatisch (nicht theoretisch!) betrachtet muss auch die methodenübergreifende Triangulation nicht unbedingt einen Konflikt darstellen. Im Zentrum steht immer das Forschungsproblem oder die Forschungsfrage. Die Methoden müssen nach ihrer Brauchbarkeit für die Forschungsfrage ausgewählt werden (vgl. Holloway/Wheeler 1997).

Kombiniert man in einer Arbeit qualitative und quantitative Methoden, so muss man berücksichtigen,

- dass jede Methode in sich selbst konsistent (stimmig) sein muss (d. h. ihre Grundsätze müssen vom Anfang bis zum Schluss eingehalten werden);
- dass jede Methode dem Problem, das erforscht werden soll, angemessen sein muss;
- dass die unterschiedlichen Philosophien und Ziele von qualitativer und quantitativer Forschung berücksichtigt werden müssen und
- dass es zu keiner Wertung kommt, d. h. dass ein Ansatz nicht höher gewertet werden darf als der andere.

3.6 Die Bedeutung quantitativer und qualitativer Methoden in der Pflegeforschung

Um einen Überblick über das Verhältnis von quantitativen und qualitativen Studien zu bekommen, hat Ilsemarie Walter den Jahrgang 1992 der Zeitschriften „Journal of Advanced Nursing" (Großbritannien) und „Western Journal of Nursing Research" (USA) durchgesehen. Sie ist zu folgendem Ergebnis gekommen: Das Verhältnis von qualitativen zu quantitativen Studien betrug in Großbritannien 1:2,5 und in den USA 1:3,5 (vgl. Walter 1993, S. 131 ff.).

Betrachtet man die Entwicklung der Pflegeforschung und ihr Verhältnis zu quantitativen und qualitativen Forschungsansätzen, so lassen sich unterschiedliche Strömungen feststellen. In den USA war die Pflegeforschung lange Zeit stark durch das naturwissenschaftliche Verständnis von Wissenschaft geprägt, was sich in der Bevorzugung quantitativer Forschungsansätze zeigte. Qualitative Arbeiten wurden lange Zeit als unwissenschaftlich abgetan und daher auch nicht veröffentlicht (vgl. Carr 1994). Auch in Ländern wie z. B. Österreich, wo die Pflege stark durch die Naturwissenschaften beeinflusst und traditionell mit der Medizin verbunden ist, ist die Pflegeforschung stark durch den quantitativen Ansatz geprägt, und qualitative Forschungsarbeiten finden erst langsam Anerkennung. Die Schweiz hingegen hat eher eine „qualitative" Forschungstradition. Auch in Skandinavien haben qualitative Forschungsarbeiten einen sehr hohen Stellenwert. Diese Entwicklungen hängen stark mit dem jeweiligen Wissenschaftsverständnis der Pflege und den Einflüssen anderer Wissenschaftsbereiche zusammen. Nicht unwesentlich haben auch die „Pionierinnen" und deren Wissenschaftsverständnis gerade die Anfänge der Entwicklung von Pflegeforschung im jeweiligen Land geprägt.

Ungeachtet der verschiedenen Traditionen sollte es in der Pflegeforschung aber nicht um eine „Entweder-oder-Position" und nicht um eine Polarisierung gehen. Man muss sich beider Ansätze gleichermaßen bedienen, um einen so komplexen Gegenstand wie die Pflege mittels Forschung erschließen zu können. „Qualitative Forschung eignet sich besonders gut für die Erforschung gesundheitsbezogener menschlicher Erfahrungen, ein Hauptanliegen der Pflegewissenschaft" (Liehr / Taft Marcus 1996, S. 290). Sie eignet sich dazu, das Erleben von Patientinnen und Helferinnen zu verdeutlichen. Denn hier hat das persönliche Erleben eine zentrale Bedeutung – und qualitative Forschung kommt einem ganzheitlichen Verständnis von Pflege näher als eine rein naturwissenschaftliche Betrachtung. Jedoch nimmt die quantitative Forschung auch weiterhin eine bedeutende Rolle bei der Entwicklung des Pflegewissens ein. Die Untersuchung der Wirkung bestimmter Pflegehandlungen und die Entwicklung von Gesetzmäßigkeiten sind wichtige Anliegen der Pflegeforschung.

In der Wissenschaft geht es aber nicht darum, persönlichen Vorlieben nachzugeben und – ihnen folgend – eine bestimmte Methode oder einen bestimmten Ansatz zu bevorzugen. Die Entscheidung, ob man qualitativ oder quantitativ vorgeht, hängt in erster Linie von der Problemstellung ab – und von der Frage, welcher Weg der geeignetste ist, dieses Problem zu lösen oder die Frage zu beantworten. Unterschiedliche Fragestellungen verlangen unterschiedliche Zugangsweisen. Will man z. B. erforschen, ob eine bestimmte pflegerische Intervention die präoperative Angst der Patienten mindert, so wird man dieser Fragestellung mithilfe von quantitativen Methoden nachgehen. Will man hingegen das Wesen der Angst vor einer Operation erforschen, so ist ein qualitativer Ansatz zu bevorzugen.

Pflegeforschung orientiert sich an den Problemstellungen der Praxis und nicht an der Präferenz von quantitativen oder qualitativen Forschungsmethoden.

Fachgruppe Pflege 1998, S. 17

Die Wahl des Forschungsansatzes hängt in erster Linie von der Fragestellung ab, die es zu beantworten gilt. Sie hängt aber auch davon ab, welcher Art das Phänomen ist, das man untersuchen möchte, ob die Grundlagen dazu bereits erforscht wurden oder ob man sich auf komplettes Neuland begibt.

Qualitative Methoden sind dann sinnvoll, wenn über ein bestimmtes Phänomen wenig bekannt ist, wenn man ein Phänomen von innen heraus, aus der **persönlichen, subjektiven** Sichtweise angehen möchte. Wenn hingegen bereits genügend Wissen zu einem Thema vorhanden ist, wenn ursächliche – **kausale** – Zusammenhänge erforscht werden sollen, wenn die Frage „Wie viel?" beantwortet werden soll, dann sollte man den **quantitativen** Forschungsansatz wählen.

In zunehmendem Maße wird gefordert, dass die Qualität in der Gesundheitsversorgung – und damit auch die Qualität in der Pflege – gesichert werden soll. Man braucht aber quantitative und qualitative Pflegeforschung, um zu erkennen und zu bewerten, welchen Beitrag die Pflege leistet.

nach Bartholomeyczik 1992, S. 323

3.7 Zusammenfassung

Wie in anderen Sozialwissenschaften auch, kann man in der Pflegeforschung zwei methodische Ansätze unterscheiden: den quantitativen und den qualitativen Ansatz. Sie wurzeln in unterschiedlichen wissenschaftstheoretischen Positionen.

Quantitative Forschung ist theoriegeleitet und verwendet standardisierte Erhebungsmethoden und statistische Auswertungstechniken. Ihr Ziel ist es, allgemein gültige Aussagen zu treffen. Mit qualitativer Forschung hingegen will man das menschliche Erleben möglichst ganzheitlich und von innen heraus (aus der subjektiven Perspektive) verstehen. Man verwendet dafür offene, nicht standardisierte Erhebungsverfahren und interpretative Auswertungstechniken. Ziel ist nicht die Verallgemeinerung, sondern die Entwicklung von Konzepten und Theorien. Wichtige qualitative Methoden sind die Phänomenologie, die Grounded Theory und die Ethnografie.

Für die quantitative und die qualitative Forschung gibt es verschiedene Gütekriterien, anhand derer man die Forschungsarbeit bewerten kann. Die klassischen Kriterien der quantitativen Forschung sind Objektivität, Reliabilität und Validität. Die Gütekriterien für die qualitative Forschung weichen je nach Autorin etwas voneinander ab; Glaubwürdigkeit, Folgerichtigkeit, Angemessenheit und Übereinstimmung können jedoch als gemeinsame Überbegriffe angesehen werden.

Manchmal werden quantitative und qualitative Methoden in ein- und derselben Studie verwendet. Diese Methodenkombination heißt „methodenübergreifende Triangulation". In der Fachliteratur ist man sich nicht einig darüber, ob es zulässig ist, quantitative und qualitative Methoden zu mischen. Die Kombination verschiedener Methoden innerhalb eines Forschungsansatzes heißt „methodeninterne Triangulation".

Die Wahl des Forschungsansatzes hängt in erster Linie von der Fragestellung ab. In der Pflegeforschung braucht man beide Ansätze, um die vielfältigen Fragen und Probleme, die sich aus der Pflegepraxis ergeben, angemessen bearbeiten zu können.

3.8 Vertiefende Literatur

3.8.1 Vertiefende Literatur zum Thema qualitative versus quantitative Forschung

Holloway Immy, Wheeler Stephanie: Qualitative Pflegeforschung – Grundlagen qualitativer Ansätze in der Pflege. Ullstein Medical, Wiesbaden 1997, S. 3–23 (261 Seiten)

Im ersten Kapitel des Buches wird das Wesen qualitativer Forschung erklärt. Ausgehend vom geschichtlichen Hintergrund und einer Erläuterung, warum qualitative Forschung in der Pflege durchgeführt wird, legen die Autorinnen die wesentlichen Merkmale qualitativer Forschung dar. Qualitative und quantitative Forschung werden anhand der ihnen zugrunde liegenden Philosophien einander gegenübergestellt.

Lamnek Siegfried: Qualitative Sozialforschung. Band 1: Methodologie. Psychologie Verlags Union, München, Weinheim 1995 (301 Seiten)

S. 218–244: Das Kapitel „Methodische Implikationen quantitativer und qualitativer Sozialforschung" enthält eine Gegenüberstellung von qualitativem und quantitativem Paradigma. Lamnek geht dabei von den grundlegenden Merkmalen der qualitativen Forschung aus, stellt aber zur Kontrastierung die jeweiligen Gegenpositionen aus dem quantitativen Ansatz dar.
S. 21–30: Im Abschnitt „Zentrale Prinzipen qualitativer Sozialforschung" erklärt Lamnek anhand von sechs Grundprinzipien die wichtigsten Grundzüge qualitativer Sozialforschung.

Mayer Hanna (Hrsg.): Pflegeforschung. Aus der Praxis für die Praxis. Band 1: Qualitative Forschungsarbeiten aus dem Berufsfeld Pflege. Facultas, Wien 2000 (316 Seiten)

In diesem Sammelband werden qualitative Forschungsarbeiten zu unterschiedlichen praxisrelevanten Fragestellungen aus dem Berufsfeld Pflege zusammengefasst und gut strukturiert vorgestellt.

3.8.1 Vertiefende Literatur zum Thema Grounded Theory

Strauss Anselm, Corbin Juliet: Grounded Theory: Grundlagen qualitativer Sozialforschung. Beltz, Psychologie Verlags Union, Weinheim 1996 (227 Seiten)

Dies ist ein Grundlagenwerk zur Grounded Theory. Die Autoren beschreiben Methodik und Vorgangsweise in einer sehr verständlichen Sprache und bringen anschauliche Beispiele aus der Forschungspraxis.

Haller Dieter (Hrsg.): Grounded Theory in der Pflegeforschung. Professionelles Handeln unter der Lupe. Hans Huber, Bern 2000 (188 Seiten)

Das Buch enthält neben einer theoretischen Einführung zu den Grundlagen der Grounded Theory auch zusammengefasste Forschungsarbeiten aus verschieden Bereichen der Gesundheits- und Krankenpflege, die diesem Ansatz folgen. Man erhält dadurch einen guten Einblick in die Möglichkeiten, praxisnahe Fragestellungen mittels Grounded Theory zu bearbeiten, sowie viele Anregungen für eigene Forschung.

3.9 Vertiefung des Lernstoffs

1. Besorgen Sie sich aus einer Bibliothek oder Datenbank zwei Forschungsarbeiten: eine quantitative und eine qualitative (am besten aus einer einschlägigen Fachzeitschrift, z. B.: „Schopp Anja et al.: Autonomie, Privatheit und die Umsetzung des Prinzips der informierten Zustimmung im Zusammenhang mit pflegerischen Interventionen aus der Perspektive des älteren Menschen. Pflege 1 / 2001; 14: 29–37“ und „Frei-Rhein Geneviève, Hantikainen Virpi: Wie erleben und beschreiben Pflegende Qualität im Alltag? Pflege 6 / 2001; 14: 395–405“. Lesen Sie beide Arbeiten durch und reflektieren Sie alleine oder gemeinsam mit einer Studienkollegin Folgendes:
   - Woran erkennt man den jeweiligen Forschungsansatz?
   - Welche Grundprinzipien der quantitativen bzw. der qualitativen Forschung können Sie in diesen Arbeiten erkennen, welche nicht?
   - Inwieweit kann man erkennen, ob und welchen Gütekriterien dabei Rechnung getragen wurde? (Wiederholen Sie bei dieser Gelegenheit das Kapitel 3.4!)

2. Welche dieser Themen würden sich für eine phänomenologische, eine ethnografische und eine Grounded-Theory-Arbeit am besten eignen?
   - Der Prozess des Copings bei Patienten mit chronischer Polyarthritis;
   - die geschlossene Psychiatrie als Lebensraum;
   - die Erfahrung leicht verletzter Patienten beim Warten auf die Behandlung auf der Notfallstation;
   - Körperbild und Körperwahrnehmung von Frauen nach einer totalen Uterusoperation;
   - Schmerzerleben und Schmerzerfahrung von Menschen jüdischer, moslemischer und christlicher Religionen.

Versuchen Sie ihre Zuordnung zu begründen (lesen Sie dabei noch einmal die Abschnitte 3.2.1–3.2.3 nach) und diskutieren Sie Ihre Überlegungen dann mit einer Studienkollegin, die diese Aufgabe ebenfalls behandelt hat.

4 Forschungsdesigns

Im vorigen Kapitel wurden die zwei großen Forschungsrichtungen oder -ansätze, die quantitative und die qualitative Forschung, vorgestellt und in ihren Grundzügen erläutert. Betrachtet man sie genauer, eröffnet sich eine nächste Ebene. Auf ihr kann man verschiedene Forschungsdesigns oder -typen unterscheiden.

Mit dem Begriff **Design** bezeichnet man im Allgemeinen einen Entwurf oder die Anordnung von Elementen zu einem Gesamtwerk. Das Forschungsdesign beschreibt daher die grundsätzliche Anordnung, das Vorgehen bei einer Forschungsarbeit; es legt den Weg fest, den man gehen möchte. Das Design ist prinzipiell ein den konkreten Erhebungs- und Auswertungsmethoden **übergeordneter Begriff**.

Es gibt verschiedene Möglichkeiten, Forschungsdesigns zu unterschieden oder einzuteilen. LoBiondo-Wood / Haber (1996) etwa unterscheiden grundsätzlich experimentelle von nicht-experimentellen Designs, Parahoo (1997) unterteilt die Designs in Experimente, Umfragen und Fallstudien, Burns und Grove (1999) teilen in experimentelle, quasi-experimentelle, Korrelations- und deskriptive Studien ein, und andere Autorinnen treffen ihre Unterscheidung nach Zeitpunkt, Häufigkeit und Art der Datensammlung. Im folgenden Kapitel werden – ungeachtet spezieller „Ordnungsprinzipien" – die in der Pflegeforschung gängigen Forschungsdesigns beschreiben und charakterisiert. Dabei handelt es sich lediglich um eine beispielhafte Darstellung wichtiger Designs, keinesfalls um eine vollständige Aufzählung.

Variablen = alle Faktoren, die in einer Untersuchung überprüft werden. Will man z. B. überprüfen, ob Wickel mit Lavendelöl vor einer Operation die Angst senken, so wäre Angst eine Variable, die es zu untersuchen gilt. Geht man weiters der Frage nach, ob bestimmte Faktoren wie Alter, Geschlecht oder Erfahrung im Krankenhaus ebenfalls auf die Angst Einfluss nehmen, so bezeichnet man diese Faktoren ebenfalls als Variablen (deren Einfluss man im Zuge des Experiments untersuchen möchte).

4.1 Experimentelle Studien

Das Experiment ist die klassische Forschungsmethode der Naturwissenschaften, um Hypothesen und Theorien zu überprüfen. Das Interesse liegt dabei auf der Erforschung von Ursache und Wirkung. Es wird dabei untersucht, inwieweit ein bestimmter Faktor (eine **Variable**) eine Situation oder einen Zustand oder ein Verhalten **beeinflusst**. Dazu vergleicht man zwei (oder mehrere) Gruppen aus einer Population (→ Kap. 7.2.2) miteinander. Bei einer Gruppe verändert man etwas (man führt z. B. eine spezielle Pflegehandlung durch); diese Gruppe nennt man **Versuchsgrup-**

pe. Bei der anderen Gruppe findet diese Veränderung nicht statt. Sie dient als Vergleich und wird **Kontrollgruppe** genannt.

Das Experiment ist eine bestimmte Untersuchungsanordnung und keine besondere Methode der Datenerhebung (da man zur „Messung" die verschiedensten Methoden wie Beobachtung, Befragung, Messung im physikalischen Sinn usw. einsetzen kann). Ein Experiment will kausale Zusammenhänge zwischen einzelnen Faktoren (Variablen) herstellen. Dabei geht es nicht nur um eine Beschreibung, sondern man möchte vor allem herausfinden, ob es eine Verbindung zwischen zwei bestimmten Faktoren gibt. Zum Beispiel geht es bei einem Experiment nicht darum, das Phänomen Angst zu beschreiben, sondern zu überprüfen, ob bestimmte Handlungen Angst vermindern oder ob bestimmte Situationen mehr Angst auslösen als andere etc.

Damit man einen **ursächlichen Zusammenhang** überprüfen kann, müssen folgende Bedingungen erfüllt sein:

- Es muss eine **Beziehung** zwischen der **ursächlichen Variablen** (z. B. Angst) und der **Wirkungsvariablen** (z. B. einer gewissen Handlung) vorhanden sein.
- Diese Beziehung darf **nicht** durch eine **andere Variable** erklärbar sein (z. B. darf man die Verminderung der Angst nicht auf andere Ursachen zurückführen können).

Ein Experiment ist eine wissenschaftliche Untersuchung, bei der nach klaren Kriterien Beobachtungen durchgeführt und Daten gesammelt werden, um eine (mehrere) vorher aufgestellte Hypothese(n) zu überprüfen.

Hypothese = Vermutung über eine Beziehung zwischen zwei oder mehreren Faktoren (Variablen), die durch eine Untersuchung geprüft werden soll (→ Kapitel 7.1.3).

Die Unterteilung von Experimenten kann entweder nach dem Setting oder nach dem Design erfolgen.

4.1.1 Experimentelle Settings

Man unterscheidet zwei experimentelle Settings:

- **Laborexperiment** und
- **Feldexperiment**.

Feldexperimente und Laborexperimente haben alle Merkmale gemeinsam, auch das Design – sie werden aber an verschiedenen Orten durchgeführt.

Laborexperimente finden in einem künstlichen Umfeld statt, d. h. die Forscherin hat beinahe uneingeschränkte **Kontrolle** über die **Merkmale der Umgebung**. Störfaktoren können dadurch besser ausgeschlossen werden.

Feldexperimente finden im tatsächlich vorhandenen **sozialen Umfeld** statt. Hier können Störfaktoren nicht ganz, sondern nur eingeschränkt ausgeschlossen werden. Feldexperimente spiegeln aber im Gegensatz zu einem Laborexperiment die **Bedingungen** der Wirklichkeit **realistischer** wider. In der Pflegeforschung werden hauptsächlich Feldexperimente angewendet.

4.1.2 Experimentelle Designs

Es gibt verschiedene Variationen von experimentellen Designs. Sie alle beruhen jedoch auf dem Design des „klassischen" Experiments (→ Abb. 7).

Beim **klassischen Experiment** (Prätest-Posttest-Design) werden aus einer Gesamtmenge von Personen (oder Dingen) zwei miteinander vergleichbare Gruppen gebildet. Eine dieser Gruppen bezeichnet man als **Versuchsgruppe**. Bei dieser Versuchsgruppe wird nun eine bestimmte Handlung (Intervention) ge-

Abbildung 7: Schema des „klassischen Experiments"

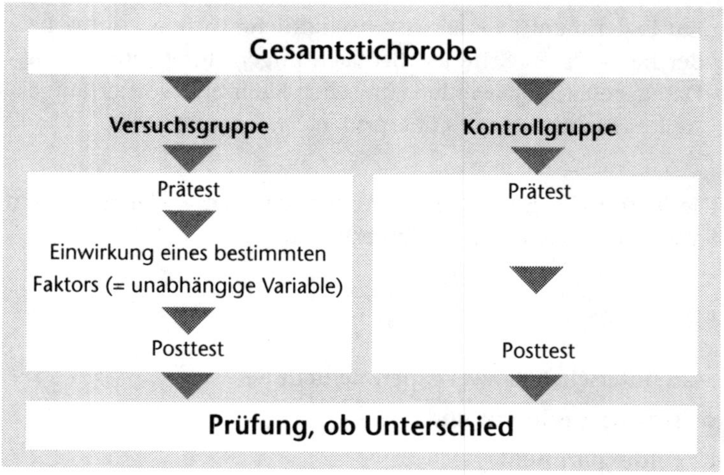

setzt, deren Wirkung man überprüfen möchte (= **unabhängige Variable** oder **Wirkungsvariable**). Bei der anderen Gruppe, der so genannten **Kontrollgruppe**, wird keine Intervention gesetzt (es wird also nichts verändert). Bei beiden Gruppen wird dann das gemessen, was sich durch die Intervention ändern sollte, z. B. das Ausmaß der präoperativen Angst (= **abhängige Variable**). Um eine mögliche Veränderung feststellen zu können, muss diese Messung vor der Intervention (= Prätest) und nach der Intervention (= Posttest) erfolgen. Dann kann verglichen werden, bei welcher Gruppe der Faktor (hier: die Angst) größer ist bzw. wo sich das Ausmaß der Angst verändert hat. Die Kontrollgruppe dient dabei – wie schon der Name sagt – der Kontrolle, ob die Veränderung auf die zusätzliche Maßnahme zurückzuführen ist. Zur Messung der Ergebnisse können verschiedene Methoden eingesetzt werden: entweder eine Messung im naturwissenschaftlichen Sinn oder deskriptive Methoden wie Befragung oder Beobachtung.

Unabhängige Variable = diejenige Variable, die in die experimentelle Untersuchung hineingetragen und bewusst verändert wird, um die Auswirkungen auf die abhängige Variable beobachten zu können.

Abhängige Variable = die in der experimentellen Forschung gemessene Verhaltensweise oder Reaktion, von der man annimmt, dass sie durch die unabhängige Variable verändert worden ist.

Die Kennzeichen eines klassischen Experiments sind daher:

- **Randomisierung** (Zufallsverteilung). Darunter versteht man die Verteilung der Versuchspersonen auf die Experimentalgruppe und die Kontrollgruppe nach einem bestimmten **Zufallsschema** (zum Beispiel: alle Patientinnen, die an geraden Tagen operiert wurden, kommen in die Versuchsgruppe; alle Patientinnen, die an ungeraden Tagen operiert wurden, kommen in die Kontrollgruppe). Für jede Versuchsperson ist demnach die Wahrscheinlichkeit, in die Versuchsgruppe zu kommen, gleich groß. Dies bedeutet ein gewisses Maß an Sicherheit, dass bestimmte Charakteristika der Probandinnen (wie z. B. das Alter oder bestimmte Vorerfahrungen), die Einfluss auf das Ergebnis nehmen könnten, in beiden Gruppen gleichmäßig verteilt sind (eine Garantie erhält man aber auch durch die Randomisierung nicht).
- **Manipulation.** Manipulation bedeutet hier die Veränderung einer oder mehrerer Variablen (= **unabhängige Variable**). Die Forscherin „tut etwas" mit einer Gruppe von Versuchspersonen, sie setzt eine (oder mehrere) Intervention(en), deren Wirkung sie mittels des Experiments überprüfen möchte. Diese Interventionen müssen standardisiert sein (d. h. für alle in derselben Form erfolgen; → Marginalspalte S. 70).
- **Kontrolle.** Die Kontrolle betrifft alle Variablen, die möglicherweise ebenfalls einen Einfluss auf das Ergebnis haben

Um die Vergleichbarkeit von Versuchs- und Kontrollgruppe zu steigern, kann man auf das so genannte **„Matching"** zurückgreifen. Matching bedeutet das paarweise Zuordnen von Probandinnen der Kontrollgruppe zu Probandinnen der Versuchsgruppe aufgrund ihrer Ähnlichkeit in einer oder mehreren wichtigen Dimensionen.

(= **Kontrollvariablen**). Die Kontrolle ist notwendig, damit die Auswirkung der Manipulation ausschließlich auf die zu überprüfende Intervention zurückgeführt werden kann. Sie kann z. B. durch die Standardisierung bestimmter Situationen oder Handlungen erfolgen. (So müssen etwa bei einer Untersuchung zur Auswirkung der Verbandsart auf die Infektionsrate der Einstichstelle eines zentralvenösen Katheters sowohl das Setzen des Katheters als auch das Wechseln der Verbände standardisiert werden.)

- **Messung der Auswirkungen.** Die Auswirkung der Manipulation wird anhand einer oder mehrerer Variablen (= **abhängige Variablen**) gemessen. Die **Messmethoden** oder Instrumente müssen objektiv, reliabel und valide sein (→ Kap. 3.4.1 und 5.1.4).
- **Überprüfung der Störvariablen.** Um sicher zu gehen, dass das Ergebnis nicht durch andere Faktoren beeinflusst wurde, die im Vorfeld nicht kontrolliert werden konnten, überprüft man (soweit dies überhaupt möglich ist) die so genannten **Störvariablen.**

Treffen alle diese Kennzeichen zu, spricht man von einer **randomisiert-kontollierten** Studie.

In manchen Fällen ist es nicht notwendig, einen Prätest durchzuführen (z. B. wenn man davon ausgehen kann, dass die abhängige Variable bei allen Versuchspersonen vor Beginn des Experiments in gleicher Weise ausgeprägt ist). Die Messung erfolgt dann nur nach der Intervention als Posttest. In diesem Fall spricht man von einem **Nur-Posttest-Design** (im Gegensatz zum vorher beschriebenen **Prätest-Posttest-Design**).

Neben dem klassischen Experiment und seinen Variationen gibt es auch so genannte **quasi-experimentelle Designs**.

Quasi-Experimente haben einen experimentellen Aufbau. Es fehlen ihnen jedoch einige charakteristische Merkmale des klassischen Experiments, z. B. die Zufallsverteilung der Versuchspersonen oder die Kontrollgruppe.

Was ihre Verwendung anbelangt, so ähneln sie den Experimenten: Sie dienen zur Überprüfung von Ursache-Wirkung-Beziehungen. Die Schwächen quasi-experimenteller Designs zeigen sich darin, dass **keine eindeutige Aussage** über Ursache und Wirkung gemacht werden kann, da z. B. die Kontrollgruppe zum Vergleich der Ergebnisse fehlt. Ihre Stärken sind, dass sie in der Praxis leichter durchzuführen sind und manchmal weniger ethische Probleme mit sich bringen als reine Experimente.

Will man z.B. überprüfen, wie ein neues Schulungsprogramm für Herzinfarktpatienten auf ihr zukünftiges Gesundheitsverhalten wirkt, so ist es in der Praxis oft nicht möglich, die Patienten auf einer Station unterschiedlich zu schulen. Man wird daher auf eine Zufallsverteilung verzichten und z.B. zwei Herzstationen mit ähnlicher Patientenpopulation miteinander vergleichen.

4.1.3 Kritik an experimentellen Studien

Da es in der Pflege wichtig ist, wirksame Maßnahmen zur Aufrechterhaltung und Wiederherstellung der Gesundheit zu entwickeln, hat in der Pflegeforschung das Experiment eine besondere Bedeutung. Die Überprüfung solcher Pflegeinterventionen bezüglich Wirksamkeit und Kosteneffizienz findet mithilfe experimenteller (und quasi-experimenteller) Designs statt.

Experimentelle Methoden haben viele Vorteile, wenn die Wirksamkeit bestimmter pflegerischer Handlungen erforscht werden soll. Es gibt jedoch auch Vorbehalte gegen das Experiment. Ein Kritikpunkt ist, dass es **selektiv** (d. h. auswählend, unvollständig) ist: Es berücksichtigt die Wirklichkeit, in der die Menschen leben – die „soziale Realität" – nur unvollkommen, denn es wird nur ein kleiner Ausschnitt des menschlichen Verhaltens – und auch dieser nur isoliert – betrachtet. Auf diese Weise geben Experimente die Wirklichkeit nur verzerrt wieder. So kann die einfache Tatsache, dass man weiß, dass man im Mittelpunkt einer Untersuchung steht, die Ergebnisse der Studie beeinflussen (die Versuchspersonen verhalten sich möglicherweise anders, beantworten Fragen anders etc.). Dies bezeichnet man als „Hawthorne-Effekt" (vgl. Politt / Hungler 1995). Es gibt aber auch **ethische Bedenken** gegen Experimente, da es sich dabei immer um einen Eingriff in das Leben eines Menschen handelt. Diese Bedenken müssen – auch wenn der „Eingriff" nicht in jedem Fall schwer wiegende Folgen hat – unbedingt ernst genommen werden. Experimentelle Forschung braucht strenge ethische Richtlinien und Kontrolle durch Ethikkommissionen (→ Kap. 2.2.5).

Auch wenn das Experiment als „sicherste" Methode im naturwissenschaftlichen Sinne gilt, um allgemein gültige Aussagen zu treffen, ist doch eines zu bedenken: Alle Handlungen des Menschen, der ja ein soziales Wesen ist, bleiben letztlich offen, lassen sich nicht festlegen. Im Gegensatz zu den Bewegungen der Materie kann man sie (zumindest nach unserem heutigen Wissen) nicht endgültig berechnen (vgl. Atteslander 1995).

Beispiel:
Kühne-Ponesch et al. (1999) gingen in ihrer Untersuchung der Frage nach, welchen Einfluss zwei Verbandsarten und zwei Reinigungsmethoden (unabhängige Variablen) auf den mikrobiologischen und klinischen Befund an der Einstichstelle von zentralvenösen Kathetern (abhängige Variable) nehmen. Die Hypothesen lauteten: „Es gibt keine Unterschiede in der Kontaminationsrate unter Verwendung von verschiedenen Verbandsstoffen", „Folienverbände erzeugen weniger Hautreizungen als Vliesverbände" und „Die tägliche Reinigung der Einstichstelle steigert die Kontaminationsrate und fördert Hautreizungen". Um dies zu prüfen, wurde an verschiedenen Intensivabteilungen unter stark kontrollierten Bedingungen ein Experiment durchgeführt. Verglichen wurden dabei drei Gruppen (Gruppe 1 [30 Personen]: Vliesverband, täglicher Verbandswechsel, tägliche Reinigung der Einstichstelle; Gruppe 2 [28 Personen]: Vliesverband, täglicher Verbandswechsel, Reinigung der Einstichstelle alle 5 Tage; Gruppe 3 [30 Personen]: Folienverband, Verbandswechsel alle 5 Tage, Reinigung der Einstichstelle alle 5 Tage). Die Probandinnen wurden nach dem Zufallsprinzip einer der drei Gruppen zugeordnet. Standardisiert wurde das Vorgehen beim Setzen des Katheters, beim Verbandswechsel und bei der Abnahme und Verarbeitung der Hautabstrichproben. Überprüft wurde außerdem, ob folgende Faktoren Einfluss auf das Ergebnis hatten: Geschlecht, Alter, Katheterlage, Katheterart, Rasur, Antibiotikagabe, Station und Krankenhaus.

vgl. Kühne-Ponesch et al. 1999

4.2 Deskriptive Studien

Deskriptive Studien sind **beschreibende** Studien. Sie haben zum Ziel, ein Phänomen (über das noch wenig bekannt ist) oder einen Ist-Zustand – eine bestimmte Situation oder ein bestimmtes Verhalten – möglichst vollständig zu beschreiben, zu analysieren. Dieses Design wird gewählt, wenn es darum geht, genaue Informationen über Merkmale bestimmter Gruppen, Institutionen oder Situationen oder über die Häufigkeit eines bestimmten Phänomens zu sammeln.

Deskriptive Studien können sowohl **quantitativ** als auch **qualitativ** sein.

Beispiel 1:
Eyer (2000) führte eine Studie zum Thema „Anerkennung in der Pflege" durch. Ihr Ziel war es, Wissen über das Erleben von Anerkennung und ihre Bedeutung aus der Sicht der Pflegenden zu sammeln. So können Pflegende und Vorgesetzte ermutigt werden, sich mit dem eigenen Verhalten auseinander zu setzen und eine Atmosphäre zu schaffen, wo Anerkennung selbstverständlich wird. Sie führte zu diesem Zweck Interviews mit Pflegenden

durch. Mit den Ergebnissen ihrer Studie konnte sie den Stellenwert von Anerkennung aus der „Insider-Sicht" beschreiben. Sie konnte ebenfalls beschreiben, in welcher Form Anerkennung ausgesprochen wird, sie beschrieb das Erleben von Anerkennung und die Auswirkung von erlebter bzw. nicht erlebter Anerkennung. Dies ist eine deskriptive Studie.

vgl. Eyer 2000

Beispiel 2:
Saxer (1999) ging in ihrer Forschungsarbeit folgender Frage nach: „Welche hemmenden und fördernden Faktoren beeinflussen Pflegeexpertinnen und -experten mit einer höheren Fachausbildung in Pflege Stufe II, die in der klinischen Praxis arbeiten, bei der Anwendung von Forschung?". Sie führte eine quantitative Studie durch und benutzte zur Erhebung der Daten einen standardisierten Fragebogen. Durch die Ergebnisse ihrer Studie konnte sie die häufigsten Hindernisse identifizieren, d. h. eine Rangfolge der Hindernisse zur Forschungsanwendung aufstellen und auch überprüfen, inwieweit andere Variablen, wie z. B. die Berufserfahrung, Einfluss auf die Ergebnisse haben.

vgl. Saxer 1999

Ein besonderer Fall deskriptiver Studien sind die so genannten „**Fallstudien**" oder „**Einzelfallstudien**".

4.2.1 Einzelfallstudien

Einzelfallanalysen werden sowohl in der quantitativen als auch in der qualitativen Forschung eingesetzt, wobei sie in der letztgenannten größere Bedeutung haben. Fallstudien sind sogar ein elementarer Baustein vieler qualitativer Studien.

Die Begriffe „Einzelfallstudie" und „Fallstudie" werden oft synonym verwendet.

Mit einer Einzelfallanalyse möchte man

- ein Phänomen in seinem **Kontext** untersuchen (d. h. der Fall wird von allen möglichen Seiten beleuchtet);
- alle relevanten **Dimensionen** berücksichtigen (damit die Komplexität der Realität nicht durch Verkürzungen verzerrt wird);
- ein **ganzheitliches Verständnis** des interessierenden Bereichs ermöglichen (Vermeiden eines willkürlichen Herausgreifens von Einzelmerkmalen).

In der Einzelfallanalyse wird die Komplexität des ganzen Falles, die Zusammenhänge der Funktions- und Lebensbereiche in der Ganzheit der Person unter Berücksichtigung des historischen und lebensgeschichtlichen Hintergrunds herausgearbeitet. Fallanalysen stellen eine entscheidende Hilfe dar bei der Suche nach relevanten Einflussfaktoren und bei der Interpretation von Zusammenhängen (vgl. Mayring 1996).

Der Fall steht bei der Einzelfallanalyse zwar im Mittelpunkt, das Ziel der wissenschaftlichen Arbeit ist aber dennoch kein individuelles, sondern ein allgemeines: das **Zusammenspiel** der verschiedenen relevanten Faktoren zu **verstehen** bzw. typische Vorgänge herauszufinden, die man zwar am Einzelfall beobachten kann, die aber keineswegs nur einmalig und individuenspezifisch sind.

In der Studie von Paprotny (2000) war die Untersuchungseinheit (der Fall) eine Pflegeheimbewohnerin (= einzelne Person), in der Studie von Whyte (1943, in: Holloway/Wheeler 1997, S. 188) handelte es sich bei der Untersuchungseinheit (dem Fall) um eine Jugendbande in Chicago (= soziale Gruppe).

Als „Fall" oder Untersuchungseinheit kann eine einzelne Person gelten, aber auch Familien oder soziale Gruppen können „einen Fall" bilden. Dieser „Fall" wird nun von möglichst vielen Seiten betrachtet (**multiperspektivisch**). Dazu ist meistens das Einbeziehen unterschiedlicher Quellen (z. B. Daten aus Beobachtungen, Interviews, Biografien, Dokumenten etc.) notwendig. Die Einzelfallanalyse bietet die Chance, eine einzelne Untersuchungseinheit mit verschiedenen Techniken zu behandeln (Methodentriangulation) und die Befunde aufeinander zu beziehen.

Was als „Fall" gilt, wird aufgrund der Fragestellung definiert. Es kann sich dabei um einen „typischen Fall" handeln (z. B. eine typische Pflegeheimbewohnerin) oder um einen von der Norm abweichenden Fall (eine Frau, die sich bei noch bestehendem, unerfüllten Kinderwunsch einer Unterusentfernung unterziehen muss).

Einzelfallstudien können als **Pilotstudien** (für größer angelegte Studien) eingesetzt werden, und zwar

- zur näheren **Erkundung** und Beschreibung des **Forschungsfeldes** (die Forscherin kommt zu einem besseren Verständnis des Problems);
- zur **Konkretisierung des Problems** (der Forschungsfragen);
- zur **Hypothesenentwicklung** (in der quantitativen Forschung).

Einzelfallstudien können aber auch **eigenständige Forschungsprojekte** bilden.

Da Fallforschung meist eingesetzt wird, um Fälle zu untersuchen, die an eine bestimmte Situation oder einen Ort gebunden sind, können diese Ergebnisse noch schwerer verallgemeinert werden als andere Ergebnisse qualitativer Forschung. Bedenken sollte man jedoch, dass gerade die sorgfältige Betrachtung eines typischen Falls aus verschiedenen Perspektiven Verständnismöglichkeiten eröffnet, die durch eine oberflächlichere, eindimensionale Betrachtung vieler Fälle in dieser Form nicht gegeben sind.

> Statt uns auf immer abstraktere Generalisierung zu konzentrieren, die wir mit immer größeren Datenerhebungen zu finden hoffen, sollten wir versuchen, in intensiven Fallstudien Material zu sammeln, das Aussagen über konkrete Wirklichkeiten und Wahrnehmung dieser Wirklichkeit durch konkrete Personen zulässt.

Abels 1975, zit. nach Lamnek 1995, Bd. 2, S. 16

Beispiel:
Paprotny wollte mit ihrer Studie untersuchen, welche die Bedeutung der Eintritt in ein Pflegeheim und das Leben darin für alte Menschen hat. Sie wählte die Form einer Einzelfallstudie und ging dabei folgenden Fragen nach:
Was bedeutet es für Frau Bach (Name geändert), in einem Krankenheim zu leben?
Welche wesentlichen Anpassungen und Veränderungen ihrer individuellen Lebensgewohnheiten hat sie nach dem Heimeintritt zu bewältigen?
Welche Hinweise lassen sich daraus für die Gestaltung der Pflege, die Strukturierung des Tagesablaufs und die architektonischen Gegebenheiten ableiten?
Sie wählte für ihre Studie einen „Idealfall", so wie er in der Praxis häufig auftritt: es handelt sich dabei um eine Frau in hohem Alter, die nicht freiwillig (durch einen Unfall) ins Pflegeheim kommt und trotz einer gewissen Multimorbidität geistig in guter Verfassung ist.
Folgende Quellen wurden herangezogen: Interviews mit der Bewohnerin im Zeitverlauf, Beobachtungen der Bewohnerin, Expertengespräche mit der Pflegedienstleitung, dem Heimleiter und dem Architekten und schließlich die Pflegedokumentation. Weiters wurde eine Strukturanalyse des Feldes durchgeführt (Leitbild, Organisationsform der Pflege, Tagesablauf etc.).

vgl. Paprotny 2000

4.3 Evaluationsforschung

Evaluieren bedeutet, den **Wert** oder Nutzen von etwas zu bestimmen. Man tut dies, indem man beurteilt, analysiert, einschätzt, kritisiert, bewertet, inspiziert, einstuft, testet etc. (vgl. Kozar 1999). Evaluationsforschung heißt, Programme, Behandlungen, Dienstanweisungen oder auch die Praxis zu **bewerten**. Dazu werden wissenschaftliche Forschungsmethoden verwendet. Evaluationsforschung zeigt, was zu gewünschten oder brauchbaren (erfolgreichen) Resultaten führt und was nicht. Evaluationsforschung wird hauptsächlich zur Qualitätssicherung eingesetzt; sie ist ein

Wegweiser zur rationaleren Planung und Beratung, kann aber unter geeigneten Bedingungen zur Weiterentwicklung der Wissenschaft beitragen (vgl. Görres, in: Wittneben 1998).

Ziele der systematischen Evaluation sind:

- **Entwicklung von Programmen** (inkl. Entwurf und Ausarbeitung von geplanten Maßnahmen [Interventionen]);
- **Begleitforschung**, d. h. die Umsetzung und Ausführung eines Programms wird laufend überwacht;
- Einschätzung von **Nutzen und Wirkung** eines Programms (d. h. ob und in welchen Umfang ein Programm eine Veränderung in die gewünschte Richtung bewirkt hat. Dies bezeichnet man als „Grad der Zielerreichung", „Effizienzabschätzung" oder „Kosten-Nutzen-Analyse").

Diese drei Ziele sind eng miteinander verbunden. Alle drei sollten Bestandteile einer umfassenden Evaluation sein (vgl. Görres, in: Wittneben 1998).

Evaluationsstudien können **formativ** oder **summativ** sein. Bei der formativen (gestaltenden) Evaluation prüft man die **Durchführung** eines Programms. Es geht dabei mehr um die Bewertung des **Prozesses**, weniger um die Ergebnisse. Summative Evaluation heißt, dass die **Ergebnisse** bewertet werden (vgl. Grey 1996).

Diese beiden Formen der Evaluation kann man in der Praxis nicht immer eindeutig trennen. In vielen Studien sind formative und summative Evaluation gemischt.

In Evaluationsstudien setzt man – je nach Fragestellung und Bedarf – quantitative und / oder qualitative Methoden, ein.

Die gewonnenen Daten beziehen sich jedoch immer auf ein ganz bestimmtes Programm und auf ein spezifisches Umfeld. Die Ergebnisse sind daher in erster Linie für die jeweilige spezifische Situation relevant und nur für sie umzusetzen. Sie können nicht einfach auf ein anderes Umfeld übertragen werden.

Beispiel:
Mayer (2000) befasst sich in ihrer Dissertation mit der begleitenden Evaluation der Universitätslehrgänge für lehrendes Krankenpflegepersonal in Wien. Ziel war es, die in Wien neu eingerichteten Universitätslehrgänge wissenschaftlich zu begleiten und sie über einen Zeitraum von ca. vier Jahren zu evaluieren (also ihren Wert und Nutzen einzuschätzen). Das Hauptanliegen war es, sowohl die Qualität der Lehrpläne als auch ihre

Umsetzung zu evaluieren. Geprüft wurde, ob die Lehrpläne den Problemstellungen der Praxis angemessen und ob sie wirksam waren. Ziel der Studie war es auch, gegebenenfalls Änderungen vorzuschlagen. Als Ergebnis sollte ein Weiterbildungsprogramm entstehen, das den Problemen in der Praxis möglichst gut begegnen und auch den veränderten Anforderungen gerecht werden kann.

Diese Begleitforschung verlief prozesshaft und dynamisch. Die einzelnen Phasen waren: empirische Forschung, Ergebnispräsentation, Diskussion und Einführung von Veränderungen. Diese Phasen wiederholten sich immer wieder von Neuem, sodass mehrere solche Zyklen entstanden. Die Evaluation erfolgte auf drei Ebenen. Evaluiert wurden:

- *der Bedarf des Lehrgangs (durch Literaturanalyse, Befragung von Beteiligten, Befragung der Bezugsgruppen von Lehrenden und Leitenden);*
- *das Curriculum bzw. der Lehrplan;*
- *die Durchführung des Lehrgangs und seine Auswirkungen (durch rückblickende Kursevaluationen und eine Längsschnittuntersuchung [siehe unten] des Universitätslehrgangs 1996–98).*

Das Endprodukt dieser Studien war ein neues Curriculum, das erstellt wurde aufgrund der Erkenntnisse, die durch die Gesamtevaluation gewonnen worden waren, aufgrund einer Analyse der aktuellen Literatur und aufgrund von Expertengesprächen. *vgl. Mayer 2000*

4.4 Delfi-Studien

Die so genannte Delfi-Technik ist eine Variation der schriftlichen Befragung. Da ihr aber eine ganz eigene, charakteristische Vorgehensweise zugrunde liegt, wird sie von vielen Autoren als eigenes Design oder eigener Typ von Forschung beschrieben.

Eine Delfi-Studie besteht aus der systematischen und wiederholten Sammlung der Sicht von Expertinnen zu einem bestimmten Thema oder Gegenstand mit der Ziel, zu einer Übereinstimmung zu kommen. *vgl. Parahoo 1997*

Dies ist also ein Vorgehen zu **systematischen Erfassung von Expertinnenmeinungen** und der Bildung eines Gruppenkonsens daraus. Die Grundidee besteht darin, in mehreren Wellen Expertinnenmeinungen zur Problemlösung zu nutzen und in diesen Prozess ein anonymes Feedback einzuschalten (vgl. Häder / Häder 2000). Die **Anonymität** der Expertinnen untereinander ist ein wesentliches Merkmal der Delfi-Methode. Gegenüber offenen Gruppendiskussionen mit Expertinnen hat sie den Vorteil, dass sie die Bildung einer Gruppenmeinung ermöglicht, ohne dass eine wesentliche Beeinflussung durch persönliche oder gruppendynamische Faktoren erfolgt. Der Gruppenentscheid wird nummerisch (in Zahlen) ausgedrückt, was zur Objektivierung des Konsenses beiträgt (vgl. Abderhalden / Needham 1999).

Es existieren zahlreiche Varianten der Delfi-Methode; folgende Merkmale können aber als charakteristisch bezeichnet werden:

1. Verwendung eines formalisierten **Fragebogens**;
2. **Befragung von Expertinnen**;
3. **Anonymität** der Expertinnen und ihrer Einzelantworten (Meinungen);
4. Ermittlung eines **Konsenses** (d. h. einer statistischen Gruppenantwort);
5. **Information** der Teilnehmerinnen über die zusammengefassten Resultate (d. h. über die statistische Gruppenantwort);
6. Durchführung **mehrerer Befragungsrunden**, wobei die in der vorigen Runde erhobenen Ergebnisse mit eingearbeitet werden.

vgl. Häder/Häder 2000, Abderhalden/Needham 1999

ad 1: Verwendung eines formalisierten Fragebogens

Als Erhebungsinstrumente werden schriftliche Fragebögen benützt. Die Fragen sind meist geschlossen (in Form von Items) und werden auf Skalen bewertet (→ Kap. 5.1). Offene Fragen werden als Ergänzung eingesetzt. Zwei Varianten des Vorgehens sind möglich:

1. In der ersten Runde werden Bögen mit vorwiegend offenen Fragen zum Thema eingesetzt. Aus den Ergebnissen werden mittels inhaltsanalytischer Techniken die Items für die nächsten Fragerunden gebildet.
2. Man entwickelt gleich für die erste Runde ein Instrument mit vorwiegend geschlossenen Fragen (Items), die aus der Literatur oder aus anderen Studien entwickelt wurden.

ad 2: Befragung von Expertinnen

Wer als Expertin für die spezielle Thematik gilt, muss vorab definiert und die Stichprobe dementsprechend gewählt werden. Bezüglich der Anzahl der zu befragenden Expertinnen gibt es keine Standards; je nach Thema und Möglichkeiten variiert die Anzahl zwischen ca. 10 und 100 Personen.

ad 4: Anonymität der Expertinnen und ihrer Antworten

Der Konsens wird quantitativ anhand der Maße der zentralen Tendenz (Mittelwert, Median) und der Streuungsmaße bestimmt (vgl. Kap. 6.1.3 sowie Abderhalden / Needham 1999).

ad 6: Durchführung mehrerer Befragungsrunden

Die Anzahl der Befragungsrunden kann von Studie zu Studie variieren, je nachdem, wann ein annähernder statistischer „Konsens" der Expertinnenmeinungen erlangt werden konnte. In der Praxis sind es meist drei Befragungsrunden, die zu einem befriedigenden Ergebnis führen.

Delfi ist eine in der Pflegeforschung häufig praktizierte Methode zur Konsensfindung unter Einbeziehung von Expertinnen, die es ermöglicht, Expertinnenmeinungen anonym einzuholen, in mehreren Runden zu spezifizieren und zu objektivieren (durch die numerische Darstellung). Kritikerinnen merken aber an, dass der Einsatz der Delfi-Technik zu einem gewissen Mangel an kreativen und abweichenden Ideen führen kann, da der Konsens einer Gruppe von Menschen erfahrungsgemäß zu konservativen Meinungen neigt (vgl. Notter / Hott 1997).

Beispiel:
Ziel der Studie von Abderhalden und Needham (1999) war es, durch die Klärung und Definition des Konzepts „Bezugspflege" eine Voraussetzung für die Evaluation der psychiatrischen Bezugspflege zu schaffen. Folgender Frage wurde dabei nachgegangen: „Inwieweit gibt es in der psychiatrischen Pflege der deutschsprachigen Schweiz einen Konsens über die generische, konzeptuelle und operationale Definition von Primary Nursing im Bereich der stationären psychiatrischen Versorgung?"
Da es um eine Gruppenentscheidungsfindung ging, haben sich die Autoren für die Durchführung einer Delfi-Studie entschieden.
104 Sachverständige (Expertinnen und Praktikerinnen) für psychiatrische Pflege wurden dazu befragt. Verwendet wurden halb strukturierte Fragebögen, in denen rund 200 Items zur konzeptuellen Definition, zu Struktur, Prozess und Ergebnis der Bezugspflege zur Diskussion gestellt wurden. Es wurden drei Befragungsrunden durchgeführt.

4.5 Aktionsforschung

Die Ursprünge der Aktionsforschung liegen in der Pädagogik in den USA der 40er-Jahre. Sie folgt den Grundgedanken qualitativer Forschung.

Aktionsforschung (oder Handlungsforschung) ist eine Methode, mit der **gleichzeitig geforscht** (Forschung) **und gehandelt** werden kann (Aktion), d. h. Probleme gelöst werden können. Normalerweise ist das Ziel von Forschung in erster Linie die Wissensvermehrung. Erst in weiterer Folge ist die Möglichkeit gegeben, dieses Wissen in die Praxis umzusetzen. Im Gegensatz dazu liegt bei der Aktionsforschung der Schwerpunkt weniger auf der Wissensvermehrung, sondern eher auf der „Aktion".

Die Aktionsforschung ist eine wissenschaftliche, kommunikationsoffene (gemeint ist damit die Beziehung zwischen Forscherin und beforschter Person) Methode. Ihr Ziel ist es, im konkreten Berufsalltag gemeinsam **Probleme** zu **identifizieren**, zu **reflektieren** und **Änderungen herbeizuführen**. Ergebnisse sollen also bereits während des Forschungsprozesses in die Praxis umgesetzt werden. Dabei wird auf die gleichberechtigte Mitarbeit der Betroffenen besonders geachtet.

Charakteristisch für die Aktionsforschung ist

- die **Zusammenarbeit** zwischen Forscherinnen und Praktikerinnen,
- die **Lösung praktischer Probleme** und
- die Veränderung der Praxis.

Zusammenarbeit von Forschenden und Praktikerinnen im Rahmen der Aktionsforschung heißt, dass beide einen gleichberechtigten Part im Forschungsprozess übernehmen, so dass die **traditionelle Rollenverteilung** „Forscherin (Subjekt) – Beforschte (Objekt)" **aufgegeben** werden muss.

Die Zusammenarbeit betrifft

- die Identifizierung eines praktischen Problems;
- die Nutzung von Forschungsmethoden, um das Problem einzuschätzen;
- die Planung und Implementierung einer Veränderung und
- die Reflexion der neuen Situation.

Das gemeinsame Arbeiten an einer praktischen Problemstellung hat einige Vorteile, die für die Problemlösung und Veränderung der Praxis wesentlich sind. Zum einen ist der **Lerngewinn** für alle Beteiligten größer: jeder profitiert vom Expertenwissen des Anderen. Zum anderen können **Veränderungen** in der Praxis leichter durchgesetzt werden, wenn die Betroffenen nicht nur passiv „Beforschte" sind, sondern von Beginn an aktiv in den Prozess miteinbezogen werden.

Aktionsforschung konzentriert sich also in erster Linie auf das „Hier und Jetzt", auf konkrete Alltagssituationen. Daher ist Theorieentwicklung nicht das erstrangige Ziel dieses Forschungstyps.

Aktionsforschung läuft in **vier Schritten** ab, die ineinander übergehen, sich wiederholen und oft auch gleichzeitig stattfinden. Diese vier Schritte sind:

- **Planen**
- **Handeln**
- **Beobachten**
- **Reflektieren**

vgl. Holloway/Wheeler 1997

Zuerst werden **Problem** und **Ziel** der Forschung bestimmt. Danach pendelt man zwischen **Informationssammlung**, **Gesprächen** mit den Betroffenen und konkreten **Interventionen** hin und her. Ziel ist es, Orientierungshilfen für das Handeln in der Praxis zu erarbeiten. Der **Prozess** der Aktionsforschung ist langfristig und **zyklisch**, d. h. wiederholt sich immer wieder von Neuem, weil die Schritte Aktion und Reflexion einander ständig abwechseln. Der Kreislauf von Aktion und Reflexion führt dabei wie in einer Spirale nach oben: Während das Handeln in Nachdenken mündet und das Nachdenken wieder in Handeln übergeht, gewinnt man neue Erkenntnisse und kommt so spiralförmig vorwärts (→ Abb. 8). Das Handeln in der Praxis (Aktion) und das Ziehen von Schlüssen aus der Erfahrung, die man mit diesen Handlungen macht (Reflexion), werden immer wieder aufeinander bezogen und sind sehr eng miteinander verbunden (vgl. Altrichter / Posch 1998).

Abbildung 8: Aktionsforschung

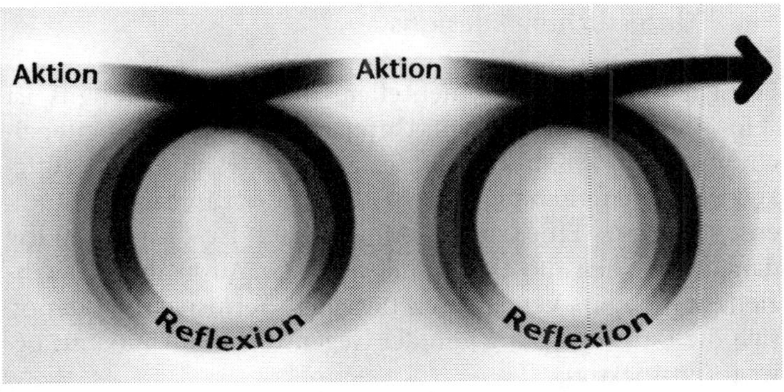

Für Aktionsforschung wird meist der qualitative Ansatz gewählt.

Beispiel:
Bisaz (2000) bearbeitete das Thema „Kommunikation mit verwirrten alten Menschen im Pflegealltag" mithilfe der Aktionsforschung. Sie filmte pflegerische Situationen, in denen viel kommuniziert wurde – in diesem Fall die Körperpflege. Anschließend führte sie ein erstes Interview mit den betroffenen Pflegepersonen und stellte allgemeine, offene Fragen zur Kommunikation mit verwirrten alten Menschen. Danach bekamen die Pflegepersonen eine Schulung zum Thema „Erfüllung des Grundbedürfnisses – Gefühle ausdrücken und gehört werden" nach dem Prinzip der Validation® von Naomi Feil. Die Teilnehmerinnen erhielten eine Zusammenstellung verschiedener Techniken, die dazu beitragen, dieses menschliche Grundbedürfnis zu erfüllen.
Danach wurde das zuvor gefilmte Video gemeinsam betrachtet. Durch die vorher erklärten Techniken hatten die einzelnen Teilnehmerinnen nun die Möglichkeit, ihr Tun unter einem neuen Blickwinkel zu betrachten und andere Handlungsmöglichkeiten zu sehen.
Darauf folgte ein zweites Interview. Es konzentrierte sich auf das Video und darauf, wie die vorgeschlagenen Techniken angewendet werden konnten. Die Pflegenden wurden auf einzelne Situationen aufmerksam gemacht, in denen sie diese Techniken, bereits ausgeübt hatten, ohne es zu wissen. Ebenso wurden ihnen Szenen gezeigt, wo die Techniken noch fehlten. Parallel zu dieser Schulung, in der die Pflegenden neue Handlungsmöglichkeiten fanden, begann bereits die dritte Phase. Hier konzentrierte man sich auf das Grundbedürfnis „Gefühle ausdrücken können und gehört werden". An dieser Stelle dachten die Pflegenden darüber nach, was sie erlebt hatten, stellten kritische Fragen und gaben Rückmeldungen. Dies leitet den Prozess des Lernens ein – die Pflegenden entwickelten neue Strategien für ihr tägliches Handeln.

vgl. Bisaz 2000

4.6 Weitere Variationen von nicht-experimentellen Untersuchungsdesigns

Die Palette nicht-experimenteller Untersuchungsdesigns ist sehr breit. Häufig werden Unterscheidungen im Untersuchungsdesign z. B. bezüglich des Zeitpunktes und der Häufigkeit der Datenerhebung (Querschnitt- oder Längsschnittstudien) getroffen. Eine andere Möglichkeit ist die Einteilung danach, ob sich die Daten, die man zur Auswertung heranzieht, auf bereits Vergangenes beziehen (retrospektiv) oder ob sich die Datenerhebung von der Gegenwart in die Zukunft bewegt (prospektiv).

Querschnittstudie	Längsschnittstudie
Dies ist die Bezeichnung für Studien, bei denen die Daten nur **ein einziges Mal** gesammelt werden. Dieses Design eignet sich für alle deskriptiven Studien, deren Hauptziel eine Ist-Analyse (also die Analyse des momentanen Zustandes) ist. Es gibt einfache Querschnittstudien und **Querschnittstudien mit Vergleichsgruppen**. (Zum Beispiel: ein Arbeitsablauf auf einer Station mit und auf einer Station ohne Stationssekretärin wird untersucht.)	Unter diesen Begriff fallen Studien, bei denen die Datenerhebung zu **mindestens zwei verschiedenen Zeitpunkten** erfolgt und mit denselben Methoden durchgeführt wird. Sind die Teilnehmerinnen die gleichen geblieben (man spricht dann von **identischer Stichprobe**), nennt man dies **Panelstudie**. Ansonsten greift man auf jeweils neue Teilnehmerinnen zurück, die die gleichen Bedingungen erfüllen. Sonderformen von Längsschnittstudien:
	Interventionsstudie Hier werden ebenfalls zu zwei verschiedenen Zeitpunkten mit möglichst unveränderten Methoden Daten gesammelt. Jedoch werden im Laufe der Studie bestimmte **Maßnahmen (Interventionen)** durchgeführt.
	Kohortenstudie Dieses Design ist hauptsächlich aus medizinischen Studien bekannt. Dabei werden zwei (oder mehrere) Patientinnengruppen ausgewählt, die sich im Hinblick auf die Erfahrung mit einer bestimmten Substanz (z. B. einem Medikament) oder einer bestimmten Situation (z. B. Lebensraum) **unterscheiden**. Diese Gruppen weden weiter verfolgt und daraufhin untersucht, wie viele Probandinnen in jeder Gruppe bestimmte Erkrankungen, Verhaltensweisen oder andere Veränderungen zeigen (vgl. Greenhalgh 2000).

Häufig findet man (vor allem in der Epidemiologie) die Begriffe „retrospektive" und „Prospektive" Studie.

Epidemiologie = Wissen (Lehre) von der Entstehung und Verbreitung von Krankheiten.

Retrospektive Studie	Prospektive Studie
Unter diesen Begriff fallen Untersuchungen, bei denen sich die Forschungsfragen auf Ereignisse beziehen, die **bereits stattgefunden haben.** Man vergleicht z. B.	Arbeiten, die als prospektive Studien bezeichnet werden, erforschen angenommene Ursachen oder Beziehungen und bewegen sich bei der Datensammlung **in der Zeit vorwärts**.

Retrospektive Studie	Prospektive Studie
Daten aus Patientendokumentationen. (Zum Beispiel kann man der Frage nachgehen, ob es einen Zusammenhang zwischen dem Alter erstgebärender Frauen und der Dauer der Geburt, dem Auftreten von Komplikationen etc. gibt. Bei einer retrospektiven Studie zieht man dazu Daten aus den Patientendokumentationen hinzu, d. h. man bezieht seine Informationen aus der Vergangenheit). Retrospektive Studien können auch **als Ex-post-facto-Studien** bezeichnet werden.	Dieser Begriff umfasst alle Studien, bei denen die Datensammlung ausgehend von der Gegenwart in die Zukunft reicht. Die Bezeichnung prospektive Studie überschneidet sich stark mit dem Begriff der Längsschnittuntersuchung (auch Kohortenstudien fallen unter diesen Begriff).

vgl. LoBiondo-Wood/Haber 1996

Es gibt auch Studien, bei denen es um die Erforschung der **Beziehung zwischen einzelnen Variablen** geht, so genannte Wechselbeziehungsstudien. Dazu gehören z. B. Korrelationsstudien. In einer **Korrelationsstudie** untersucht man die Beziehung zwischen zwei Variablen (z.B. zwischen Angst und Mobilität). Man stellt dabei aber nicht die Frage nach der Ursache-Wirkungs-Beziehung (wie z. B. bei experimentellen Untersuchungen), sondern man prüft, ob eine Variable sich verändert, wenn sich auch die andere ändert (vgl. LoBiondo-Wood / Haber 1996).

4.7 Zusammenfassung

Es gibt verschiedene Möglichkeiten, Forschungsdesigns oder Forschungstypen einzuteilen. Zu den bekanntesten Forschungsdesigns zählen deskriptive und experimentelle Studien.

Deskriptive Studien haben zum Ziel, ein Phänomen oder einen bestimmten Zustand zu beschreiben und zu analysieren. Sie können sowohl qualitative als auch quantitative Arbeiten sein. Eine spezielle Form deskriptiver Studien sind die so genannten Einzelfallstudien oder Einzelfallanalysen. Dabei wird ein einzelner (typischer) Fall aus verschiedenen Perspektiven, mit unterschiedlichen Methoden und unter Einbeziehung verschiedener Quellen untersucht.

Mit experimentellen Studien geht man der Erforschung von Ursache und Wirkung nach. Überprüfen möchte man dabei die

Wirkung bestimmter Einflüsse, Interventionen etc. unter kontrollierten Bedingungen.

Quasi-Experimente sind wie Experimente aufgebaut, jedoch fehlen ihnen einige charakteristische Merkmale des klassischen Experiments.

Weitere in der Pflegeforschung häufig anzutreffende Forschungsdesigns sind u. A. die Aktionsforschung, die Evaluationsforschung und die Delfi-Technik; darüber hinaus kann man noch Unterscheidungen bezüglich des Zeitpunktes und der Häufigkeit der Datenerhebung treffen. Hier kann man u. A. Querschnittstudien, Längsschnittstudien, Interventionsstudien oder Kohortenstudien unterscheiden. Ein weiterer Forschungstypus ist die Korrelationsstudie.

4.8 Vertiefende Literatur

Hart Elisabeth, Bond Meg: Aktionsforschung. Ein Handbuch für Gesundheitsberufe. Hans Huber, Bern 2001 (234 Seiten)

Dies ist ein gutes Einsteigerbuch in die Thematik – nicht nur für theoretisch Interessierte, sondern auch für all jene, die Aktionsforschung umsetzen wollen. Im ersten Teil werden der Kontext, der Prozess und die Praxis der Aktionsforschung erörtert. Danach stellen die Autorinnen fünf Fallstudien vor, anhand derer man einen anschaulichen Einblick in die praktische Anwendung bekommt. Sehr nützlich für die Arbeit im Feld ist der „Werkzeugkasten" in Teil 3, der mit Instrumenten bestückt ist, die die Anwendung der Aktionsforschung im Prozess erleichtern.

Grey Margaret: Experimentelle und quasi-experimentelle Forschungsdesigns. In: LoBiondo-Wood Geri, Haber Judith: Pflegeforschung. Ullstein Mosby, Wiesbaden 1996 (661 Seiten)

Ausführlich und in gut verständlicher Sprache werden auf den Seiten 239–259 die Grundlagen experimenteller und quasi-experimenteller Forschungsdesigns erklärt. Die angeführten Beispiele kommen aus dem Bereich der Gesundheits- und Krankenpflege und tragen viel zum Verständnis bei.

Häder Michael, Häder Sabine (Hrsg.): Die Delphi-Technik in den Sozialwissenschaften. Westdeutscher Verlag, Wiesbaden 2000 (236 Seiten)

Im ersten Beitrag (S. 11–31) wird die Delphi-Technik unter dem methodischen Aspekt diskutiert. Man bekommt dabei einen Überblick über den Reichtum an Varianten bei der Definition und Gestaltung von Delfi-Studien. Die weiteren Aufsätze diskutieren spezielle Verfahren und Aspekte der Delfi-Technik (meist anhand von konkreten Forschungsprojekten aus dem sozialwissenschaftlichen Bereich).

4.9 Vertiefung des Lernstoffs

1. Wiederholen Sie die Grundcharakteristika der in diesem Kapitel besprochenen Forschungsdesigns. Überlegen Sie dann, für welche Bereiche / Fragestellungen der Pflege die einzelnen Designs am besten einzusetzen wären. Diskutieren Sie dies in einer Kleingruppe.
2. Stellen Sie sich vor, Sie wollten überprüfen, ob und inwieweit ein präoperatives Mobilitätstrainig mit alten Menschen vor einer Hüftoperation sich postoperativ „positiv“ auswirkt. Entwerfen sie dazu den Plan eines fiktiven Experiments.
   - Identifizieren Sie abhängige und unabhängige Variablen (und operationalisieren Sie die Begriffe);
   - stellen Sie eine Hypothese auf;
   - identifizieren Sie mögliche Stör- und Kontrollvariablen;
   - entwerfen Sie ein mögliches Vorgehen.

Diskutieren Sie den Entwurf mit einer Studienkollegin und überlegen Sie gemeinsam, auf welche Probleme Sie mit der Durchführung dieses Experiments in der Praxis stoßen könnten.

Wiederholen Sie bei dieser Gelegenheit die Kennzeichen eines Experiments und die Voraussetzungen für die Annahme eines Kausalzusammenhanges.

5 Methoden der Datenerhebung

Nach der Diskussion um die verschiedenen Forschungsansätze und nach den Überlegungen zu den Designs stellt sich nun die Frage nach den Techniken. Wie können Daten zu Forschungszwecken erhoben werden?
Die Erhebungsmethoden in der Forschung sind je nach Wissenschaftsverständnis und Gegenstandsbereich sehr unterschiedlich. In den Naturwissenschaften bedient man sich klassischer physikalischer oder bio-physiologischer Messmethoden. In den Human- und Sozialwissenschaften haben diese zwar auch Bedeutung, jedoch treten hier andere Methoden zur Erhebung sozialer Daten – wie die Befragung, die Beobachtung und die Inhalts- oder Dokumentenanalyse – in den Vordergrund. Da dies grundlegende Techniken sind, die in der Pflegeforschung häufig eingesetzt werden (im Gegensatz zu bio-physiologische Methoden, die sehr speziell auf einzelne Problemstellungen ausgerichtet sind), werden im nachfolgenden Kapitel die Methoden „Befragung", „Beobachtung" und „Inhalts- oder Dokumentenanalyse" näher erläutert. Dies soll ein erstes Verständnis des methodischen Vorgehens ermöglichen. Zur Vertiefung der einzelnen Techniken kann in der am Kapitelende empfohlenen Literatur nachgelesen werden. Für die an bio-physiologischen Messungen Interessierten empfehle ich die Lektüre von Polit und Hungler (1995), Kapitel 16.

Zur Erhebung quantitativer und qualitativer Daten können unterschiedliche Methoden herangezogen werden.

Die häufigsten Methoden zur Sammlung von Daten sind – neben Messungen im naturwissenschaftlichen Sinn – die **Befragung**, die **Beobachtung** und die **Dokumenten-** oder **Inhaltsanalyse**.

5.1 Die schriftliche Befragung

Wenn Untersuchungsteilnehmerinnen in Form eines Fragebogens schriftliche Fragen erhalten, die sie selbstständig beantworten sollen, spricht man von einer schriftlichen Befragung.

Fragebögen werden im Alltag nicht nur für die wissenschaftliche Forschung eingesetzt. Es gibt Fragebögen, die man auf Ämtern, bei der Aufnahme in ein Krankenhaus oder nach dem Kauf eines Möbelstücks vorgelegt bekommt. Diese Art der alltagsweltlichen Befragung in schriftlicher Form unterliegt natürlich weniger strengen Auflagen als die schriftliche Befragung in der Forschung, da sie nicht zu wissenschaftlichen Zwecken genutzt wird.

In der Forschung und speziell in der Pflegeforschung ist die schriftliche Befragung eine der gebräuchlichsten Methoden der Datenerhebung. Sie ist eine Methode, die in der **quantitativen Forschung** eingesetzt wird (d. h. zur Sammlung von quantitativem Datenmaterial), da der Fragebogen prädeterminiert (d. h. im Vorfeld unter theoretischen Gesichtspunkten entworfen), strukturiert und stark standardisiert ist. Die schriftliche Befragung wird zur Sammlung von Daten über das Wissen, die Meinungen, Überzeugungen, Erwartungen, Erfahrungen und unter Umständen über das Verhalten der Probanden benützt.

Der Einsatz der schriftlichen Befragung zur Datensammlung bietet viele **Vorteile**:

- sie ist eine einfache Methode, um eine **große Menge** von Daten schnell und effizient zu sammeln;
- schriftliche Befragungen können **zur gleichen Zeit** an **verschiedenen** (auch weit voneinander entfernten) Orten durchgeführt werden;
- die **Kosten** der Durchführung sind gering;
- eine **anonyme** Erhebung ist möglich;
- der **Standardisierungsgrad** ist hoch.

Die schriftliche Befragung hat aber auch **Nachteile**, und zwar:

- es ist **kein persönlicher Kontakt** zu den Befragten möglich;
- wenn den Befragten beim Ausfüllen der Fragen etwas unklar ist, kann dies **nicht geklärt** werden;
- die Befragten müssen die jeweilige **Sprache** auch **schriftlich** beherrschen und müssen zum Zeitpunkt der Befragung in der Lage sein zu schreiben (gerade das kann in der Pflegeforschung zu Problemen führen, wenn man z. B. Kinder oder sehr alte Leute befragen will);
- die Konstruktion eines guten Fragebogens erfordert **viel Zeit**.

Bei einer schriftlichen Befragung ist die Konstruktion des Fragebogens sehr wichtig. Dafür muss man sich ausreichend Zeit lassen, denn hier stellt man die Weichen für die Qualität der Befragung. Es ist wichtig zu überlegen, wie man die Fragen formulieren soll, damit die Leute verstehen, worum es geht und passende Antworten geben können – damit bei der Befragung das erfasst wird, was erfasst werden soll.

Abbildung 9: Aufbau einer schriftlichen Befragung

1. **Präzisierung des Themas**
↘
2. **Formulierung von Forschungsfragen**
↘
3. **Operationalisieren der Forschungsfragen, Festlegen von thematischen Feldern**
↘
4. **Fragenformulierung** (Arten der Fragen, formale Struktur von Fragen und Antworten, inhaltliche Struktur der Fragen)
↘
5. **Gestalten des Fragebogens** („Fragebogen-Dramaturgie")
↘
6. **Überprüfung des Fragebogens** (Pretest)
↘
7. **Durchführung der Befragung**

5.1.1 Aufbau einer schriftlichen Befragung

Eine schriftliche Befragung wird Schritt für Schritt aufgebaut. Wie bei jeder Forschungsarbeit beginnt man auch hier mit der **Präzisierung des Themas**. Das bedeutet, dass man die Frage stellt: „Worum geht es hier konkret?"

Danach werden die Forschungsfragen formuliert. Diese müssen, um „erforschbar" zu werden, operationalisiert werden. Um Forschungsfragen in konkrete Forschungsoperationen umsetzen zu können (sprich: um einen Fragebogen zu entwickeln, der das „misst", was man wissen möchte), muss man die in den Forschungsfragen enthaltenen Begriffe oder Konzepte definieren und daraus Indikatoren entwickeln, die das „Messen" durch Fragen ermöglichen. Danach erst werden die konkreten Fragen für den Fragebogen formuliert. Im nachfolgenden Beispiel ist dieser Weg kurz dargestellt.

Beispiel:
Hulskers (1999) hat für seine Studie einen Fragebogen zur Messung der Qualität der pflegerischen Beziehung erstellt. In einem ersten Schritt musste er bestimmen, was eine gute pflegerische Beziehung ausmacht (also den Begriff „pflegerische Beziehung" operationalisieren und Indikatoren zur Messung herausfinden). Er erstellte zuerst eine Liste mit Kriterien für eine gute pflegerische Beziehung, die er aus der Fachliteratur zusammenstellte. Dann fertigte er eine zweite Liste an, die er mit den MitarbeiterInnen aus der Institution entwickelte, und stimmte die beiden Listen anschließend miteinander ab (die Hauptkategorien waren: Wertschätzen, Unterstützen, Einbeziehen und Informieren; insgesamt gab es dazu 29 Unterkategorien). In einem zweiten Schritt wurde dieses Anforderungsprofil operationalisiert, d. h. aus den Unterkategorien wurden Fragen gebildet, wie sie hier beispielhaft dargestellt sind:

Konzept (Hauptkategorie)	Indikatoren (Unterkategorie)	Fragen
I. Wertschätzen	1. Die Pflegeperson erkundigt sich nach der Krankheitsgeschichte und dem individuellen Erleben des Patienten etc.	1a. Hat eine Pflegeperson gefragt, wie Sie sich fühlen? 1b. Hat eine Pflegeperson gefragt, wie lange Sie schon krank sind? 1c. Hat eine Pflegeperson Sie gefragt, wie sich die Krankheit auf Ihr Leben auswirkt?

vgl. Hulskers 1999

5.1.2 Fragenformulierung

Für den Entwurf eines Fragebogens ist zunächst die **Formulierung** der Fragen wichtig. In diesem Zusammenhang werden drei Punkte bedeutsam:

1. Welche Art von Information wird gesucht?
2. Welche *formale* Struktur sollen die Fragen und die Antwort-Vorgaben haben?
3. Welche *inhaltliche* Struktur müssen die Fragen und die Antwort-Vorgaben haben?

ad 1: Zur Art der Information

Je nach der Art der Information, die man sucht, kann man verschiedene Fragetypen unterscheiden:

- **Einstellungs-**, **Beobachtungs-** oder **Beurteilungsfragen** (z. B.: „Stimmen Sie der folgenden Aussage zu oder lehnen Sie diese eher ab: ‚Die Krankenschwester ist in erster Linie Gehilfin des Arztes"; oder „Wie lange haben Sie auf das Abholen gewartet?"; oder „Wie haben Sie die Wartezeit empfunden?")
- **Wissensfragen**: Man ermittelt dabei genau überprüfbares Wissen (z. B.: „Wie viele Knochen hat der menschliche Körper?")
- **Handlungsfragen**: Hier fragt man nach dem konkreten Handeln der Teilnehmerinnen. Man kann nach vergangenem, gegenwärtigem oder vorgestelltem (hypothetischem) Handeln fragen (z.B.: „Benutzen Sie beim Herrichten einer Chemotherapie eine Schutzbrille?" oder „Würden Sie regelmäßig an Fortbildungen über den Pflegeprozess teilnehmen?"). Die Ant-

worten auf die Handlungsfragen geben jedoch nie Auskunft darüber, was tatsächlich passiert, sondern immer nur darüber, was die Befragten über ihr Handeln erzählen.

- **Faktfragen**: Hier werden überprüfbare Tatsachen erfragt, die die Teilnehmerinnen oder ihre Umgebung betreffen (z. B.: „Sind Sie Mitglied einer Berufsorganisation?").
- **Sozialdemographische Fragen**: Sie bilden eine Untergruppe der Faktfragen und geben Auskunft über die sozialen Merkmale der Teilnehmerinnen (z. B. Alter, Geschlecht, Familienstand u. Ä.).

vgl. Schnell 1993; Winter von Lersner 1998

ad 2: Zur formalen Struktur von Fragen und Antworten

Prinzipiell unterscheidet man zwischen offenen und geschlossenen Fragen. Bei offenen Fragen müssen die Befragten die Antwort in ihren **eigenen Worten** formulieren (z. B.: „Wie haben Sie sich bei der Visite gefühlt?"). Offene Fragen beeinflussen nicht durch vorgegebene Antworten. Die Befragten können aus ihrem Wissen, ihrer Alltagserfahrung schöpfen. Dabei werden oft ungeahnte Sichtweisen eröffnet. Bei diesen Fragen ist es jedoch notwendig, dass die Befragten sich sprachlich gut ausdrücken können. Außerdem ergeben sich bei der Auswertung oft **Schwierigkeiten**, weil Antworten auf offene Fragen erst in **Kategorien** eingeteilt werden müssen, damit man sie quantitativ auswerten kann.

Bei **geschlossenen** Fragen werden verschiedene **Antwortmöglichkeiten vorgegeben**; die Befragten müssen sich für eine davon entscheiden. Geschlossene Fragen sind in der Regel einfacher und mit geringem Zeitaufwand auszufüllen und ermöglichen eine bequeme quantitative Auswertung. Der **Nachteil** von geschlossenen Fragen ist, dass sie die Befragten auf einige wenige Antworten **festlegen** und oft nur einen Ausschnitt der Wirklichkeit berücksichtigen. Außerdem sind sie schwieriger zu konstruieren. Ein Fragebogen kann beide Fragetypen enthalten, jedoch sollte man mit offenen Fragen sparsam umgehen, weil hier die Standardisierung der gesammelten Daten schwierig ist. Geschlossene Fragen können in Form von richtigen Fragen (z. B.: „Leben Sie mit Ihrem Partner in einem gemeinsamen Haushalt?") oder als Feststellung (Statement) (z. B.: „Der Arzt kann für die Gesundheit wenig tun, wenn man nicht gesund lebt.") angeboten werden. Werden sie als Feststellung formuliert, muss die Befragte auf einer Skala den Grad ihrer Zustimmung oder Ablehnung einschätzen.

Bei geschlossenen Fragen gibt es verschiedene Antwortmöglichkeiten:

- **Alternativvorgaben**: Bei diesem Typus ist nur eine Antwort möglich – man muss sich zwischen zwei Alternativen entscheiden, z. B.:

  „Haben Sie vor Ihrer Grundausbildung bereits in einem Krankenhaus gearbeitet?"

  ☐ ja ☐ nein

- **Mehrfachvorgaben mit Rangordnung**: Hier gibt es nicht nur zwei Antwortmöglichkeiten, sondern mehrere, um eine Abstufung in den Meinungen erfassen zu können. Die Antwortmöglichkeiten unterliegen jedoch einer bestimmten logischen Reihenfolge, z. B.:

  „Hatten Sie das Gefühl, dass das Krankenpflegepersonal auf Ihre persönlichen Bedürfnisse eingegangen ist?"

  ☐ ja ☐ eher ja ☐ eher nein ☐ nein

  „Wie belastend empfinden Sie den Wechsel zwischen Tag- und Nachtdienst?"

  ☐ sehr belastend ☐ eher belastend

  ☐ eher nicht belastend ☐ nicht belastend

- **Ungeordnete Mehrfachvorgaben**: Die vorgegebenen Antwortmöglichkeiten haben keine bestimmte Reihenfolge und es muss sich dabei auch nicht um einander ausschließende Alternativen handeln. Je nach Frage muss man sich für eine Antwort entscheiden oder kann mehrere Möglichkeiten ankreuzen, z. B.:

  „Was hat Sie bei der Nachtruhe im Spital gestört?

  ☐ Verkehrslärm ☐ Kontrollen der Schwester / des Pflegers

  ☐ Mitpatienten ☐ Geräusche am Gang etc.

- **Rangreihen**: Dabei handelt es sich um mehrere Vorgaben, die von den Befragten in eine Reihenfolge gebracht werden müssen, z. B.:

  „Reihen Sie die acht genannten Berufe nach ihrem Prestige".

  (1 = der angesehenste Beruf, 8 = der am wenigsten angesehene Beruf)

- **Skalen**: Mit Skalen werden Werte, Meinungen, Gefühle etc. bezüglich ihrer Intensität oder Häufigkeit gemessen. Eine Skala beinhaltet eine Reihe von Items (Statements, Aussagen), die anhand bestimmter Einheiten gemessen werden, z. B.:

  Wie sehr stimmen Sie folgender Aussage zu: „Der Arzt kann für die Gesundheit wenig tun, wenn man nicht gesund lebt."

  stimme völlig zu ☐ ☐ ☐ ☐ ☐ stimme gar nicht zu

  Wie hoch schätzen Sie in folgenden Bereichen Ihre Kompetenzen ein (1 = sehr hoch, 5 = sehr gering)

sich in andere einfühlen können	1	2	3	4	5
Wissen verständlich machen können	1	2	3	4	5
SchülerInnen motivieren können	1	2	3	4	5
sich abgrenzen können	1	2	3	4	5

  etc.

Diese Art von Skalen werden Likert-Skalen genannt und sind die in der empirischen Sozialforschung am häufigsten verwendeten.

- **Hybridfragen**: Dies sind Fragen, wo verschiedene Frage- bzw. Antworttypen miteinander kombiniert sind, z. B.:

  „Haben Sie Fortbildungen besucht, die Ihnen den Umgang mit den Angehörigen erleichtern?"

  ☐ ja ☐ nein Wenn ja, welche: ....

  Wurde einmal (oder öfter) im Krankenhaus Ihre Privat- bzw. Intimsphäre durch eine pflegerische Tätigkeit verletzt?

  ☐ ja ☐ nein

  Wenn ja, bei welcher Tätigkeit?

  ☐ Körperpflege

  ☐ Hilfestellung bei der Ausscheidung

  ☐ Wechseln von Verbänden

  ☐ Sonstige Pflegehandlungen, und zwar: ....

ad 3: Zur inhaltlichen Struktur von Fragen

Es gibt zwar kein Rezept für das Formulieren von Fragen, einige Grundregeln zu Wortwahl und Satzbau können jedoch aufgestellt werden:

- Die Fragen sollten **klar und verständlich** formuliert und möglichst **kurz** sein.
- Die Fragen sollen möglichst **konkret** sein und keine abstrakten Begriffe enthalten (z. B. ist die Frage „Wie schätzen Sie die Kompetenz der Praxisanleiterin ein?" nicht gut gelungen, da der Begriff „Kompetenz" zu abstrakt, zu ungenau definiert ist).
- Die Fragen sollten die Befragten **nicht überfordern**. Zum Beispiel ist die Frage „Wieviel Prozent Ihres monatlichen Bruttoeinkommens geben Sie für die Miete aus?" zu kompliziert und wird daher von einem Teil der Befragten nicht beantwortet werden.
- Die Fragen sollten **eindimensional** sein, d. h. man darf nur sich nicht nach zwei Dingen gleichzeitig erkundigen. Fragen wie „Lesen Sie gerne Zeitschriften und Bücher?" sollten vermieden werden. Besser ist es, zwei Fragen zu stellen, die einzeln beantwortet werden können: „Lesen Sie gerne Zeitschriften?" – „Lesen Sie gerne Bücher?"
- Die Fragen sollten **keine doppelte Verneinung** beinhalten. Fragen wie z. B. „Lehnen Sie die Meinung ab, dass das Pflegepersonal keinen eigenständigen Arbeitsbereich haben soll?" tragen höchstens zur Verwirrung bei, liefern aber keine brauchbaren Ergebnisse.
- Die Fragen sollten keine bestimmten Antworten provozieren, d. h. man darf **keine Suggestivfragen** stellen wie „Finden Sie nicht auch, dass die Pflegevisite eine gute Möglichkeit ist, die Pflegequalität zu überprüfen?".

Bei Suggestivfragen können die Antworten der Befragten durch unterschiedliche Faktoren beeinflusst werden, z. B. durch Wortwahl, Inhalt oder Antwortmöglichkeiten. Vielfältige Beispiele dazu findet man bei Krämer 1994, S. 100 ff.

5.1.3 Gestaltung eines Fragebogens

Bei der Erstellung eines Fragebogens müssen (neben den erwähnten strukturellen und inhaltlichen Gesichtspunkten) auch die **Anordnung** der Fragen („Fragebogen-Dramaturgie") und die **optische Gestaltung** beachtet werden.

Aufbau

Zu Beginn eines Fragebogens sollte man Fragen stellen, die das Interesse der Befragten wecken. Dann werden sie auch bereit sein, den Rest des Fragebogens auszufüllen und auch weniger interessante oder schwierige Fragen zu beantworten. Daher sollte man zu Beginn nichts Langweiliges (z. B. eine lange Liste persönlicher Daten) fragen und keine heiklen oder komplizierten Fragen stellen.

Weiters empfiehlt es sich, **Themenbereiche zusammenzuziehen** (d. h. wenn zu einem Thema – z. B. Rauchen – mehrere Fragen gestellt werden, sollten sie nicht im ganzen Fragebogen verstreut sein, sondern gebündelt, eine nach der anderen, angefragt werden). Neue Themenbereiche können durch **Überleitungsfragen** eingeleitet werden. **Filterfragen** dienen dazu, die Gruppe auszusortieren, auf die sich die nachfolgenden Fragen beziehen (z. B. Raucher – Nichtraucher).

Beim Aufbau eines Fragbogens ist auch der „**Ausstrahlungs-**“, „**Platzierungs-**“ oder „**Halo-Effekt**“ zu beachten. Dies heißt nichts anderes, als dass die Reihenfolge der Fragen die Antworten beeinflussen kann. Wenn z. B. zuerst Fragen über Mängel, Einschränkungen, Entbehrungen etc. im Pflegeheim gestellt werden und dann nach dem allgemeinen Eindruck gefragt wird, so fällt dieser sicher schlechter aus, als wenn man nur spontan nach dem allgemeinen Eindruck fragt und erst dann auf Details eingeht.

Ein weiterer Punkt, der beim Erstellen eines Fragebogens beachtet werden muss, ist der Umgang mit **heiklen Fragen** oder Themen. Zum Abbau konventioneller Schranken tragen Verharmlosungen bei, die in Form von Einleitungssätzen eingestreut werden können. Übliche Floskeln sind z. B.: „Ein jeder hat schon einmal ...“ oder „Die meisten Menschen ...“. (z. B.: „Manche Menschen waschen sich täglich die Haare, manche sind aber der Meinung, dass zu häufiges Haarewaschen die Kopfhaut schädigt. Wie oft waschen Sie sich die Haare?“) Auch das einfache Unterstellen eines Sachverhalts (z. B.: „Wie alt waren Sie, als Sie das erste Mal Marihuana geraucht haben?“) baut Hemmungen ab (vgl. Atteslander 2000).

Design, Format, optische Gestaltung (Layout)

Ein Fragebogen sollte insgesamt seriös wirken, wichtig aussehen, leicht zu handhaben und ästhetisch gestaltet sein.

Ein Deckblatt oder ein Beibrief ist unbedingt notwendig. Der Brief sollte folgende Informationen enthalten:

- **Wer** ist der Befrager?

- **Warum** wird diese Befragung durchgeführt (Sinn und Zweck der Studie), warum ist das Ausfüllen wichtig?
- Ist die **Anonymität** gesichert?(Wie wird mit den Daten umgegangen?)
- Werden die Ergebnisse **publiziert**? Wann? Wo?
- **Anweisungen** (z. B. Rückgabemodus, Rücksendefrist etc.)

Beispiel für einen Begleitbrief:

Sehr geehrte KollegInnen,

Wer ist der Befragte
Ziel der Befragung

im Auftrag der Lehrgangsleitung führen wir als externe ForscherInnengruppe eine Evaluation der LehrerInnenausbildung durch. Ziel ist es, das Ausbildungsangebot zu verbessern und auf den Bedarf der Berufsgruppe abzustimmen. Dazu gehört unter anderem die Bewertung der Ausbildung durch ehemalige LehrgangsteilnehmerInnen, zu der wir sie mit diesem Fragebogen bitten möchten.
Wir sichern Ihnen natürlich einen vertraulichen Umgang mit den Daten zu:

Umgang mit den Daten und Anonymität

Die Fragebögen werden ausschließlich von den Mitarbeitern der ForscherInnengruppe eingesehen und verarbeitet.
Die Ergebnisse werden nur als Gruppenergebnisse zugänglich gemacht, so dass ein Rückschluss auf einzelne Personen nicht möglich ist.
Alle Fragebögen werden nach Abschluss des Forschungsprojekts vernichtet.

Publikation

Die Ergebnisse der rückblickenden Befragung werden mit dem Gesamtbericht veröffentlicht. Diesen können Sie mittels beiliegender Karte schriftlich anfordern.

Anweisung zur Rücksendung

Bitte senden Sie den Fragebogen bis spätestens 30. 05. 1999 mittels beiliegenden Rücksendekuverts an das Forschungsinstitut. Sollten Sie den Fragebogen nicht ausfüllen wollen, senden Sie bitte den leeren Bogen zurück.

Mit freundlichen Grüßen und herzlichem Dank für Ihre Mitarbeit

Am Ende jedes Fragebogens sollte man sich für das Ausfüllen **bedanken** und eventuell noch Platz für etwaige Bemerkungen des Befragten lassen (z. B. ein Kommentar zum Fragebogen, zu den Inhalten, Ergänzungen etc.).

5.1.4 Die Gültigkeit und Zuverlässigkeit von Fragebögen bzw. Skalen

Eine Möglichkeit, die Daten zu kontrollieren, sind die Gütekriterien der quantitativen Forschung. Je mehr Kontrolle vorhanden ist, desto mehr Vertrauen kann in die Ergebnisse gelegt werden. Die Aussagekraft einer Untersuchung ist nicht nur von der richtigen Fragestellung und dem dazu passenden Design bzw. der Art der Datenerhebung abhängig, sondern in großem Ausmaß auch vom Messinstrument und der Art, wie es erstellt wurde.

Die **Validität** oder **Gültigkeit** (→ Kap. 3.4.1) ist das Ausmaß, in dem ein Instrument das misst, was die Forscherin zu messen beansprucht. Validität ist nicht etwas, von dem man sagen kann, dass es vorhanden ist oder nicht. Eher kann man über ihr Ausmaß sprechen.

Die praktische Prüfung der Validität erweist sich als schwierige und komplexe Aufgabe. Am häufigsten wird in der Literatur von „Inhaltsvalidität“, „Kriteriumsvalidität“ und „Konstruktvalidität“ gesprochen.

vgl. LoBiondo-Wood/ Haber 1996, Parahoo 1997, Polit/Hungler 1995, Schnell/Hill/Esser 1993

Inhaltsvalidität bedeutet, dass möglichst alle Dimensionen, die gemessen werden sollen, auch berücksichtigt werden. Das hängt davon ab, wie gut die Begriffe, die in den Forschungsfragen enthalten sind, operationalisiert wurden. „Eine ‚gültige‘ Messung kann nur dann erfolgen, wenn jeder Aspekt des theoretischen Begriffs in der Operationalisierung berücksichtigt wurde.“ (Schnell / Hill / Esser 1993, S. 163). Beinhaltet z. B. der Begriff „pflegerische Beziehung“ mehrere Dimensionen (wertschätzen, unterstützen, einbeziehen, informieren, Fachkompetenz; vgl. Hulskers 1999 und Kap. 5.1.1) und hat man gleichzeitig einen Fragebogen, dessen Items (Fragen) sich nur auf die Dimension „informieren“ beziehen, so hat dieser Fragebogen keine Inhaltsgültigkeit, um die „pflegerische Beziehung“ zu messen. Die Inhaltsvalidität lässt sich nicht durch einen Wert ausdrücken. Man kann sie nur durch die Sorgfalt der Operationalisierung (durch Belege aus der aktuellen Literatur und durch Prüfung von Expertinnen) argumentieren.

Die **Kriteriumsvalidität** bezieht sich auf den Zusammenhang zwischen den empirischen Ergebnissen, die das Messinstrument gebracht hat, und anderen, extern gemessenen Ergebnissen (einem externen **Kriterium**). Das heißt, die gefundenen

Ergebnisse werden mit anderen Daten verglichen – mit Daten zum selben Phänomen, die jedoch mit anderen Tests oder Methoden erhoben wurden.

vgl. Parahoo 1997

Die **Konstruktvalidität** bezeichnet den Grad, mit dem ein Messinstrument ein theoretisches Konstrukt erfasst. Man versucht mittels verschiedener statistischer Tests zu bewerten, inwieweit das theoretische Konzept, das dem Instrument zugrunde liegt, auch tatsächlich damit gemessen werden kann.

vgl. Lobiondo-Wood/Haber 1996, Polit/Hungler 1995

Die **Zuverlässigkeit (Reliabilität)** eines Instrument (→ Kap. 3.4.1) bezieht sich auf die Stabilität der Messwerte. Stabilität bedeutet das Ausmaß, in dem die Werte bei wiederholten Messungen mit dem selben Instrument voneinander abweichen (Stabilität bezieht sich also auf die Streuung der Werte). Ein reliables Instrument zeichnet sich durch drei Hauptmerkmale aus: die „Beständigkeit“ (stability), die „Homogenität“ (internal consistency) und die „Äquivalenz“ (equivalence).

Äquivalenz steht für die Zuverlässigkeit des Instruments bei mehreren Befragerinnen. Bei der Testung dieses Kriteriums führen zwei oder mehr Personen das gleiche Interview durch; die Resultate werden auf Übereinstimmung geprüft.

Ein Instrument zeigt **Beständigkeit**, wenn bei wiederholtem Einsatz dieselben Ergebnisse erzielt werden (im Vordergrund steht dabei, dass das Instrument ein Konzept über längere Zeit konstant messen soll). Eine Methode, dies zu messen, ist z. B. die Test-Retest-Methode, d. h. die Wiederholung des Test zu einem anderen Zeitpunkt bei konstanten Bedingungen.

vgl. LoBiondo-Wood/Haber 1996; Parahoo 1997; Polit/Hungler 1995

Homogenität steht für die innere Konsistenz der Items einer Skala (die Items müssen aufeinander abgestimmt und eindimensional sein).

Zur Messung von Äquivalenz, Beständigkeit und Homogenität werden verschiedene statistische Tests eingesetzt. Die Reliabilität wir in einem Wert ausgedrückt: dies ist der so genannte **Reliabilitätskoeffizient**. Er drückt die Beziehung zweier Messwerte aus, die sich auf dieselbe Sache beziehen. Dieser Wert liegt zwischen 0 und 1. Je näher er bei 1 liegt, desto reliabler ist das Instrument.

5.2 Das Interview (mündliche Befragung)

> Der Begriff „Interview" wird in der Alltagssprache meist im Zusammenhang mit dem Journalismus verwendet.
> In der Forschung versteht man unter „Interview" eine mündliche Befragung. Ein Interview zeichnet sich durch planmäßiges Vorgehen mit wissenschaftlicher Zielsetzung aus. Dabei werden die Versuchspersonen durch Fragen zu verbal mitgeteilten Informationen veranlasst.

vgl. Lamnek 1995, Bd. 2

Das Interview ist – ebenso wie die schriftliche Befragung – eine beliebte Methode in der Pflegforschung. Es kommt vor allem bei qualitativen Forschungsprojekten häufig zum Einsatz, um Erlebnisse, Erfahrungen, Meinungen oder Gefühle der Teilnehmerinnen in Erfahrung zu bringen.

5.2.1 Die Unterscheidung verschiedener Arten von Interviews

Es gibt verschiedene Arten von Interviews und verschiedene Möglichkeiten, Interviews zu klassifizieren. Im Folgenden soll eine Klassifikation der Arten von Interviews erarbeitet werden – vor allem, um den Unterschied zwischen quantitativen und qualitativen Interviews deutlich zu machen (vgl. Lamnek 1995, Bd. 2).

Die geläufigste Unterscheidung ist die nach dem **Grad der Standardisierung**. Grob unterscheidet man dabei standardisierte (strukturierte), halb standardisierte (semistrukturierte) und nicht standardisierte (unstrukturierte, offene) Interviews.

Der Standardisierungsgrad wird einerseits vom Forschungsinstrument (in diesem Fall: von der Art des Interviews) vorgegeben, andererseits vom Verhalten der Interviewerin. Um einen möglichst hohen Grad von Objektivität zu erzielen und um Vergleiche anstellen zu können, muss die Befragung möglichst unabhängig von der Interviewerin sein.

Bei einem **standardisierten** Interview (es wird auch manchmal strukturiertes Interview genannt) handelt es sich um eine mündliche Befragung anhand eines ausgearbeiteten und standardisierten Fragebogens. Die Fragen sind hinsichtlich Formulierung und Reihenfolge fix vorgegeben; es können offene oder geschlossene Fragen sein. Die Struktur des Gesprächs ist asymmetrisch, die Rollen sind festgelegt. Das bedeutet, die Interviewerin ist aktiv, sie stellt die Fragen. Die Interviewpartnerin antwortet und nimmt eine eher passive Rolle ein. Das standardisierte Interview ist ein Instrument zur Erhebung quantitativer Daten. Ziel dabei ist es, Daten zu gewinnen, die sich verallgemeinern lassen und die vergleichbar sind.

Bei einem **halb standardisierten** (oder **semistrukturierten**) Interview ist der Grad der Standardisierung geringer. Der Verlauf des Gesprächs wird durch einen Interviewleitfaden vorgegeben, der eine Hilfestellung für die Interviewerin darstellt; sie kann jedoch Reihenfolge und Formulierung der Fragen selbst bestimmen, also der jeweiligen Interviewsituation anpassen. Auch Zwischen- und Verständnisfragen können dabei gestellt werden. Das halb standardisierte Interview wird in vielen qualitativen Forschungsarbeiten zur Datenerhebung eingesetzt.

Ein **offenes (nicht standardisiertes)** Interview wird prinzipiell ohne Fragebogen oder Interviewleitfaden durchgeführt. In der Regel gibt es ein Thema, das die Interviewerin vorgibt und über das man sich frei unterhält. Die Interviewerin hilft nur durch Zwischenfragen weiter, fordert zur Präzisierung auf und schafft Klarheit, indem sie das, was die Befragte sagt, in anderen Worten nochmals formuliert. Das offene Interview ist die Idealform des qualitativen Interviews.

Weitere Kriterien zur Unterscheidung von Interviews sind die Art der Fragen – offene oder geschlossene Fragen – und der Kommunikationsstil. Man unterscheidet einen weichen, einen neutralen und einen harten Kommunikationsstil.

Weich ist ein Interview, wenn die Interviewerin versucht, ein Vertrauensverhältnis zur Befragten zu entwickeln, indem sie ihrer Person (und nicht den Antworten) ihre Sympathie demonstriert (empathisches Verhalten, Zuwendung, Bekundung von Respekt, Zeigen, dass die Befragte „wichtig" ist und etwas zu sagen hat, interessiertes Zuhören etc.).

Ein **neutraler** Interviewstil betont den unpersönlichen Charakter der Befragung, die Einmaligkeit der Kommunikation und die soziale Distanz zwischen den Befragungspartnern.

Beim **harten** Interview tritt die Befragerin als Autorität auf – ähnlich wie bei einem Verhör –, um Widerstände zu brechen und Antworten zu erhalten.

Interviews können einzeln oder in Gruppen (so genannte Gruppeninterviews oder Gruppendiskussionen), von Angesicht zu Angesicht (face-to-face) oder telefonisch stattfinden.

In folgender Tabelle sind die eben genannten Unterscheidungskriterien noch einmal überblicksmäßig dargestellt. Zusätzlich ist angemerkt, ob dieses Unterscheidungskriterium ein charakteristisches Merkmal des quantitativen oder des qualitativen Interview darstellt.

Unterscheidung von Interviews

Dimensionen der Unterscheidung	Bezeichnungen	qualitativ	quantitativ
Standardisierungsgrad	standardisiert	–	+
	halb standardisiert	(+)	(–)
	frei	+	–
Art der Fragen	geschlossen	(–)	+
	offen	+	(+)
Kommunikationsstil	weich	+	–
	neutral	+	+
	hart	–	(–)
Struktur der Befragten	Einzelinterviews	+	+
	Gruppeninterviews	+	(+)
Kommunikations-medium	face-to-face	+	+
	telefonisch	–	+

+ = trifft zu, – = trifft nicht zu, ( ) = mit Einschränkungen

vgl. Lamnek 1995, Bd. 2

Bei einem quantitativen Interview (in diesem Fall spricht man meistens von einer mündlichen Befragung) handelt es sich um ein standardisiertes Einzelinterview, das hauptsächlich geschlossene Fragen beinhaltet. Es kann face-to-face (persönlich) oder telefonisch erfolgen. Der Fragestil ist meistens neutral, selten hart.

Qualitative Interviews sind nicht (oder halb) standardisierte, persönliche, mündliche Befragungen. Es werden fast ausschließlich offene Fragen gestellt und der Interviewstil ist „weich". Es kann sich dabei um Einzelpersonen handeln oder auch um Gruppen. Das qualitative Interview findet immer face-to-face statt.

Die Grundgedanken und Prinzipien der mündlichen Befragung im quantitativen Sinn sind fast dieselben wie bei der schriftlichen Befragung (mit Ausnahme der Befragungssituation). Daher wird im folgenden Kapitel ausschließlich das qualitative Interview ausführlicher behandelt.

5.2.2 Das qualitative Interview

Interviews haben in der qualitativen Forschung eine lange Tradition. In ihnen ist der Grundgedanke der qualitativen Forschung verwirklicht: die Betroffenen selbst zur Sprache kommen zu lassen und ihre eigene, subjektive Deutung von Ereignissen und Erlebnissen zu erfassen (→ Kap. 3.1.2). Gerade in der Pflegeforschung stellt sich das Interview immer mehr als die **Methode der qualitativen Forschung** heraus, weil es bei vielen pflegerelevanten Fragestellungen um das Erleben der Betroffenen geht, will man tiefere Einblicke in gewisse Phänomene oder Situationen gewinnen.

Die wichtigsten Formen qualitativer Interviews

Die folgenden Interviewformen sind aus Forschungsanliegen entstanden. Sie werden für die Beantwortung bestimmter Forschungsfragen entwickelt und umgesetzt und danach theoretisch beschrieben. Das heißt aber auch, dass es in der Praxis oft andere Formen von Interviews gibt – Formen, die sich in keines der Schemata genau einfügen und einfach den Grundprinzipien eines qualitativen Interviews folgen.

Narratives Interview

Diese Technik ist maßgeblich von dem deutschen Soziologen Fritz Schütze entwickelt worden. Aus der Biografieforschung entstanden, ist sie die offenste Interviewform. Im Vordergrund steht die **freie Erzählung**, die ein rückblickendes (retrospektives) Erzählen und Interpretieren ist. Berichtet wird vom eigenen Leben und Erleben, von Einstellungen und Absichten aus heutiger und damaliger Sicht.

> Im narrativen Interview wird der Informant gebeten, die Geschichten eines Gegenstandesbereiches, an der dem Interviewte teilgenommen hat, in einer Stegreiferzählung darzustellen. (...) Aufgabe des Interviewers ist es, den Informanten dazu zu bewegen, die Geschichte des in Frage stehenden Gegenstandsbereichs als eine zusammenhängende Geschichte aller relevanten Ereignisse von Anfang bis Ende zu erzählen.

Hermanns 1991, in: Flick 1995, S. 116

Man möchte mit dieser Interviewform Einsichten in die **subjektive Bedeutung** einschneidender Erlebnisse gewinnen. Es werden vorab **keine theoretischen Konzepte** zum Thema ausgearbeitet, es gibt auch **keinen Interviewleitfaden**, sondern nur eine Initialfrage, die von Seiten der Interviewerin gestellt wird, und die Bitte zu erzählen. Die Interviewerin nimmt eine passive Rolle ein (hauptsächlich die der Zuhörerin) und greift nur ein, wenn der rote Faden der Geschichte verloren geht. Ansonsten beschränkt sie sich auf Ermunterungen, die Erzählung fortzusetzen. Nach Abschluss derselben kann die Interviewerin nachfragen.

Für ein narratives Interview eignen sich nur Themen, zu denen es „etwas zu erzählen" gibt. Das Thema muss also einen starken Handlungsbezug aufweisen und dramatische Sequenzen beinhalten. Für **biografische Themen** ist diese Interviewform sehr geeignet. Auch unerforschte Gebiete kann man gut mit narrativen Interviews erschließen, da sie einen stark explorativen Charakter haben.

Problemzentriertes Interview

Das problemzentrierte Interview wurde von dem deutschen Psychologen Andreas Witzel konzipiert. Anhand eines **flexiblen Interviewleitfadens** werden all jene Aspekte eines Problems behandelt, die von der Forscherin als relevant erachtet werden. Im Interview soll die Befragte möglichst frei zu Wort kommen (damit es einem offenen Gespräch möglichst nahe kommt), der Schwerpunkt liegt aber auf einer bestimmten **Problemstellung**, die die Interviewerin einbringt und auf die sie immer wieder zurückkommt. Die Interviewten werden durch einen Leitfaden auf bestimmte Fragestellungen hingelenkt, sollen aber offen darauf reagieren können (vgl. Lamnek 1995, Bd. 2). Ziel des problemzentrierten Interviews ist es, die persönliche Sichtweise der Befragten zu wichtigen Problembereichen innerhalb der Gesellschaft zu erfassen.

Anwendung findet diese Interviewform bei Fragestellungen, die keinen rein explorativen Charakter mehr haben (d.h. es muss bereits etwas über das Problem bekannt sein), oder bei stärker theoriegeleiteten Fragestellungen, wo dezidierte, spezifische Fragen im Vordergrund stehen.

Beispiel:
Rothacher-Schlegel (2000) hat den Einfluss eines Sturzes auf das Erleben und die Mobilität bei über 75-jährigen Menschen auf Langzeitstationen erforscht. Sie bediente sich dabei des problemzentrierten Interviews, da es sich um eine sehr spezifische Fragestellung handelte, der bereits viel theoretische Arbeit vorangegangen war.

Fokussiertes Interview

Das fokussierte Interview wurde von Robert Merton und Patricia Kendall beschrieben; es wurde ursprünglich für die Medienforschung entwickelt. Im Mittelpunkt dieser Interviewform steht eine **Situation**, die **alle Befragten erlebt** haben. Die Forscherin beobachtet und analysiert diese Situation und entwickelt danach einen Interviewleitfaden. Ziel ist es, zu erfahren, wie die befragte Person die Situation persönlich (subjektiv) erlebt hat (vgl. Lamnek 1995, Bd. 2).

Beispiel:
Hedinger-Glogg (1997) ist in ihrer Untersuchung der Frage nachgegangen: „Wie berücksichtigen Pflegende die Wünsche von behinderten Kindern beim Essen und Trinken?" Sie hat Pflegende in der Situation des Essen-Eingebens gefilmt, die Beobachtungen analysiert und anhand dieser Analyse einen Interviewleitfaden für ein anschließendes Interview mit den Pflegenden entwickelt.

Rollenbeziehungen im Interview

In einem qualitativen Interview geht man mit seiner Interviewpartnerin immer eine kommunikative Beziehung ein. Daher ist es wichtig, sich Gedanken über die Rollenbeziehungen in einem Interview zu machen.

Worin besteht nun die **ideale Rolle** der Interviewerin? Im besten Fall nimmt sie eine Position ein, die zwischen der eines Fachmannes und der einer naiven Lernbegierigen liegt. Einerseits soll die Interviewerin Bezug auf den Untersuchungsgegenstand nicht völlig naiv erscheinen (die Befragte könnte sonst das Gefühl haben, dass ihre Antworten nicht verstanden werden). Je spezieller das Untersuchungsthema ist, desto eher muss sich die Interviewerin ein Minimum an Wissen über diesen Gegenstand aneignen. Andererseits darf sie nicht so erscheinen, als ob sie alles wüsste, was die Befragte zu sagen hat.

Die Interviewerin sollte **außerhalb der Machthierarchie** stehen, in der sich die Befragte normalerweise befindet. Ansonsten kann es in der Interviewsituation zu einem Rollenkonflikt kommen, der die Qualität des Interviews sicher beeinträchtigt. Die Interviewpartnerin sollte, wenn möglich, auch nicht aus dem **Bekanntenkreis** der Interviewerin sein, da aufgrund des bestehenden Naheverhältnisses gewisse Dinge nicht mehr gesagt werden, weil sie als bekannt vorausgesetzt werden, bzw. zu wenig nachgefragt wird, weil viele Hintergründe der Interviewerin bereits vertraut sind.

Ein spezieller Fall ist das **Interview mit Kolleginnen**: Die Interviewerin ist in dabei eine „kulturelle Insidererin". Das kann ein Vorteil sein, da sie mit der Sprache, den Normen u. Ä. dieser Kultur vertraut ist und auch einen „Vertrauensvorschuss" von der Interviewpartnerin bekommen könnte. Der Nachteil besteht darin, dass die Interviewerin der Situation nicht mehr ganz offen gegenüber stehen kann, da sie aufgrund ihrer persönlichen Erfahrungen bereits eigene Normen und Werte innerhalb dieser Kultur entwickelt hat. Es kann dadurch zu Vorurteilen, Fehlinterpretationen oder einer zu starken emotionalen Beteiligung der Interviewerin kommen (vgl. Holloway/Wheeler).

Interviewerinnenverhalten und -techniken

Will man mittels eines Interviews zu aussagekräftigen qualitativen Daten kommen, muss man sich sprachlich gut ausdrücken können und braucht Erfahrung im Führen von Interviews.

> Die Qualität eines Interviews hängt nicht nur von der Qualität der Fragen ab, sondern auch von der Qualität der Interviewerin!

Neben den so genannten „Interviewtechniken", die die Gesprächsführung betreffen, sind auch die Umgangsformen für das Gelingen eines Interviews nicht unbedeutend. Sie betreffen das Betragen und das Auftreten. Die Interviewerin sollte immer einen seriösen Eindruck machen, da sie mit ihrer Person auch die Seriosität der Forschung verkörpert. Als Interviewerin sollte man zeigen, dass

- man das Interview ernst nimmt;

- man echtes Interesse an dem zeigt, was die Befragte sagt;
- das Gesagte für die Forschung wichtig ist.

Mit seinem Ausdruck und seiner Haltung sollte man der Befragten vermitteln, dass man als Forscherin auf das Expertenwissen der Befragten angewiesen ist.

Die Interviewerin sollte auf Äußerungen der Interviewpartnerin weder Befremden noch Missbilligung zeigen, aber auch keine enthusiastische Zustimmung (z. B. wenn die Meinungen übereinstimmen). Man nimmt am besten eine Haltung des freundlichen Gewährenlassens ein (man kann beispielsweise sagen: „Ich sehe, was Sie meinen" oder „Das ist sehr interessant, was Sie da sagen", aber nie: „Ja, genauso denke ich!")

Eine gute Interviewerin muss auch über **sprachliche Kompetenzen** verfügen: sie muss fähig sein, ein Gespräch zu führen, das Gegenüber zum Reden anzuregen, sich selbst dabei zurückzunehmen und aufmerksam zuzuhören. Neugierde und Interesse daran, Neues zu erfahren und zu lernen, sind wichtige Grundvoraussetzungen.

Die Tatsache, dass man unter Zeitdruck ist, nervös ist, sich langweilt oder dem Gesagten verwundert oder gar ablehnend gegenübersteht, kann sich (unbewusst) in der Körperhaltung oder anderen körpersprachlichen Zeichen (wie etwa das Hochziehen der Augenbrauen) ausdrücken. Dies nimmt die Interviewpartnerin meist wahr und reagiert dann auch dementsprechend (ablehnend, sich zurückziehend etc.).

Wichtig dabei ist es,

- aufmerksam und interessiert zuzuhören;
- sich auf die Person zu konzentrieren, mit der man gerade spricht;
- der Befragten das Gefühl zu geben, „da" zu sein;
- die Gesprächspartnerin zu ermutigen (mit Kopfnicken oder aufmunternden Zwischenbemerkungen);
- eine neutrale, angstfreie Umgebung zu schaffen (wobei einfühlsames Verhalten hilfreich ist);
- auf die Körpersprache (nonverbale Kommunikation) zu achten;
- die Gesprächspartnerin nicht anzutreiben, sondern auch Schweigen zuzulassen.

Vermeiden sollte man,

- zu viele Fragen oder mehrere Fragen auf einmal zu stellen;
- allzu simple Fragen zu stellen (die mit ja oder nein beantwortet werden können);
- eigene Meinungen von sich zu geben;
- Beratung (Pflegepersonen sind Expertinnen, die gewohnt sind, während eines Gesprächs über das Gesagte nachzu-

denken, es zusammenzufassen, zu beurteilen und Ratschläge zu erteilen. Aber Forschung ist nicht Beratung – hier hat man vor allem die Aufgabe zuzuhören, nicht aber einzugreifen).

Interviewleitfäden

Der Interviewleitfaden ist eine **Gedächtnisstütze** für die Interviewerin. Er soll sie daran erinnern, über welche Themen sie sprechen möchte und ein paar Formulierungen für ihre Fragen bieten. Im Leitfaden werden die Themen und Fragestellungen, die man vorher theoretisch ausgearbeitet hat, in die Praxis umgesetzt. Keinesfalls sollte man jedoch das Gespräch dem Leitfaden anpassen und die formulierten Fragen wörtlich so stellen, wie sie aufgeschrieben sind. Ein Interviewleitfaden ist kein Instrument, das man starr befolgen soll, sondern eine Hilfe, die dem Gesprächsverlauf **flexibel angepasst** werden kann (vgl. Morse/Field 1998).

Je nach Standardisierungsgrad, Thema oder persönlichen Vorlieben bestehen Interviewleitfäden aus mehreren konkreten Fragen oder nur aus einer großen Fragestellung mit Merkhilfen.

Beispiel für einen Interviewleitfaden:

Frau X, Sie wurden vor einiger Zeit ins Spital eingeliefert, als Ihnen etwas zugestoßen war und Sie sich bewusst wurden, dass etwas nicht mehr stimmte.
Können Sie mir sagen, was Ihnen damals in den Sinn kam und wie das für Sie war?

- Was ging Ihnen durch den Kopf?
- Woran dachten Sie?
- Was hat Sie beschäftigt?
- Wie haben Sie das Ereignis erlebt?
- Können Sie mir den Ablauf beschreiben?
- Was haben Sie gespürt?
- Was ging in Ihrem Inneren vor sich?
- Wie haben Sie die Zeit im Spital seither erlebt?
- Was ging Ihnen in diesen Tagen und Nächten durch den Kopf?
- Was bereitete Ihnen besonders Mühe / Sorge?
- Welche Gedanken verbinden Sie mit der Vorstellung von Ihrer Zukunft?

Vielen Dank für Ihre Bereitschaft, über Ihre schwierige Lage zu sprechen!

Aus: Winkler Marianne (1997): „... und plötzlich ist alles ganz anders"

Der Interviewleitfaden bildet die Grundstruktur des Gesprächs. Diese Grundstruktur wird aus der Fragestellung heraus logisch entwickelt. Grundlage dabei sind die Forschungsfragen (→ Kap. 4.1). Die Schlüsselfrage ist: „Welche Fragen muss ich der Interviewpartnerin stellen, damit ich eine Antwort auf meine Forschungsfrage bekomme?“ Aus der Aufschlüsselung der Forschungsfrage ergeben sich thematische Felder, die die Grundlage für die Fragen im Leitfaden bilden.

Beispiel:
Forschungsfragen: Wie entstehen Frauenkarrieren? Wie sehen Frauen, die Karriere gemacht haben, ihr Leben?
Entwicklung des Leitfadens:

Thema 1:	Thema 2:	Thema 3:
Berufsmotivation	Karriereentwicklung	Lebenssituation
⇓	⇓	⇓
Subthemen	Subthemen	Subthemen
Berufswunsch	Berufsweg	Privatleben,
....	Karrierefördernde /	berufliche Situation,
....	hemmende Faktoren	Ziele
....	....	....
⇓	⇓	⇓
Interviewfrage(n)	Interviewfrage(n)	Interviewfrage(n)

Im formalen Aufbau folgt der Interviewleitfaden dem Verlauf eines Gesprächs.

Prinzipiell ist ein Interview in drei Phasen gegliedert, nämlich in

- **Einstiegsphase** (Gesprächsbeginn, Einstiegsfrage),
- **Hauptphase** (Erzählphase, Fragen nach der zentralen Problematik, Nachfragen) und
- **Abschlussphase** (Angaben zur Person, Dank, Klären der weiteren Vorgangsweise).

Die Einstiegsfrage muss sehr sorgfältig gewählt werden, da sie auf das Thema hinführen und den ersten Impuls zum Erzählen geben soll.

Auswahlkriterien für eine Einstiegsfrage sind nach Froschauer / Lueger folgende:

- Schließt die Fragestellung an die konkrete Lebenswelt der interviewten Person an?
- Steht die Frage in einem engen Zusammenhang mit dem interessierenden Thema?

- Bietet sie einen breiten Antwortrahmen an, ohne die interviewte Person zu überfordern?
- Bezieht sich die Frage auf die angesprochene Person, ohne dass sie sich benützt oder missbraucht fühlt?

Froschauer/Lueger 1998, S. 45

Rahmenbedingungen und Interviewsituation

Ein Interview beginnt nicht erst beim Stellen der Fragen. Die Kontaktaufnahme, die Rahmenbedingungen und der formale Ablauf eines Interviews sind ebenfalls wichtig für das Gelingen.

Die Rekrutierung der Interviewpartnerinnen kann über Institutionen, über Bekannte oder auch über Anschläge, Flugblätter u. Ä. laufen.

Der Kontakt mit den zu interviewenden Personen muss einige Zeit vor dem Interview aufgenommen werden (und nicht erst zu Beginn des Interviews), und zwar von der Interviewerin selbst. Zur Kontaktaufnahme gehört, der Interviewpartnerin über folgende Punkte Orientierung zu bieten:

- Wer ist die kontaktierende Person und wen repräsentiert sie?
- Worum geht es in der Untersuchung und was ist das Ziel?
- Warum wurde gerade diese Interviewpartnerin ausgewählt und welche Erwartungen werden an sie gestellt?
- Kurzes Abklären der Rahmenbedingungen und Fixieren der ersten Vereinbarungen (Zeitpunkt und Dauer des Interviews, Ort etc.)

vgl. Froschauer/Lueger 1998

Die Rahmenbedingungen, die bei der Planung eines Interviews berücksichtig werden sollten, beziehen sich in erster Linie auf den Ort, die Dauer, die Art der Datenerfassung und die Aufklärung der Interviewpartnerin.

Der **Ort** sollte, soweit es möglich ist, von der Gesprächspartnerin bestimmt werden, denn nur wenn sie sich in der gewählten Umgebung wohl fühlt, wenn diese natürlich und möglichst angst- und sanktionsfrei ist, kann es zu einem lockeren, ungezwungenen Gespräch kommen. Der gewählte Ort sollte aber nach Möglichkeit störungsfrei sein, da Unterbrechungen, Störungen und Ablenkungen die Qualität eines Interviews negativ beeinflussen.

Die **Dauer** eines Interviews hängt vom Thema, vom Zustand der Befragten und von deren prinzipieller Gesprächsbereitschaft ab. Ein qualitatives Interview kann auch einige Stunden dauern. Wichtig ist es, die Befragten vorher über die ungefähre Länge des Gesprächs zu informieren.

Vor Beginn der Interviews muss sich die Forscherin vergewissern, ob das Mikrofon des Tonbandgeräts eine genügend große Reichweite hat, um das Gespräch aufzuzeichnen (Diktafone eignen sich meist nicht, da der Abstand zwischen Mikrofon und Sprecherin sehr kurz sein muss, um eine ausreichende Aufnahmequalität zu erzielen).

Ein qualitatives Interview sollte immer mit einem **Tonband** aufgenommen werden. Das Mitschreiben während eines Interviews stört den Gesprächsfluss, sodass wichtige Techniken wie Blickkontakt oder die Vermittlung nonverbaler Hörsignale nicht einsetzbar sind. Außerdem ist ein wörtliches Mitschreiben kaum möglich, und so erhält man nur bruchstückhaftes Datenmaterial, das schwer auszuwerten ist. Die Interviewpartnerinnen müssen jedoch ihre Zustimmung zu der Tonbandaufnahme geben.

Zusätzlich zu den Tonbandaufzeichnungen sollte man zu jedem Interview ein **Gesprächsprotokoll** anlegen, um wichtige Zusatzinformationen, die auf dem Tonband nicht hörbar sind, festzuhalten (wie z. B. Störfaktoren, emotionale Reaktionen, Besonderheiten im Umfeld, Besonderheiten an der Interviewsituation, eigene Empfindungen etc.)

Die Interviewten müssen (spätestens zu Beginn des Interviews) über seinen **Sinn und Zweck aufgeklärt** werden, jedoch in einer Art und Weise, die die Befragten möglichst nicht beeinflusst. Auch muss den Befragten spätestens hier **Anonymität** zugesichert werden. Die Aufklärung und sämtliche Abmachungen, die getroffen werden, sollten schriftlich festgehalten und von der Interviewpartnerin in Form einer Einverständniserklärung unterschrieben werden, um Missverständnisse und spätere Komplikationen zu vermeiden.

5.2.3 Das Gruppeninterview als Sonderform der mündlichen Befragung

Das Gruppeninterview (auch Gruppendiskussion genannt) ist eine **Sonderform** der mündlichen Befragung. Es ist eine mündliche Befragung mit mehreren Teilnehmerinnen oder genauer genommen das Gespräch einer Gruppe zu einem bestimmten Thema unter Laborbedingungen.

Gruppendiskussionen unterscheiden sich von Einzelinterviews insofern, als sie Ideen erforschen und stimulieren, die auf einer **gemeinsamen Wahrnehmung der Wirklichkeit** beruhen (vgl. Holloway / Wheeler 1997). Sie finden ihren Einsatz hauptsächlich in der qualitativen Forschung, können aber auch quantitative Elemente haben.

Die **Ziele** eines Gruppeninterviews sind:

- Erkundung von Meinungen und Einstellungen der einzelnen Teilnehmerinnen der Gruppe;
- Ermittlung von Meinungen und Einstellungen der ganzen Gruppe;
- Feststellen der „öffentlichen" Meinung;
- Erforschen von gruppenspezifischen Verhaltensweisen;
- Erforschen von Gruppenprozessen, die zur Bildung einer bestimmten individuellen oder Gruppenmeinung führen.

vgl. Lamnek 1995, Bd. 2

Die optimale **Gruppengröße** bewegt sich zwischen vier und zwölf Teilnehmerinnen, wobei es dafür nur Erfahrungswerte und keine Standards gibt. Je größer eine Gruppe aber ist, desto schwieriger ist es, das Interview zu führen, alle Teilnehmerinnen zu Wort kommen zu lassen und ein Transkript anzufertigen.

Bei den Teilnehmerinnen kann es sich um **heterogene** Gruppen (= Gruppen, die gemeinsame Erfahrungen haben, sich aber sonst nicht kennen) oder um so genannte **homogene** Gruppen (= Mitglieder „natürlicher" Gruppen wie z. B. Stillgruppen, Klasseverbände, Selbsthilfegruppen etc.) handeln.

Die Interviewerin (hier kann man sie auch Diskussionsleiterin nennen) hat die Aufgabe, das Gespräch zu **initiieren** (d. h. Fragen zu stellen) und zu **lenken**, aber auch die Diskussion zu **moderieren**, die Gruppe oder einzelne Teilnehmerinnen zu motivieren und Sorge dafür zu tragen, dass die Diskussion nicht vom Thema abschweift oder gar eskaliert. Sie muss sich wie beim Interview eher zurückhaltend und nondirektiv verhalten. Ebenso muss sie aufpassen, ihre eigene Meinung, Bewertungen etc. nicht einzubringen (→ Kapitel *Interviewerinnenverhalten und -techniken*), hat aber bei der Gruppendiskussion zusätzlich noch moderierende und gruppensteuernde Aufgaben.

Der Ablauf einer Gruppendiskussion kann folgendermaßen aussehen:

- Die Diskussionsleiterin stellt sich vor.
- Die Moderatorin stellt kurz das Anliegen und den Gegenstandes der Studie vor und bespricht formale Angelegen-

heiten wie Freiwilligkeit, Umgang mit den Daten (Anonymität), Aufzeichnung der Daten (Tonband, Protokoll) u. Ä.

- Die Teilnehmerinnen stellen sich vor.
- Die Moderatorin leitet mithilfe eines Stimulus', eines Grundreizes (Einleitungsfrage, Äußerung etc.) ein; dieser muss spannend sein, d. h. zur Diskussion anregen. Es gibt aber auch andere Methoden einzusteigen (z. B. Stimmungsbarometer).
- Kommt kein Gespräch zustande, muss die Moderatorin z. B. provokante Statements formulieren, die zur Diskussion motivieren.
- Läuft die Diskussion schleppend, so kann die Moderatorin auf verschiedene Diskussionsbeiträge eingehen, um weitere Aussagen anzuregen:
  - nachfragen (wie war die Äußerung gemeint?);
  - Sachverhalte infrage stellen (um weitere Erklärungen zu erhalten);
  - rekapitulieren (um sich der Zustimmung der Gruppe zu vergewissern);
  - durch kontrastierenden Fragen evtl. vorhandene unterschiedliche Aussagen aufzeigen;
  - paraphrasieren oder zusammenfassen des bisherigen Ergebnisses (die Teilnehmerinnen können den roten Faden wieder aufnehmen);
- Schweiger oder passive Teilnehmerinnen können zu Aussagen motiviert werden, indem man Blickkontakt zu ihnen sucht oder sie direkt bittet, sich zu einem Thema zu äußern, „Vielrednerinnen" sind dezent, aber wirkungsvoll zu bremsen.
- Beendet wird die Diskussion, wenn alle Themen angesprochen wurden bzw. wenn der vorgesehene Zeitrahmen erschöpft ist. Die Moderatorin kann abschließend die Diskussion inhaltlich zusammenfassen oder auch die Gruppendynamik und Atmosphäre (alleine oder mit der Gruppe) reflektieren. Danach wird die weitere Vorgangsweise geklärt (werden die Teilnehmerinnen noch einmal gebraucht? Wo wird die Studie veröffentlicht? Wie können die Teilnehmerinnen zu den Ergebnissen gelangen? etc.).

vgl. Lamnek 1995, Bd. 2

Die Gruppendiskussion ist eine anspruchsvolle Interviewmethode. Schwierigkeiten können durch das Ausufern oder Eskalieren der Diskussion entstehen, durch das Auftreten von Konflikten innerhalb der Gruppe durch Meinungsverschiedenheiten. Sehr dominante Personen oder notorische Schweiger erschweren das Gruppeninterview und können im Extremfall auch die Gruppendiskussion verunmöglichen. Weiters ist es technisch oft sehr schwierig, eine Gruppendiskussion auf Tonband aufzuzeichnen bzw. ein Transkript der Aufzeichnungen anzufertigen und diese auszuwerten.

5.3 Die Beobachtung

Die Beobachtung wird im Allgemeinen als **„ursprünglichste" Form der Datenerhebung** bezeichnet, denn sie ist sozusagen eine „alltägliche Technik" zur Sammlung von Informationen. Wir alle setzen die Beobachtung im täglichen Leben mehr oder weniger gezielt ein, um Vorgänge in der Umgebung oder das Verhalten von Menschen zu verstehen.

Wissenschaftliche Beobachtung unterscheidet sich von Alltagsbeobachtung dadurch, dass sie systematisch geplant (also nicht dem Zufall überlassen) ist und einem bestimmten Forschungszweck dient. Die beobachteten Ereignisse werden dabei systematisch aufgezeichnet. Gegenstand der Beobachtung sind Handlungen und das Verhalten.

5.3.1 Arten von Beobachtung

Es gibt verschiedene Beobachtungsverfahren, die man nach folgenden Kriterien unterscheiden kann:

- Wissen die beobachteten Personen, dass sie beobachtet werden?
  Von **offener Beobachtung** spricht man, wenn die Beobachteten wissen, dass sie beobachtet werden. Bei der **verdeckten Beobachtung** geschieht diese ohne Kenntnis der Beobachteten.
- Beteiligt sich die Beobachterin an den Handlungen und Gesprächen der beobachteten Person oder nicht?
  Bei der **teilnehmenden Beobachtung** befindet sich die Forscherin selbst in der Situation, die sie beobachten möchte. Sie ist Teil dieser Situation und arbeitet mit den beteiligten Perso-

Giesen sammelte Daten für ihre Arbeit zum Thema „Die Pflege von Patienten anderer Kulturen", indem sie eine teilnehmende Beobachtung vornahm. Sie arbeitete als Praktikantin auf der Station mit und beobachtete das Pflegepersonal im Umgang mit Patientinnen (vgl. Giesen 1993).

nen. Bei der **nicht teilnehmenden Beobachtung** hat die Forscherin nur die Rolle der Beobachterin inne und verfolgt die Ereignisse und Handlungen, ohne daran beteiligt zu sein.

- Wird mithilfe eines standardisierten Beobachtungsschemas beobachtet? Oder gibt es nur eine relativ grobe Anweisung, was beobachtet werden soll?
  Strukturierte Beobachtungen sind solche, denen ein Schema von Kategorien zu Grunde liegt. Beobachtet wird gezielt das, was mit dem Schema erfasst werden kann (d. h. was in dem Schema enthalten ist). Diese Beobachtungen werden entweder durch Zeichen oder durch Beschreibungen im Schema festgehalten. Bei **unstrukturierten Beobachtungen** werden alle Ereignisse, Handlungen etc., die während der Beobachtung stattfinden, mittels Beschreibung festgehalten, ohne dass man sich dabei an ein Schema hält.
- Findet die Beobachtung unter „natürlichen" Bedingungen oder unter „Laborbedingungen" statt?
  Feldbeobachtungen sind Beobachtungen in der natürlichen Umgebung der Beobachteten. **Laborbeobachtungen** finden im „Labor" statt, d. h. die beobachteten Situationen werden künstlich herbeigeführt. Die Umgebung wurde also für die Beobachtung verändert.

vgl. Lamnek 1995, Bd. 2

Mayer untersuchte mit einer Gruppe Praktikerinnen das Thema „Angehörigengespräche" und bediente sich dabei u. a. der Selbstbeobachtung: jede Pflegeperson zeichnete während eines bestimmten Zeitraumes jedes Angehörigengespräch auf, das sie selbst geführt hatte. Für die Aufzeichnungen wurde ein standardisiertes Instrument verwendet (vgl. Mayer 1998).

- Beobachtet man sein eigenes Verhalten oder das einer anderen Person?

  Bei der **Fremdbeobachtung** beobachtet man fremdes Verhalten, bei der **Selbstbeobachtung** eigenes Verhalten. Hier sind Beobachterin und Beobachtete also identisch.

Eine Beobachtung kann mit oder ohne Einsatz von **Medien** (z. B. Videogeräten) erfolgen. Der Einsatz einer Videokamera hat den Vorteil, dass die beobachtete Situation festgehalten wird. So kann sie wiederholt betrachtet werden. Das erleichtert die systematische Erfassung und vollständige Beschreibung der Szene und beugt Verfälschungen vor. (Verfälschungen können z. B. durch **selektive Wahrnehmung** entstehen. Das bedeutet, dass die Beobachterin nur gewisse Dinge wahrnimmt, andere aber nicht.)

Die Beobachtung ist in der quantitativen Forschung standardisiert, strukturiert, idealerweise verdeckt und nicht teilnehmend. Damit soll größtmögliche Objektivität gewährleistet werden.

Ziel der **quantitativen Beobachtung** ist es, Handlungen oder Verhaltensdimensionen auf ihr **Vorkommen** und ihre **Häufigkeit** hin zu erforschen. Dazu wird ein Kategorienschema theoriegeleitet erarbeitet, das die wichtigsten Dimensionen des Verhaltens enthält. Zur Aufzeichnung der Verhaltensdimensionen werden Zeichensysteme verwendet.

Quantitative Beobachtung können sowohl als Labor- als auch als Feldbeobachtungen angelegt werden. Meist handelt es sich um Fremdbeobachtungen, in seltenen Fällen kommen aber auch Selbstbeobachtungen vor.

Die klassische qualitative Beobachtung ist die teilnehmende, unstrukturierte Feldbeobachtung. Dadurch soll möglichst große Offenheit und Nähe zum Gegenstand gewährleistet werden.

Ziel der **qualitativen Beobachtung** ist die **Beschreibung** eines Handlungsfeldes sowie die Beschreibung der dort agierenden Personen und ihrer Interaktionen.

Durch eine Teilnahme an der Situation kann die Forscherin den beobachteten Personen so nahe wie möglich kommen – sie kann die **Innenperspektive** einer Situation erfassen. Weil kein vorgegebenes Schema verwendet wird, kann man gegenüber dem Beobachteten offen sein. Man kann jedoch auch bei qualitativen Beobachtungen **halb standardisiert** vorgehen (ähnlich wie bei einem halb standardisierten Interview wird hier ein Leitfaden mit den wichtigsten Bereichen der Beobachtung entwickelt) (vgl. Mayring 1996).

5.3.2 Bestandteile einer Beobachtung

Die Grundfrage bei einer Beobachtung ist: „**Wo möchte ich was wann und wie lange beobachten?**"

Es geht also um die Festlegung des **Beobachtungsfeldes**, der **Beobachtungseinheiten** und der **Beobachtungskriterien** oder -dimensionen.

Beobachtungsfeld

Das Beobachtungsfeld ist der **räumliche** und **soziale Bereich**, in dem beobachtet werden soll. Um sich für ein bestimmtes Beobachtungsfeld zu entscheiden, muss man Informationen darüber haben, wo und wann ein bestimmtes Verhalten auftreten kann, also zu beobachten ist. Im Vorfeld einer Beobachtung muss die Forscherin nähere Angaben zum Feld und zu den darin agierenden Personen sammeln. Je eingegrenzter ein Beobachtungsfeld ist (also ein bestimmtes Territorium oder eine Lokalität), desto einfacher wird sich der Beobachtungsablauf gestalten. Schwierig wird es immer dann, wenn Verhalten ohne räumliche oder zeitliche Bezugsordnung untersucht werden soll (vgl. Atteslander 2000).

Eine vollständige Beschreibung des Beobachtungsfeldes ist für jede Forschung notwendig. In der qualitativen Feldforschung ist sie aber besonders wichtig, da **Interpretationen nur im Kontext** gegeben werden können.

Beobachtungseinheiten

Darmann wählte für ihre Studie zur Kommunikation zwischen Pflegepersonal und Patienten als Beobachtungseinheit Handlungseinheiten. Sie zeichnete die Gespräche während der Körperpflege, dem Verbandswechsel und der Vitalzeichenkontrolle auf (vgl. Darmann 1998).

„Die Beobachtungseinheiten bezeichnen denjenigen Teilbereich sozialen Geschehens, der konkreter Bestandteil der Beobachtung sein soll. Es geht dabei um die Frage ‚Wer und was wird wann beobachtet?'" (Atteslander 2000, S. 84) Hier unterscheidet man **Zeiteinheiten** (z. B.: man beobachtet zwischen 10.00 und 12.00 Uhr) und **Ereigniseinheiten** (z. B. Körperpflege). Bei quantitativen Untersuchungen bemüht man sich um eher kleine Beobachtungseinheiten; meistens werden Zeiteinheiten verwendet. Qualitative Untersuchungen hingegen haben (dadurch, dass sie die Interaktionen möglichst ganzheitlich erfassen wollen) umfassendere Beobachtungseinheiten und ziehen meist keine zeitlichen Schranken, sondern Situationen zur Abgrenzung heran.

Beobachtungskriterien oder -dimensionen

Die Beobachtungsdimensionen werden durch die Frage **„Was will ich beobachten?"** ermittelt. Bei standardisierten (strukturierten) oder halb standardisierten Beobachtungen werden zunächst **Kategorien** entwickelt, die die Beobachtung leiten sollen. Nicht standardisierte oder freie Beobachtungen (qualitative Daten) kommen **ohne** ein bestimmtes vorher festgelegtes **Beobachtungsschema** aus.

Ein Kategorienschema kann auf zwei Wegen entwickelt werden: entweder aus der Theorie heraus **(deduktiv)** oder aufgrund vorher durchgeführter unsystematischer Feldbeobachtungen **(induktiv)**. Für die Entwicklung eines Kategorienschemas für eine strukturierte, quantitative Beobachtung gilt dasselbe wie für die Entwicklung eines Fragebogens: Die Forschungsfrage oder Hypothese muss so weit operationalisiert werden, dass man **Indikatoren** findet, mit deren Hilfe das zu beobachtende Verhalten „gemessen" werden kann (→ Kap. 5.1.1). Indikatoren müssen inhaltlich so formuliert werden, dass die Beobachtungen **eindeutig** zugeordnet werden können. Ein Kategoriensystem für quantitative Beobachtungen sollte demnach folgenden Anforderungen genügen:

Indikatoren = Merkmale, die etwas anzeigen. Sie sind Anzeiger für ein bestimmtes theoretisches Konzept, das hinter den Forschungsfragen liegt.

- **Eindimensionalität** der Messung (die Kategorien müssen inhaltlich eindeutig sein);
- **Ausschließlichkeit** der Kategorien (jedes beobachtete Verhalten darf nur einer einzigen Kategorie zugeordnet werden können);
- **Vollständigkeit** (das Kategorienschema muss erschöpfend sein, so dass alle möglichen zum Forschungsgegenstand gehörenden Beobachtungen erfasst werden können).

Für die Beobachtung als Methode der qualitativen Forschung kann man halb standardisierte Beobachtungsschemata verwenden, die ähnlich wie ein Interviewleitfaden die wichtigsten Beobachtungsdimensionen beinhalten.

Bei der **typischen qualitativen** Feldbeobachtung geht man hingegen völlig frei in die Beobachtungssituation und beginnt mit einer so genannten **deskriptiven** Feldbeschreibung. Holloway / Wheeler empfehlen dafür folgende Richtlinien:

- Fragen nach dem **Wer** (Wie viele Personen gehören zum Umfeld oder nehmen an den Aktivitäten teil? Wer sind sie und welche Rollen füllen Sie aus?);
- Fragen nach dem **Was** (Was geschieht innerhalb des Beobachtungsbereiches? Welche Handlungsweisen und Verhaltensregeln gibt es?);
- Fragen nach dem **Wo** (Wo finden die Interaktionen statt?);
- Fragen nach dem **Wann** (Wann finden Gespräche, Interaktionen, Handlungen statt?);
- Fragen nach dem **Warum** (Warum verhalten sich die Ange-

Holloway/Wheeler 1997, S. 78–79

hörigen eines Umfeldes in einer bestimmten Art und Weise? Warum gibt es unterschiedliche Verhaltensweisen?)

In weiteren Schritten könnte man dann diejenigen Sequenzen, die sich als zentrale Punkte zur Beantwortung der Frage herausstellen, fokussiert beobachten – d. h., man interessiert sich in einem weiteren Untersuchungsgang nur mehr für bestimmte Handlungen, Verhaltensweisen etc. (vgl. Flick 1996).

Beispiel:
Hedinger-Glogg (1997) ist in ihrer Untersuchung der Frage nachgegangen: „Wie berücksichtigen Pflegende die Wünsche von behinderten Kindern beim Essen und Trinken?" Für die Aufzeichnung ihrer Beobachtungen verwendete sie folgenden Leitfaden:

Beobachtungsformular
Datum:
Nummer:
Mahlzeit:
Dauer:
Behinderungsgrad des Kindes:
Auswirkung auf die Selbständigkeit des Kindes beim Essen:
Ausdrucksweise des Kindes:

	Kind	Pflegende
Verhalten beim Schöpfen des Essens		
Verhalten bei nicht gerne haben		
Verhalten bei Sattheit		
Verhalten bei bestehendem Appetit		
Beeinflussung durch die Umgebung		

Probleme des Kindes:
Probleme der Pflegenden:
Atmosphäre:
Beschreibung der beobachteten Grundsätze bei den Pflegenden:

5.3.3 Die agierenden Personen

In jeder Beobachtungssituation agieren zwei Personen(-gruppen): die Beobachterinnen und die Beobachteten.

Die **Beobachterrolle** wird in erster Linie festgelegt durch den **Grad der Teilnahme am Geschehen**. Quantitativ orientierte Forschungen betonen die Rolle als forschende Beobachterin, was mit einem geringen Grad an Partizipation verbunden ist. Qualitative Forschungen betonen dagegen die Teilnehmerrolle.

Genauso wie beim Interview muss man zunächst überlegen, **wer** die Rolle der Beobachterin einnehmen kann. Die Bekanntheit einer Person im Feld kann Vorteile mit sich bringen (z. B. wird ihr eventuell weniger Misstrauen entgegengebracht, sie erhält leichter Zugang zum Feld). Der Nachteil einer zu großen Vertrautheit mit dem Handlungsfeld und den teilnehmenden Personen liegt in einer eingeschränkten oder verzerrten Wahrnehmung. Aber auch die Funktion der Beobachterin (vor allem wenn sie in einem bestimmten Machtverhältnis zu den beobachteten Personen steht), das Geschlecht, das Alter oder die Hautfarbe können sich negativ oder positiv auf die Beobachtung auswirken. Man muss daher im Vorfeld gut überlegen, wer geeignet ist, die Beobachtung durchzuführen.

Die Frage, wer beobachtet werden soll, wird teilweise schon durch die Abgrenzung des Beobachtungsfeldes und der Beobachtungseinheiten beantwortet. Die Rolle der Beobachteten als Element der Beobachtung hängt davon ab, ob eine Beobachtung verdeckt oder offen durchgeführt wird. Verdeckte Beobachtungen werfen immer ethische Fragen auf (→ Kap. 2.2.5). Weiß die betreffende Person, dass sie beobachtet wird, so stellt sich die Frage, inwieweit diese Tatsache bereits ihr Verhalten beeinflusst. Je kleiner die Beobachtungseinheit und je spezifischer die Handlungen ist, die man beobachtet (z. B. die Händehygiene beim Vorbereiten von Infusionen), desto mehr wird sich das Verhalten der beobachteten anpassen und damit verzerren. Je größer und je häufiger die Beobachtungseinheiten sind und je unspezifischer der Beobachtungsgegenstand ist (z. B. die Interaktion mit dem Patienten), desto weniger wird es zu gravierenden Verhaltensänderungen kommen.

5.3.4 Möglichkeiten und Grenzen der Beobachtung als Forschungsmethode

Die Beobachtung ist eine wichtige Methode, um etwas über das **tatsächliche Verhalten** der Patientinnen und der Pflegenden zu erfahren – im Gegensatz zur Befragung, wo man das Verhalten der Menschen nicht direkt untersuchen kann, sondern nur indirekt, indem man sie darüber sprechen lässt. (Diese Äußerungen müssen aber mit dem tatsächlichen Verhalten nicht übereinstimmen.) Die Beobachtung bringt aber auch Probleme mit sich und ist deshalb in der Praxis manchmal schwieriger durchzuführen als z. B. die Befragung.

Ein Problem besteht darin, dass die Beobachterin zugleich das **Messinstrument** ist. Welche Daten erfasst und aufgezeichnet werden, hängt davon ab, was die Beobachterin wahrnimmt. Die Wahrnehmung kann durch verschiedene Dinge **beeinflusst** werden: Wenn man z. B. mit einer Situation vertraut ist, nimmt die Zuverlässigkeit der Beobachtung ab, oder die Beobachtung wird selektiv. Das bedeutet, dass man bestimmte Dinge registriert und andere übersieht. Es ist auch schwierig, Beobachtungen neutral (objektiv) wiederzugeben, ohne sie gleich zu interpretieren.

Eine Beobachtung wirft auch **ethische Probleme** auf. Es ist eine sehr heikle Frage, ob, wie und in welchem Ausmaß die Beteiligten informiert werden können, ohne dass das Ergebnis beeinflusst und ohne dass der Grundsatz der freiwilligen Zustimmung verletzt wird (→ Kap. 2.2.5). Es wird immer wieder diskutiert, inwieweit Informationen über die Beobachtung die Situation an sich bereits verfälschen. Schon das Wissen darum, dass man beobachtet wird, kann die Situation verfälschen. Einige Autorinnen weisen darauf hin, dass das Verhalten der Beobachteten nur in der Anfangsphase der Beobachtung stark beeinflusst wird. Die Beobachterin würde nach relativ kurzer Zeit „vergessen".

5.4 Die Inhalts- oder Dokumentenanalyse

Die Inhaltsanalyse ist eine Technik, die ursprünglich aus der Kommunikationswissenschaft stammt. Ihr Ziel ist die **systematische Bearbeitung von Kommunikation**.

Streng genommen ist die Inhalts- oder Dokumentenanalyse eine Methode zur **Auswertung von Daten**. Im Sinne einer Dokumentenanalyse (d. h. wenn bestehende Dokumente gesammelt, aufbereitet und nach bestimmten Forschungsfragen ausgewertet werden) kann man sie aber auch zu den **Methoden der Datenerhebung** zählen. Für welche Betrachtungsweise man sich entscheidet, ist letztlich abhängig von der Art der Dokumente. Es können zum einen so genannte akzidentale Dokumente analysiert werden, zum anderen so genannte systematische Dokumente.

Akzidentale Dokumente sind Dokumente, die **unabhängig von der Analyse** entstanden sind. Das sind z. B. Bücher, Filme, Tagebücher, Briefe, aber auch eine Pflegedokumentation u. Ä. In diesem Fall spricht man von **Dokumentenanalyse** und zählt diese zu den Methoden der Datenerhebung.

Systematische Dokumente sind Dokumente, die **eigens für die Forschung** (bzw. für die Analyse) produziert wurden (z. B. Tonbandaufnahmen von Interviews). In diesem Fall spricht man von **Inhaltsanalyse**, die eine reine Methode der Auswertung ist.

Gegenstand der Inhalts- und Dokumentenanalyse ist **Kommunikation**, die in irgendeiner Form **festgehalten** ist: z. B. Tonbandaufnahmen, schriftliche Texte, Filme, Bilder u. Ä. Analysiert wird also nicht die Handlung selbst, sondern ihre konservierte Form.

Ziel der wissenschaftlichen Dokumenten- und Inhaltsanalyse ist die Untersuchung von fixierter Kommunikation (z. B. Texte, Akten, Briefe, Dokumente, Tagebücher, Protokolle, Videos, Tonbänder, Bilder ...). Der Gegenstand der Inhaltsanalyse ist nicht die Handlung selbst, sondern die gespeicherte (abgebildete) Handlung.

Man untersucht z.B. nicht die Situation, in der eine Pflegende einer Patientin beim Essen hilft, als solche, sondern Fotos, auf denen diese Situation abgebildet ist.

Inhalts- und Dokumentenanalysen können sowohl quantitativ als auch qualitativ sein. **Quantitative** Analysen gehen Fragen nach der **Häufigkeit** des Auftretens bestimmter Elemente in einem „Dokument" nach. Sie sind **theoriegeleitet** und **standardisiert**, d. h. es werden vorab die Dimensionen bestimmt, nach denen ein Dokument abgesucht wird. Meistens handelt es sich dabei um akzidentale Dokumente; man spricht daher von so genannten **Dokumentenanalysen**. Bei **qualitativen** Analysen hingegen geht es um das „Was", um den **Inhalt** eines Dokuments, nicht um das Feststellen von Häufigkeiten. Zur Analyse werden keine standardisierten Instrumente verwendet und das Vorgehen ist – gemäß den Grundprinzipien qualitativer Forschung – **offen** oder höchstens halb standardisiert. Man spricht in diesem Zusammenhang eher von **Inhaltsanalysen**.

5.4.1 Dokumentenanalyse

Im folgenden Abschnitt wird näher auf die Analyse **akzidentaler Dokumente** (Dokumentenanalyse) eingegangen. Die Methode der Inhaltsanalyse als Auswertungstechnik wird in Kapitel 6.2 vorgestellt.

Bei einer Dokumentenanalyse wird Material analysiert, das nicht eigens von der Forscherin geschaffen wurde. Für die Pflegeforschung sind hier vor allem Pflegedokumentationen interessant, aber auch Lehrbücher, Tagebücher von Patientinnen, historische Dokumente, Schulprospekte, Fachzeitschriften oder Druckwerke wie Tageszeitungen, Wochenschriften o. Ä. Dokumentenanalysen können sowohl **qualitativ** als auch **quantitativ** (standardisiert) erfolgen.

Beispiel für eine quantitative Dokumentenanalyse:
Seidl und Walter analysierten Pflegedokumentationen auf ihre Vollständigkeit und Qualität. Sie überprüften dabei die Vollständigkeit der Schritte und die formale und sachliche Richtigkeit der Eintragungen. In einem ersten Schritt wurden die Konzepte, die hinter den Begriffen „Vollständigkeit" und „formale und sachliche Richtigkeit" stehen, definiert und Indikatoren erarbeitet, mit deren Hilfe diese Konzepte überprüft werden konnten. Dazu wurde ein mehrteiliger, standardisierter Erhebungsbogen entworfen. 100 Pflegedokumentationen wurden mit diesem Bogen bearbeiten und die Daten statistisch ausgewertet.

Seidl/Walter 1988

Beispiel für eine qualitative Dokumentenanalyse:
Geschwindner-Tomlinovic analysierte Werbeprospekte von Krankenpflegeschulen und Berufsinformationsbroschüren von den 50er-Jahren bis heute. Sie ist der Frage nachgegangen: „Wie stellen wir uns selbst dar bzw. wie hat sich die Berufsgruppe dargestellt?" Weiters hat sie gängige Arzt- und Krankenhausserien im Fernsehen auf die Frage analysiert: „Wie wird die Berufsgruppe in den audiovisuellen Medien dargestellt?" Sie bediente sich dabei einer qualitativen Methode, indem sie das Material ohne spezielles Instrument, sondern nur nach diesen Hauptfragen bearbeitete und interpretierte. Die gewonnenen Daten beschreiben das daraus entstehende Bild. Dies ist eine qualitative Analyse.

Gschwindner-Tomlinovic 1998

Bei einer Dokumentenanalyse geht man systematisch und in mehreren Schritten vor. Erst wird bestimmt, welche Dokumente für die Forschungsfrage von Bedeutung sind (z. B. alle Hefte der Zeitschrift „Pflege" von 1996 bis 1998). Danach werden Analyseeinheit, Analysedimension und Analysekategorien festgelegt. Anhand dieser Kriterien werden die Dokumente dann systematisch untersucht.

Die **Analyseeinheit** bestimmt die Aufteilung des gesamten Materials. Sie kann **formal** festgelegt werden (z. B. jedes Wort, jeder abgeschlossene Satz, jeder Quadratzentimeter eines Bildes, bestimmte Zeitabschnitte bei Videos oder abgeschlossene Artikel). Sie kann aber auch **interpretativ** bestimmt sein (spezifische Themen, bestimmte Wertungen etc.; z. B. alle Artikel der Zeitschrift „Pflege" oder jeder in der Zeitschrift „Pflege" publizierte Forschungsartikel).

Jede Analyseeinheit muss gleich behandelt werden, d. h. sie muss mit dem **gleichen Instrumentarium** abgesucht werden. Man kann eine oder mehrere Fragen an die Analyseeinheiten richten (man sagt: jede Einheit kann nach mehreren Dimensionen untersucht werden). Diese verschiedenen Fragestellungen nennt man Analysedimensionen. Welche **Analysedimensionen** ausgewählt werden, das richtet sich nach den Forschungsfragen, mit denen man in die Untersuchung geht. Jede Analyseeinheit muss auf alle gewählten Dimensionen abgefragt werden.

Innerhalb jeder Dimension kann es nun eine Anzahl von Kategorien (**Analysekategorien**) geben, die konkret beschreiben, wonach man sucht. Das Kategorienschema muss nicht alle Inhalte erfassen, die im Text auftreten, es soll aber **alle Dimensionen** erfassen, die von Bedeutung sind.

vgl. Lamnek 1995

Beispiel:

Frage	*Welche Forschungsarbeiten werden in deutscsprachigen wissenschaftlichen Pflegezeitschriften veröffentlicht?*
Grundgesamtheit	*Zeitschrift „Pflege"*
(Stichprobe, Material)	*(von Beginn bis einschließlich 1998)*
Analyseeinheit	*jeder Artikel, der eine Forschungsarbeit enthält*
Analysedimensionen	*Forschungsansatz* *Methoden* *Gebiete*
Analysekategorien	*qualitative Ansätze – quantitative Ansätze* *deskriptive Ansätze – experimentelle Ansätze* *schriftliche Befragung – Interview – Beobachtung – Dokumentenanalyse* *Gebiete (Pflegepraxis, Management, Beruf, Ausbildung)*

Dieses systematisierte und stark strukturierte Vorgehen entspricht den Erfordernissen quantitativer Analysen. Für qualitative Analysen bedient man sich eher einer offenen Vorgangsweise, bei der z. B. die Analysedimensionen und Analysekategorien nicht vorab festgelegt, sondern aus dem Material heraus entwickelt werden.

5.5 Zusammenfassung

Die häufigsten Methoden zur Datenerhebung sind (neben den Messungen im naturwissenschaftlichen Sinn) die Befragung, die Beobachtung und die Inhalts- und Dokumentenanalyse.

Die Befragung dient dazu, etwas über Meinungen, Gefühle oder Erlebnisse der Teilnehmerinnen zu erfahren. Die schriftliche Befragung ist eine standardisierte Erhebungsmethode, bei der den Teilnehmerinnen ein Fragebogen vorgelegt wird, den sie selbstständig beantworten müssen. Da ihr Standardisierungsgrad hoch ist, ist sie in der quantitativen Forschung sehr beliebt. Die mündliche Befragung wird als Interview bezeichnet und ist die bevorzugte Methode der qualitativen Forschung.

Mit der Beobachtung kann man Erkenntnisse über das Verhalten und das Handeln der Menschen gewinnen. Sie kann sowohl in der quantitativen als auch in der qualitativen Forschung eingesetzt werden.

Die Inhalts- und Dokumentenanalyse hat zum Ziel, fixierte und wieder abrufbare Kommunikation auszuwerten. Gegenstand der Forschung sind akzidentale Dokumente (solche, die unabhängig von der Forschung entstanden sind wie z. B. Bücher, Zeitschriften, die Pflegedokumentation etc.) oder systematische Dokumente (solche, die eigens für die Forschung produziert wurden, z. B. Tonbandaufnahmen von Interviews). Die Inhalts- oder Dokumentenanalyse kann ebenfalls sowohl in der qualitativen als auch in der quantitativen Forschung eingesetzt werden.

5.6 Vertiefende Literatur

5.6.1 Vertiefende Literatur zu Kapitel 5.1

Wittneben Karin (Hrsg.): Forschungsansätze für das Berufsfeld Pflege. Georg Thieme Verlag, Stuttgart 1998 (368 Seiten)

Durch den Beitrag von Christa Winter von Lersner, „Zur Methode der schriftlichen Befragung – dargestellt am Beispiel der Einstellung von Krankenschwestern und Krankenpflegern zu Suizidpatienten und eigener Suizidalität" (S. 18–53) erhält man einen sehr guten Einblick in die Methoden der schriftlichen Befragung. Die Autorin beschreibt verständlich und mithilfe von Beispielen die Klassifikation von Fragen- und Antwortstrukturen, die Grundregeln bei der Fragenformulierung und die Entwicklung und Anwendung eines Fragebogens. All das wird anhand einer konkreten Forschungsarbeit aus der Gesundheits- und Krankenpflege veranschaulicht, die nach den Phasen der schriftlichen Befragung (vom Entwurf des Fragebogens bis zur Auswertung) aufgebaut ist.

Atteslander Peter: Methoden der empirischen Sozialforschung. Walter de Gruyter, Berlin, New York 2000 (393 Seiten)

In dem Kapitel zur Befragung (S. 158–176) werden die verschiedene Fragetypen, Regeln zur Fragenformulierung, die Fragebogenstrategie und die Vorgangsweise bei der Fragebogenentwicklung kurz, aber gut verständlich erklärt.

5.6.2 Vertiefende Literatur zu Kapitel 5.2

Lamnek Siegfried: Qualitative Sozialforschung. Band 2, Methoden und Techniken. Psychologie Verlags Union, München, Weinheim 1995 (440 Seiten)

Lamnek bietet die umfassendste Abhandlung zum Thema Interview. Besonders interessant sind der Vergleich quantitativer und qualitativer Interviews (S. 36–60) und die ausführliche Beschreibung der verschiedenen Formen des qualitativen Interviews (S. 68–92).

Froschauer Ulrike / Lueger Manfred: Das qualitative Interview zur Analyse sozialer Systeme. WUV, Wien 1998 (94 Seiten)

Diese Publikation bietet einen sehr kompakten Leitfaden, in dem die Grundlagen zu qualitativen Interviews, die Techniken der Interviewführung und die Möglichkeiten bei der Analyse qualitativer Interviewdaten gut verständlich vermittelt werden.

Morse Janice M., Field Peggy Anne: Qualitative Pflegeforschung – Anwendung qualitativer Ansätze in der Pflege, Ullstein Medical 1998 (242 Seiten)

In dem Kapitel „Interviews" (S. 86–99) wird sehr ausführlich auf die besonderen Techniken bei der Durchführung eines qualitativen Interviews eingegangen – immer bezugnehmend auf die Gesundheits- und Krankenpflege als Forschungsfeld.

Holloway Immy, Wheeler Stephanie: Qualitative Pflegeforschung – Grundlagen qualitativer Ansätze in der Pflege. Ullstein Medical 1998 (261 Seiten)

In Kapitel 10 (S. 171–182) gehen die Autorinnen speziell auf die Gruppendiskussion ein und erklären ihre Grundzüge und Durchführung. Beispiele aus der Gesundheits- und Krankenpflege veranschaulichen dies.

5.6.3 Vertiefende Literatur zu Kapitel 5.3

Greve Werner, Wentura Dirk: Wissenschaftliche Beobachtung. Eine Einführung. Beltz, Psychologie Verlags Union, Weinheim 1997 (182 Seiten)

Diese Publikation bietet eine Auseinandersetzung mit den Stärken, Schwächen und methodischen Grundlagen wissenschaftlicher Beobachtung aus der Perspektive der psychologischen Forschung. Dieses Buch bezieht sich auf die quantitative Forschung.

Lueger Manfred: Grundlagen qualitativer Feldforschung. UTB, WUV, Wien 2000 (267 Seiten)

Das Buch beinhaltet eine umfassende Auseinandersetzung mit der Beobachtung als Methode klassischer qualitativer Forschung auf wissenschaftlicher Ebene.

Morse Janice M., Field Peggy Anne: Qualitative Pflegeforschung – Anwendung qualitativer Ansätze in der Pflege. Ullstein Medical 1998 (242 Seiten)

Der Abschnitt von S. 101–110 bietet einen kurzen, aber sehr informativen Abriss über die teilnehmende Beobachtung in der qualitativen Forschung.

5.6.4 Vertiefende Literatur zu Kapitel 5.4

Lamnek Siegfried: Qualitative Sozialforschung. Band 2, Methoden und Techniken. Psychologie Verlags Union, München, Weinheim 1995 (440 Seiten)

In dem Kapitel Inhaltsanalyse werden von Lamnek die Grundzüge und die Vorgangsweise der quantitativen Inhaltsanalyse abgehandelt (S. 185–196). Ein längerer Abschnitt (S. 197–238) ist der qualitativen Inhaltsanalyse gewidmet. Hier werden die Methode der qualitativen Inhaltsanalyse nach Mayring und der objektiven Hermeneutik ausführlich dargestellt.

5.7 Vertiefung des Lernstoffs

1. Erstellen Sie einen kurzen Fragebogen, der Ihnen Antworten auf die Frage nach den Belastungen im Pflegeberuf liefern soll (wenn Ihnen das Thema zu groß ist, beschränken Sie sich auf einen Teilaspekt). Lesen Sie sich vorher dazu noch einmal das Kapitel 5.1.1 durch.
   - Lassen Sie diesen Bogen von einer Studienkollegin ausfüllen und besprechen Sie danach Folgendes:
     - Welche Fragen waren unklar?

  - Bei welchen Fragen konnte man seine Antwort nicht in die vorgegebenen Möglichkeiten einordnen?
  - Was hat zu diesem Thema gefehlt?
- Nehmen Sie selbst den Bogen zur Hand und setzen Sie bei den Antwortmöglichkeiten fiktive Zahlen ein (wie sie bei einer Umfrage von 150 Pflegenden herauskommen könnten). Überlegen Sie dann, welche Aussagen Sie dadurch erhalten (als Selbstkontrolle, ob die Fragen geeignet sind, Ihnen Antwort auf Ihre Forschungsfrage zu liefern).
- Entwerfen Sie zu dem Fragebogen einen Begleitbrief und legen Sie ihn Ihrer Kollegin vor. Besprechen Sie dann gemeinsam, ob sie dadurch ausreichende Information über Ihr Vorhaben erhalten hat, so dass sie den Fragebogen ausfüllen würde. Wenn Ihre Kollegin den Fragebogen nicht ausfüllen würde, besprechen Sie, was in Ihrem Begleitschreiben fehlt oder verbessert werden könnte.

2. Finden Sie heraus, wo bei den folgenden Fragen und Antwortvorgaben die Fehler liegen und überlegen Sie korrekte Alternativen.

Alter:

0–20 Jahre ☐ 20–40 Jahre ☐ 40–60 Jahre ☐ älter als 60 Jahre ☐

Hat sich das Pflegepersonal mit Namen vorgestellt? ja ☐ nein ☐

In Anbetracht der Tatsache, dass der Pflegeunterricht praxisnah gestaltet werden sollte – wie wichtig finden Sie die Einführung von Pflichtpraktika?

sehr wichtig ☐ ☐ ☐ ☐ ☐ nicht wichtig

In welchen Situationen essen Sie mehr bzw. weniger?

• Wenn ich frustriert bin	mehr ☐	weniger ☐
• Wenn mit langweilig ist	mehr ☐	weniger ☐
• Wenn ich verliebt bin	mehr ☐	weniger ☐
• Wenn ich mich einsam fühle	mehr ☐	weniger ☐

etc.

Wie viel Einfluss haben Ihrer Meinung nach folgende Gründe auf die Wahl des Krankenpflegeberufs?

	sehr viel	viel	gar nicht
Das Interesse an der Medizin	☐	☐	☐
Die Erwartung eines sicheren Berufes	☐	☐	☐
Der Wunsch anderen Menschen zu helfen	☐	☐	☐

etc.

3. Führen Sie mit einer Studienkollegin ein kleines qualitatives Interview durch. (Fragen Sie z. B. nach der Berufsbiografie oder nach den Beweggründen für und Erwartungen an das Studium bzw. nach den Zukunftsplänen nach Studienabschluss.) Nehmen Sie dieses auf Tonband auf.
   a) Reflektieren Sie nach dem Interview die Situation gemeinsam:
      - Was ist Ihnen als Interviewerin gut / nicht so gut gelungen?
      - Was war Ihnen als Interviewerin angenehm / unangenehm?
      - Was war der Interviewpartnerin angenehm / unangenehm?

      Orientieren Sie sich dabei an den Angaben von Kapitel 5.2.2.
   b) Transkribieren Sie das Interview und versuchen Sie dabei nach den Kommentierungszeichen von Kapitel 6.2.1 vorzugehen. Lesen Sie sich das Transkript durch und versuchen Sie Folgendes herauszufinden:
      - Wo haben Sie mit Ihren Fragen das Interview gelenkt?
      - Wo sind sie auf wichtige Äußerungen Ihrer Interviewpartnerin nicht eingegangen?
      - Wo hätten Sie mehr nachfragen müssen?
      - Sind Ihre Fragen beantwortet worden?
4. Wiederholen Sie die Kriterien zur Unterscheidung von Beobachtungsverfahren und vergegenwärtigen Sie sich den Unterschied zwischen qualitativer und quantitativer Beobachtung. Überlegen Sie sich alleine oder diskutieren Sie mit einer Studienkollegin die methodischen Probleme, die es bei der Beobachtung als Forschungsmethode geben kann.
5. Bereiten Sie eine Dokumentenanalyse zum Thema „Berufsbild der Gesundheits- und Krankenpflege in den gängigen Krankenhausserien" vor. Formulieren Sie die passende Forschungsfrage und bestimmen Sie dann die Analyseeinheit, die Analysedimensionen und Analysekategorien. Nehmen Sie dann eine Folge einer passenden Serie auf und versuchen Sie diese anhand Ihres Schemas zu analysieren.

6 Methoden der Datenauswertung im Überblick

Wie aus dem letzten Kapitel ersichtlich geworden ist, gibt es in der Forschung unterschiedliche Methoden und Techniken, Daten zu erheben. Damit ist aber nur der erste Schritt getan, denn das erhobene Material muss einer sorgfältigen Auswertung unterzogen werden, um zu sinnvollen wissenschaftlichen Aussagen zu kommen.
Die Methoden zur Auswertung von quantitativem und qualitativem Datenmaterial sind vielfältig und umfassend. Da es sich bei diesem Buch um ein Basiswerk handelt, in dem Grundlagenwissen vermittelt werden soll, wird in diesem Kapitel nur ein erster Einblick in die Auswertungsverfahren gegeben.

6.1 Analyse quantitativer Daten

Zur Analyse quantitativer Daten werden mathematische – genauer: **statistische** – Verfahren eingesetzt. Ziel ist es, die Daten zu strukturieren und ihr Verständnis zu erleichtern. Die Berechnung von Daten und der Umgang mit Statistikprogrammen setzt umfangreiche Statistik-Kenntnisse voraus. Nicht jede Pflegenden, die sich mit Forschung beschäftigt, muss darüber verfügen.

> ForschungsanwenderInnen müssen nicht im Detail wissen, welche Berechnungen den statistischen Methoden zu Grunde liegen, aber sie müssen über ihre Bedeutung, ihre Verwendungsmöglichkeiten und ihre Grenzen Bescheid wissen. ... Wissen um die Durchführung statistischer Verfahren ist nicht entscheidend für das Verstehen von Forschungsberichten.

Bello 1996, S. 434

Expertinnen, die eigenständig Forschung durchführen und Forschungsprojekte leiten, müssen über vertiefte Kenntnisse der Statistik verfügen – nicht nur um Ergebnisse verstehen zu können, sondern um Rechenoperationen auch selbst richtig einzusetzen. Es gibt bereits Statistikprogramme auf dem Markt, die sehr leicht zu bedienen sind. Gerade dadurch besteht aber die Gefahr, dass „Laien" Berechnungen durchführen, die unsinnig oder nicht zulässig sind, so dass die Ergebnisse verfälscht werden. Es empfiehlt sich daher für Pflegeforscherinnen, immer mit Statistikerinnen Rücksprache zu halten, wenn sie ihre Auswertungen selbst vornehmen. Die statistische Auswertung kann auch ausgelagert werden, d. h. man lässt sie von Mathematikerinnen oder in statistischen Instituten durchführen.

Im Folgenden wird nur ein kurzer Überblick über gebräuchliche statistische Verfahren gegeben. Eine vertiefe Auseinandersetzung, wie sie notwendig wäre, um Berechnungen selbst anstellen zu können, würde den Rahmen dieser Ausführungen sprengen. Jedoch ist die Kenntnis gewisser Ausdrücke und das Wissen um die Bedeutung bestimmter rechnerischer Verfahren zum grundlegenden Verständnis von Forschungsberichten notwendig.

Grundsätzlich geht man bei der quantitativen Datenanalyse folgendermaßen vor:

1. Aufbereiten der Datenbestände
2. Erstellen einer deskriptiven Statistik
3. Anwendung analytischer statistischer Methoden

6.1.1 Aufbereiten der Datenbestände

Bei der Analyse quantitativer Daten handelt es sich um eine **Zahlenanalyse**. Um zu diesen Zahlen zu kommen, muss man vorerst einmal das vorhandene Material (= z. B. die ausgefüllten Fragebögen) **kodieren**, d. h. Antworten (= Daten) in Zahlen umsetzen. Dies ist der Vorgang der **Datenaufbereitung**.

Dafür muss eine Liste mit allen Fragen (**Variablen**) und mit allen möglichen Antworten erstellt werden. Jeder möglichen Antwort zu jeder Frage wird genau ein spezieller Wert (**Kode**) zugeordnet. Diese Liste bezeichnet man als „**Kodeplan**" oder „**Kodierungsliste**". Zum Beispiel: die Frage „Sind Sie verheiratet?" sei Variable 1. Wurde „ja" angekreuzt, sei das Kode 1, wurde „nein" angekreuzt, sei das Kode 2.

Die erhobenen Informationen müssen dann gemäß dem Kodeplan in die richtigen Kodes umgesetzt werden. Man nennt diesen Vorgang **kodieren** oder **verkoden**. Die kodierten Daten werden in Form einer so genannten „**Datenmatrix**" niedergeschrieben oder unter Verwendung eines entsprechenden Statistik-Programms in den PC eingegeben und gespeichert. Ein in den Sozialwissenschaften sehr populäres und anwenderfreundliches Statistikprogramm ist das SPSS für Windows. Erst dann ist eine sinnvolle Verarbeitung der Daten möglich.

SPSS = Windows Superior Performing Statistical Software.

6.1.2 Exkurs: Skalen- oder Messniveaus

Statistische Verfahren können nicht beliebig eingesetzt werden. Welche Verfahren man anwenden kann, hängt unter anderem vom **Skalen-** oder **Messniveau der Variablen** ab. Je höher das Skalen- oder Messniveau ist, desto mehr Freiheiten hat man bei der Auswahl der statistischen Methode. Bei Messungen unterscheidet man **vier Skalenniveaus** (Abb. 10):

Skala = Maßeinteilung bei Messinstrumenten.

Skala	Charakteristik	Beispiel	Rechenoperationen (deskriptive Statistik)
Nominal	Klassifizierung	männlich – weiblich	Häufigkeitsverteilungen
			Modus
			Spannweite
Ordinal- oder Rang	relative Rangfolge	häufig – selten – nie Schulnoten	Häufigkeitsverteilungen
			Modus, Median
			Spannweite
Intervall	Rangfolge mit gleichen Intervallen	Temperatur	Häufigkeitsverteilungen
			Modus, Median, Mittelwert
			Spannweite, Standardabweichung
Ratio- oder Verhältnis	Rangfolge mit gleichen Intervallen und absolutem Nullpunkt	Körpergröße, Gewicht, Blutdruck	alle

Abbildung 10: Überblick über die Skalen- oder Messniveaus

Quelle: Bello 1996, S. 436

Nominalskala

Bei Nominalskalen handelt es sich um Einteilungen gewisser Eigenschaften, die sich gegenseitig ausschließen, für die sich aber **keine Rangordnung** aufstellen lässt. Typische Beispiele für nominalskalierte Variablen sind Fragen nach dem Geschlecht, nach Beruf, Familienstand, Religionszugehörigkeit etc.

z. B.: männlich – weiblich
ledig – verheiratet – geschieden – verwitwet

Die Nominalskala ist die Skala mit dem niedrigsten Niveau und gestattet die wenigsten statistischen Operationen.

Ordinal- oder Rangskala

Die Ordinalskala wird verwendet, um eine **Reihenfolge** von Objekten oder Ereignissen aufzuzeigen – die Antworten lassen sich in eine Reihenfolge bringen, in eine **relative Rangfolge**. Hier gibt es ein Mehr oder Weniger, die Abstände zwischen den verschiedenen Ausprägungen sind aber nicht zwangsläufig gleich groß. Das Unterscheidungskriterium heißt in diesem Fall nur „kleiner" und „größer" (bzw. „mehr" oder „weniger"). Das Maß der zentralen Tendenz ist hier der Median. (In der Praxis wird bei Ordinalskalen oft das arithmetische Mittel berechnet, was zwar rein theoretisch nicht zulässig ist, praktisch jedoch akzeptiert wird.)

z. B.: häufig – selten – nie
sehr belastend – eher belastend – eher nicht belastend – nicht belastend
Schulnoten

Intervallskala

Bei der Intervallskala sind die Ausprägungen ebenfalls in einer **Rangfolge** geordnet, die Zwischenräume (**Intervalle**) zwischen diesen Ausprägungen sind jedoch gleich groß. Es existiert allerdings **kein absoluter Nullpunkt**. Die Messung der Temperatur ist z. B. eine Messung auf Intervallniveau. Daten der Intervallskala lassen bereits mehr Rechenoperationen zu als Daten auf Nominal- und Ordinalskalen (Addition, Subtraktion, Multiplikation und Division). Die Berechnung des arithmetischen Mittels ist erst bei Daten auf diesem Skalenniveau wirklich sinnvoll. Als Streuungsmaß kann hier die Standardabweichung berechnet werden.

Ratio- oder Verhältnisskalen

Bei verhältnisskalierten Daten gibt es eine **Rangfolge** von Werten mit **gleichem Abstand** und **absolutem Nullpunkt**. Es handelt sich hier um das höchste Skalenniveau, das aber gewöhnlich nur in den Naturwissenschaften Einsatz findet. Beispiele für Daten, die auf diesem Skalenniveau liegen, sind Gewicht, Größe, Puls, Blutdruck u. Ä. Beim rechnerischen Umgang mit diesen Daten können alle mathematischen Verfahren eingesetzt werden.

vgl. Bello 1996; Abt-Zegelin/Sowinski 1999

6.1.3 Deskriptive Statistik

Mithilfe der deskriptiven Statistik werden die Daten nach unterschiedlichen Merkmalen beschrieben und zu leicht handhabbaren Größen zusammengefasst. Zu diesen Größen zählen Häufigkeitsverteilungen, das Maß der zentralen Tendenzen und Streuungen, aber auch das Errechnen von statistischen Zusammenhängen.

Häufigkeitsverteilungen

Häufigkeitsverteilungen sind die einfachste Möglichkeit, Daten zu ordnen. Man zählt dabei, **wie oft ein Ereignis auftritt.** Dargestellt werden diese Daten in absoluten Zahlen oder Prozenten.

z. B.: n = 122 („n“ steht hier für die Gesamtmenge der Zahlen)
ja = 82 nein = 33
keine Antwort = 7

Das heißt: von 122 Befragten haben 115 diese Frage beantwortet. Davon haben 82 mit „ja“ und 33 mit „nein“ geantwortet. In Prozenten dargestellt sieht das Ergebnis folgendermaßen aus:

n	=	122
ja	=	67,21 %
nein	=	27,05 %
keine Antwort	=	5,74 %

Bei der Darstellung in Prozenten ist es wichtig, auf die Gesamtmenge zu achten; sie ist für die Interpretation des Ergebnisses ausschlaggebend (denn 50 % können 200 Antworten von 400 sein oder auch nur 2 von 4).

Achtung: Prozente können Präzision vortäuschen und verzerren bei kleinen Datenmengen das Ergebnis!

Maße der zentralen Tendenz („Mittelwerte“)

Die so genannten **Mittelwerte** fassen die Elemente einer Gruppe zusammen und geben den **Durchschnittswert** an. Man unterscheidet

- **Modus** oder **Modalwert** (= der häufigste Wert).

- **Median** (= der Wert, bei dem 50 % darüber und 50 % darunter liegen) und das
- **arithmetische Mittel** (= die Summe der Werte geteilt durch die Anzahl der Werte; Abkürzung $\overline{X}$

Beispiel:
Es gibt in einem Wohnhaus neun Familien, davon haben vier Familien keine Kinder. Eine Familie hat ein Kind, eine hat zwei Kinder, zwei Familien haben drei Kinder und eine Familie sechs Kinder. Der Modus wäre hier null, der Median eins und das arithmetische Mittel 1,6.

Ein alter Statistikerwitz, der dies veranschaulicht, lautet: „Zwei Männer sitzen im Wirtshaus. Einer verdrückt eine ganze Kalbshaxe, der andere trinkt zwei Maß Bier. Statistisch gesehen ist dies für jeden eine halbe Kalbshaxe und ein Maß Bier, aber der eine hat sich überfressen und der andere ist betrunken." (Krämer 1994a, S. 48)

Zentrale Tendenzen fassen große Datenmengen zusammen und geben einen Überblick. Sie können aber auch Ungleichheiten „verschwinden" lassen und dadurch die Realität verzerren.

Streuungsmaße

Streuungsmaße geben Aufschluss über die **Verteilung von Daten**. Das einfachste Streuungsmaß ist die so genannte **Spannweite.** Diese gibt den Unterschied zwischen dem höchsten und dem niedrigsten Wert an; z. B.: der älteste Befragte ist 78 Jahre alt, der jüngste 21. Das am häufigsten angegebene Streuungsmaß ist die **Standardabweichung**. Sie wird auch als durchschnittliche Streuung um den Mittelwert bezeichnet und zeigt den Bereich an, in dem die **meisten Werte** zu finden sind. Dadurch wird ersichtlich, wie weit die Werte vom Mittelwert abweichen. Die Standardabweichung wird daher immer **zusammen mit dem Mittelwert** angegeben (vgl. Bello 1996). Ihre Abkürzung lautet s oder SD (= Standard Deviation).

Beispiel:
Bei einem Test sind 100 Punkte zu erreichen. Die durchschnittliche Punkteanzahl aller ausgewerteten Tests beträgt 73 (=arithmetisches Mittel), die Standardabweichung ± 12,1. Das heißt, dass 68 % (dieser Wert wurde aufgrund der Normalverteilungskurve errechnet) der Ergebnisse zwischen 85,1 und 62 Punkten liegen.

Korrelation

Korrelation bedeutet „Zusammenhang". Korrelationen geben Antwort auf die Frage: „Wie stark ist die Beziehung zwischen Variablen?" Mit ihnen kann man prüfen, ob es einen Zusammenhang zwischen der Beantwortung zweier Fragen in einem Fragebogen gibt. Der **Korrelationskoeffizient** ist das Maß für den

Zusammenhang zweier Faktoren. Er kann eine Größe zwischen +1 und –1 haben und wird mit „r" bezeichnet.

r = +1 vollständiger positiver Zusammenhang (d. h. ist ein Faktor groß, dann ist auch der andere Faktor groß und umgekehrt)

r = –1 vollständiger negativer Zusammenhang (d. h. ist ein Faktor groß, dann ist der andere Faktor klein und umgekehrt)

r = 0 kein Zusammenhang

Der Zusammenhang ist umso stärker, je näher der Korrelationskoeffizient bei 1 liegt. Zum Beispiel: r = 0,74 ist stärker als r = 0,3. Man kann mithilfe von Formeln berechnen bzw. in Tabellen nachsehen, ob der Zusammenhang darüber hinaus auch **signifikant** (d. h. nicht zufällig) ist.

Beispiel:
Schopp et al. schreiben in ihrem Bericht zu der Arbeit über Autonomie, Privatheit und die Umsetzung des Prinzips der „informierten" Zustimmung im Zusammenhang mit pflegerischen Interventionen aus der Perspektive des älteren Menschen:
„... Zwischen dem Alter des Teilnehmers und dem Erhalt von Informationen wurde eine negative Korrelation festgestellt (r = –0,27, p = 0,009). ... Zwischen dem Hilfsbedarf des Teilnehmers und Entscheidungsmöglichkeiten wurde eine negative Korrelation festgestellt (r = –0,31, p = 0,003)." (Schopp et al. 2001, S. 33)
Das bedeutet, je älter die Patientinnen waren, desto weniger Information haben sie erhalten und je hilfsbedürftiger sie waren, desto weniger Entscheidungsmöglichkeiten hatten sie.

Population = die Gesamtheit aller Personen, die ein bestimmtes Merkmal aufweisen, das für die Untersuchung wichtig ist (z. B. alle diplomierten Pflegepersonen in Österreich).
Stichprobe = eine Gruppe von Personen oder Elementen, aus denen sich die Population (Grundgesamtheit) zusammensetzt. (→ Kap. 7.2.2)

Wichtig ist an dieser Stelle zu bemerken, dass eine Korrelation zwar einen rechnerischen, aber **keinen ursächlichen Zusammenhang** beweisen kann! Zum Beispiel korreliert die Anzahl der Störche stark mit der Anzahl der Geburten in Deutschland: wo viele Störche leben, werden viele Kinder geboren. Trotzdem sind die Störche nicht die Ursache für die vielen Kinder.

6.1.4 Schließende (analytische) Statistik

Mit schließenden statistischen Methoden will man überprüfen, ob die Ergebnisse einer Untersuchung auf die gesamte Population zutreffen (und nicht nur auf die Teilnehmerinnen der Studie). Dazu prüft man die Wahrscheinlichkeit, mit der das Resultat einer Stichprobe auf die Population übertragbar ist.

Signifikanz von Ergebnissen

Wenn man bei einer Untersuchung Unterschiede oder Zusammenhänge zwischen verschiedenen Gruppen findet (z. B. zwischen männlichen und weiblichen Befragten), muss man zunächst fragen, ob diese Unterschiede (Zusammenhänge) zufällig sind oder nicht. Um diese Frage zu beantworten, berechnet man die **Signifikanz** (wörtlich „**Bedeutsamkeit**“).

Nach einer internationalen Vereinbarung setzt man die Grenze dafür, was noch als Unterschied bzw. Zusammenhang im wissenschaftlichen Sinn gelten darf, mit **5 % Zufallswahrscheinlichkeit** an. Das bedeutet, dass es sich bei diesem Unterschied (Zusammenhang) mit 95 % Wahrscheinlichkeit um keinen Zufall handelt. (Eine hundertprozentige Sicherheit gibt es bei sozialwissenschaftlichen Untersuchungen kaum.) Man spricht dann von einer Signifikanz von 5 % oder von einem signifikanten Ergebnis.

Ist die Zufallswahrscheinlichkeit kleiner als 5 %, stellt man üblicherweise fest, ob sie auch kleiner als 1% ist. Ist dies der Fall, handelt es sich um eine „**Signifikanz von 1 %**“. Man spricht dann oft von einem **sehr signifikanten** Ergebnis). Die Signifikanz wird mit „**p**“ angegeben (p = probability = Wahrscheinlichkeit).

Signifikant 5 % heißt demnach, dass ein Unterschied oder Zusammenhang mit mindestens 95 % Wahrscheinlichkeit nicht zufällig ist ($p \leq 0{,}05$).
Signifikant 1 % heißt, dass ein Unterschied oder Zusammenhang mit mindestens 99 % Wahrscheinlichkeit nicht zufällig ist ($p \leq 0{,}01$).

Ist ein Unterschied nicht signifikant, so muss dies nicht immer bedeuten, dass er wirklich nicht vorliegt. Wenn kein signifikanter Unterschied zu sehen ist, kann das auch daran liegen, dass die Stichprobe zu klein war.

Bei der Berechnung der Signifikanz wird auch die **Stichprobengröße** mit berücksichtigt. Je größer die Stichprobe, desto eher wird ein Ergebnis nicht auf Zufall beruhen. Je mehr sich die Gruppen, die man vergleicht, in ihrer Größe unterscheiden (also eine große und eine kleine Gruppe), desto eher wird der Unterschied zufällig sein.

Es gibt viele verschiedene Tests zur Prüfung der statistischen Signifikanz. Prinzipiell kann man zwischen **parametrischen Tests** (die Messung findet mindestens auf dem Intervallniveau statt und man nimmt an, dass die Variable in der Population insgesamt normal verteilt ist) und **nicht-parametrischen Tests** (für Ordinal- oder Nominalskalierungen und kleine Stichproben; man geht nicht von der Annahme der Normalverteilung der Daten aus) unterscheiden. Es gibt unterschiedliche Testverfahren, je nachdem ob es sich um Tests für Unterschiede zwischen Mittelwerten oder Korrelationen handelt oder ob es sich um den Vergleich von zwei oder mehr Gruppen handelt.

In folgender Tabelle sind beispielhaft einige Tests dargestellt. Detaillierte Übersichten kann man bei Polit / Hungler 1995, S. 500–501, bei Grey 1996, S. 462–463, und bei Burns / Grove 1999, S. 328, nachlesen.

Tests zur Überprüfung von Unterschieden			
Nicht-parametrische Tests			
Test	*Abkürzung*	*Messniveau*	
Chi-Quadrat	χ^2	Nominal	2 oder mehr Gruppen / Variablen
Wilcoxons Paarvergleich	Z	Ordinal	2 abhängige Gruppen / Variablen
„U-Test" von Mann-Whitney	U	Ordinal	2 unabhängige Gruppen / Variablen
Parametrische Tests			
Test	*Abkürzung*	*Messniveau*	
t-Test	t	Intervall	2 Gruppen / Variablen
		Ratio	
Varianzanalyse	ANOVA	Intervall Ratio	Mehr als 2 Gruppen / Variablen
Tests zur Überprüfung von Zusammenhängen			
Nicht-parametrische Tests			
Test	*Abkürzung*	*Messniveau*	
Phi-Koeffizent	ϕ	Nominal	2 Variablen
Kendall's Tau	τ	Ordinal	2 Variablen
Parametrische Tests			
Test	*Abkürzung*	*Messniveau*	
Pearsons Korrelationskoeffizient	r	Intervall Ratio	2 Variablen

vgl. Burns/Grove 1999, Grey 1996, Polit/Hungler 1995

Bei der Analyse (oder später im Forschungsbericht) wird in jedem Fall der Berechnungswert angegeben und festgehalten, wie groß die Wahrscheinlichkeit ist, dass dieser zufallsbedingt ist. Zur Interpretation der Daten wird der Signifikanzwert (p) herangezogen, da der Berechnungswert alleine noch nichts aussagt.

Beispiel:
Vergleich von pränatalen und demografischen Faktoren in ländlichen und urbanen Stichproben

	ländlich (n = 364)			Urban (n = 415)		
Variable	M	SD	M	SD	t	p
Alter der Mutter	22.03	4.88	23.61	5.33	18.08	<.001
Schwangerschaftswochen bei der ersten Visite	17,55	8,09	20,13	7,57	20,80	<.001
Schwangerschaftswochen bei der Geburt	39,06	2,05	39,37	1,84	4,65	<.03
Pränatale Visiten insgesamt	8,34	4,30	8,86	3,33	3,56	<.06

Quelle: Burns/Grove 1999, S. 317; Übersetzung der Verfasserin

Form Alexy B. et al. (1997): Prenatal factors and birth outcomes in Public Health Service: A rural / urban comparison.

In dem oben gezeigten Ausschnitt einer Tabelle zum Vergleich von pränatalen und demografischen Faktoren in ländlichen und urbanen Stichproben sind die Mittelwerte (M) und Standardabweichungen (SD) angegeben sowie die Information, inwieweit es einen signifikanten Unterschied zwischen den beiden Gruppen gibt. Dazu sind der Berechnungswert des Tests (t-Test = t) und der p-Wert, d. h. das Signifikanzniveau angegeben. Rechnet man den p-Wert in Prozente um, so sieht man, dass der Unterschied bei den ersten beiden Variablen unter der 1 %-Grenze und bei der dritten unter der 5 %-Grenze liegt. Der Unterschied ist also bei allen drei Variablen signifikant. Bei der vierten Variablen zeigt sich hingegen kein signifikanter Unterschied, da sich der p-Wert über dem 5 %-Niveau befindet.

6.2 Analyse qualitativer Daten

Für die Forscherin ist die qualitative Untersuchung ein Prozess, der sich entwickelt. Hier ergänzen sich zwei Vorgänge, die sicherstellen, dass die qualitative Arbeit wirklich gut wird: die Sammlung ausreichender und angemessener Daten und die Kreativität bei der Analyse dieser Daten.

Die Möglichkeiten qualitatives Datenmaterial auszuwerten sind so vielfältig wie die Möglichkeiten es zu erheben. Die Art und Weise der Auswertung hängt eng zusammen mit den angewandten Erhebungsmethoden und der Zielsetzung der Untersuchung. Man bemüht sich stets, der jeweiligen Studie eine Auswertungsmethode „auf den Leib zu schneidern", die dem Thema und der Erhebungsmethode gerecht wird. Im folgenden Kapitel werden daher weniger spezielle Methoden, sondern allgemeine Grundlagen zur qualitativen Datenauswertung vorgestellt.

6.2.1 Aufbereiten der Datenbestände

Der erste Schritt der Analyse qualitativer Daten ist die **Aufbereitung**. Für fast alle qualitativen Auswertungsmethoden muss die Kommunikation, die stattgefunden hat, aufgeschrieben oder verschriftlicht werden. Den Vorgang der Verschriftlichung von z. B. Interviews nennt man **Transkription**. Für eine qualitative Analyse ist die wörtliche Transkription unbedingt notwendig – sie ist die Basis für eine ausführliche interpretative Auswertung.

Die Transkription ist ein aufwendiger, zeitraubender und schwieriger Prozess (für eine Stunde Interview muss man mindestens fünf Stunden Transkriptionszeit rechnen). Manche Forscherinnen lassen dies deswegen von Assistentinnen oder Sekretärinnen durchführen. Das Transkribieren von z. B. Interviews bietet jedoch eine gute Möglichkeit, mit den Inhalten vertraut zu werden. Da dies die weitere Bearbeitung erleichtert, empfiehlt es sich daher, die Transkription selbst und wenn möglich bald nach der Erhebung der Daten durchzuführen.

Im Zusammenhang mit Forschung wird immer von *Transkription* gesprochen, wenn sprachliches Material verschriftlich wird. Sprachwissenschaftlich gesehehen bezeichnet man so jedoch nur die phonetische Umschrift. Die Übertragung in das Schriftdeutsch heißt *Transliteration.*

Man kann drei Grundformen der Transkription unterscheiden:

1. Die phonetische Umschrift
   Dabei werden lautliche Äußerungen in **phonetischen Kategorien** dargestellt, z. B. [ge:n]. Diese Form der Transkription ist notwendig, wenn man Sprachanalysen durchführen möchte.
2. Die literarische Umschrift
   Hier wird der gesprochene **Dialekt** oder die von der Schriftsprache abweichenden Äußerungen in unserem gebräuchlichen Alphabet wiedergegeben, z. B.: „I war feu in da Schui". Mit dieser

Form der Transkription bleibt die Charakteristik der sprachlichen Äußerung erhalten, sie ist jedoch oft schwer zu lesen.

3. Die Übertragung in normales Schriftdeutsch
   Die dazu verwendete Standardorthografie orientiert sich an den Normen der **geschriebenen Sprache** (der Dialekt wird „bereinigt"), z. B.: „Ich war faul in der Schule". Die Übertragung in die Schriftsprache macht das Transkribieren und das anschließende Lesen und Bearbeiten der Interviews leichter, es werden dabei jedoch die Besonderheiten der gesprochenen Sprache vernachlässigt. Diese Form verwendet man vor allem dann, wenn es um eine rein inhaltliche Analyse geht, bei der sprachliche Aspekte keine Rolle spielen.

vgl. Flick et al. 2000, Mayring 1996

Ein Transkript – auch wenn es wörtlich ist – stellt aber immer nur eine unvollständige Wiedergabe der Wirklichkeit dar. Auf dem Weg von der realen Situation zum Transkript gehen viele Informationen verloren. Alleine durch den Tonbandmitschnitt sind alle nicht-lautlichen Äußerungen wie Mimik, Gestik sowie die durch die Umgebung bedingten Stimmungen nicht mehr vorhanden. Durch die Transkription erfolgt aber noch eine weitere Informationsreduktion. Viele Aspekte des sprachlichen Ausdrucks lassen sich nicht in eine befriedigende schriftliche Form bringen. Um dieses Problem etwas abzumildern, erstellt man so genannte **kommentierte Transkripte**. Dabei werden mit Hilfe von Sonderzeichen Auffälligkeiten der Sprache (wie bestimmte Intonierungen, Pausen oder Betonungen) genauso wie nicht sprachliche Äußerungen (wie Lachen u. Ä.) im Wortprotokoll vermerkt. Kallmeyer und Schütze haben dazu ein System erarbeitet, das oft verwendet wird (vgl. Mayring 1996). Da diese zusätzliche Information aber zulasten der Lesbarkeit des Transkripts geht, muss man sich entscheiden, wie umfassend man diese Form der Kommentierung einsetzt. Daher sollte man zu Beginn der Transkription festlegen, welche Sonderzeichen man verwenden möchte. Die folgenden Zeichen bilden eine Auswahl der wichtigsten Sonderzeichen aus dem System von Kallmeyer und Schütze:

(,)	=	kurzes Absetzen einer Äußerung
...	=	mittlere Pause
(Pause)	=	lange Pause
(?)	=	Frageintonation
<u>unterstreichen</u>	=	auffällige, starke Betonung (wird unterstrichen)
(wird es?)	=	vermuteter Wortlaut
(..), (...)	=	Unverständliches

vgl. Froschauer 1998; Mayring 1996

Verstehende, zustimmende Kommentare der Interviewerin wie „Mhm“ oder „Ja“, die zwischen oder während des Sprechens der Interviewpartnerin geäußert werden, können evtl. weggelassen werden, sollten sie die Lesbarkeit des Textes zu sehr belasten.

Beachten sollte man beim Erstellen von Transkripten auch Folgendes:

- Interviews **nummerieren** und Interviewerin und Befragte **kodieren** (z. B. I1, I2 und B1, B2, B3, B4);
- beim Schreiben am PC die **Zeilen** durchgängig **nummerieren** (bestimmte Sequenzen können dann schneller gefunden werden);
- beim Formatieren rechts einen **breiten Rand** lassen (mind. 5 cm), damit man bei der weiteren Bearbeitung Platz für Notizen und Randbemerkungen hat;
- beim Transkribieren immer auf die **Wahrung der Anonymität** achten (z. B. genannte Personen oder Orte abkürzen bzw. verkoden).

Beispiel:

I1: ... also du kennst sie schon ein bisschen. Kannst du mir ein bisschen die Situation schildern, warum diese Patientin zum Arzt gegangen ist, also ihre Situation, die sie bewogen hat, zum Arzt und dann ins Krankenhaus zu gehen.
B1: (Pause) (lacht) Schweigen (lacht) ahmmm (Pause)
I1: Lass dir ruhig Zeit ...
B1: ... die sie bewogen hat (,) na ja, weil sie eine Schwäche verspürt hat, vor allem beim Gehen, (,) weil sie sehr unsicher war und weil sie eigentlich selbstständig lebt, (,) soviel ich weiß zwar mit der Familie im selben Haus, (,) sich aber selbstständig versorgt, und ich glaub, diese (Versorgung?) hat nicht ganz hingehaut ... (lacht)
I1: Mhm, mhm ...
B1: Aber ich glaube hauptsächlich vom Gehen ...
I1: Aha (,) da ist sie dann zum Arzt und der hat sie dann ...
B1: Den (,) den Verlauf, das muss ich sagen (..), (...), den weiß ich nicht ... das weiß ich jetzt im Moment nicht.

6.2.2 Auswertung der Daten

Das Auswerten qualitativer Daten ist kein pragmatischer Prozess, wie das bei einer statistischen Analyse der Fall ist, sondern ein kreativer. Die Forscherin muss sich immer auf eine Art **„Dialog“ mit dem Datenmaterial** einlassen. Das Verstehen der Inhalte und der Zusammenhänge entsteht durch ein „Kommunizieren" mit dem Text, es ist ein aktiver und eben kreativer Prozess.

Für qualitative Auswertungsverfahren existieren **keine fixen Standards** wie mathematische Verfahren zur Auswertung quantitativer Daten. Man muss – im Geiste der Offenheit und mit Rücksicht auf die Tatsache, dass bei qualitativer Forschung nicht die Theorie, sondern das Datenmaterial den Prozess bestimmt – diejenigen Auswertungsverfahren anwenden, mit denen man die Forschungsfrage am besten beantworten kann. Es gibt natürlich auch für die qualitative Forschung eine Reihe von Auswertungsverfahren, die im Rahmen bestimmter qualitativer Methoden entwickelt wurden und in der Literatur beschrieben sind (z. B. phänomenologische Analysen, hermeneutische Analyseverfahren, Verfahren der Diskursanalyse etc.). Egal ob man sich bei der Analyse an eines der bereits beschriebenen Vorgehen hält, dieses in abgewandelter Form übernimmt oder eine eigene Art der Analyse kreiert – man muss dieses Verfahren dann systematisch und konsequent anwenden. Die **Systematik** der Datenanalyse sollte bei jedem qualitativen Forschungsprojekt **sorgfältig beschrieben** werden (weil es eben keine Standards gibt), um den Gütekriterien Nachvollziehbarkeit und Regelgeleitetheit (→ Kap. 3.4.2) gerecht zu werden.

Betrachtet man die verschiedenen Ansätze oder Verfahren zur Auswertung qualitativer Daten, so lassen sich im Groben zwei verschiedene Richtungen unterschieden: die interpretativ-explikativen Verfahren und die interpretativ-reduktiven Verfahren.

Die interpretativ-explikativen Verfahren sind deutende Verfahren. Man geht dabei in die Tiefe und begibt sich auf die Suche nach Strukturen und Bedeutungen, die zwar vorhanden, aber auf den ersten Blick nicht sichtbar sind.
Die interpretativ-reduktiven Verfahren hingegen sind deskriptiv. Hier bleibt man beim Offensichtlichen, bei dem, was gesagt wurde bzw. niedergeschrieben ist. Der Text wird reduziert, umschrieben und in Kategorien zusammengefasst, die dann miteinander verknüpft und interpretiert werden.

vgl. Lamnek 1995, Band 2

Exemplarisch wird im folgenden Abschnitt das interpretativ-reduktive Verfahren näher vorgestellt.

Grundzüge interpretativ-reduktiver Verfahren

Wie bereits oben erwähnt, gibt es verschiedene Arten der interpretativ-reduktiven Verfahren zur Analyse qualitativer Daten. Zentrale Aspekte finden sich aber bei allen reduktiven Analyseverfahren wieder. Diese sind **Kodierung, Kategorisierung** und **Synthetisierung.** Pragmatisch gesehen kann man das prinzipielle Vorgehen bei reduktiven Analysen (unabhängig von der Spezifität der jeweiligen Methode) folgendermaßen beschreiben:

- Schritt 1: **Vertraut machen mit dem Material, Erkennen von inhaltlich wichtigen Stellen**
  Nach mehrmaligem Durchlesen der Transkripte (= der niedergeschriebenen Interviews) ist man in der Lage, die wichtigen Worte, Redewendungen oder Daten, die im Zusammenhang mit den Forschungsfragen stehen, zu erkennen. Man markiert dann diese inhaltstragenden Stellen (bzw. streicht die unwichtigen Abschnitte).
- Schritt 2: **Verkodung und Bilden von Kategorien**
  Die inhaltstragenden Stellen werden verkodet, d. h. man versucht Überbegriffe zu finden, die die Bedeutung der Inhalte wiedergeben. Diese werden auch als Kategorien bezeichnet. Zu Beginn diese Prozesses versucht man allgemein gehaltene, große Kategorien zu formulieren. Nimmt der Umfang des Materials zu, werden die Kategorien ausdifferenziert, d. h. in kleinere Kategorien aufgeteilt (= Bildung von Unterkategorien). Sollten die Kategorien zu klein und differenziert sein, muss man sie wiederum zusammenfassen.

Wenn auf die Frage nach den Gründen für den Spitalseintritt Antworten kommen wie *„ich konnte zu Hause nichts mehr alleine tun"* oder *„ich konnte mich nicht mehr alleine waschen"* so könnten diese unter den Überbegriff (Kategorie) „mangelnde Selbstversorgung" subsummiert werden.

- Schritt 3: **Synthese aller Interviews in ein Kategorieschema**
  Nachdem das Datenmaterial einzeln verkodet wurde, legt man im nächsten Schritt die verkodeten Einzelfälle zusammen. Man entwickelt also ein Kategoriesystem, in dem sich das ganze Material findet.
- Schritt 4: Der letzte Schritt in den reduktiven Datenauswertungsprozessen ist das **Herstellen von Zusammenhängen** zwischen den einzelnen Kategorien.
  Hier kann es nützlich sein, eine Matrix zu entwickeln, um die Beziehungen zwischen den Kategorien zu veranschaulichen (→ Kap. 7.4.2). Derartige Beziehungen herzustellen ist wichtig für die Interpretation der Daten und für die Bildung von Theorien.

Morse (1998) beschreibt drei grundsätzliche Möglichkeiten oder Wege, um im Rahmen **reduktiver Verfahren** Kategorien zu bilden:

1. **Analyse nach Fragen**
2. **Inhaltsanalyse**
3. **thematische Analyse**

ad 1: Analyse nach Fragen

Dieser Weg eignet sich zur Auswertung von **halb strukturierten Leitfadeninterviews**. Diese Interviews setzen sich bereits aus konkreten Themen zusammen, die, in Fragen umgesetzt, mit allen Interviewpartnerinnen in ähnlicher Form behandelt werden (Kapitel *Interviewleitfäden*). Daher geben diese Schwerpunkte bereits die Hauptkategorien zur Auswertung vor. Der Text wird nach diesen Kategorien abgesucht, und diese werden dabei differenziert oder ggf. durch neue ergänzt.

Das Vorgehen sieht folgendermaßen aus:

- Hauptkategorien aus den thematischen Feldern bilden;
- Interviews durchlesen, um mit dem Material vertraut zu werden;
- den gebildeten Hauptkategorien Aussagen aus dem Text zuordnen und kennzeichnen;
- Fundstellen extrahieren (Übertragen in ein Raster) – stichwortartig oder als Paraphrase;
- evtl. das Kategoriensystem (Bildung von Unterkategorien).

Jedes Interview wird nach diesem System bearbeitet. Bei der Zusammenfügung wird nun **Bedeutungsgleiches zusammengefasst**, das **Kategoriensystem** wird **ausdifferenziert** (d. h. es werden Unterkategorien gebildet) und man versucht Beziehungen zwischen den Kategorien herzustellen (eine **Matrix** zu entwickeln). Vor allem beim Ausdifferenzieren und Herstellen von Verknüpfungen beginnt der interpretative Prozess.

Je genauer und durchdachter der Interviewleitfaden ist (d. h. je genauer sich die Themenbereiche darin widerspiegeln), desto einfacher ist die Kategorienerstellung. Je genauer und durchdachter die Kategorien sind, desto einfacher ist die Auswertung. Um auch im Falle von Leitfadeninterviews dem Prinzip der Offenheit gerecht zu werden, muss man sich die Möglichkeit offen lassen, das Kategoriensystem, d. h. die Oberbegriffe gegebenenfalls auch zu revidieren und im Laufe der Auswertung umzuarbeiten.

Beispiel:
Interviewausschnitt (S. 165)

B1: … die sie bewogen hat (,) na ja, weil sie eine Schwäche verspürt hat, vor allem beim Gehen, (,) weil sie sehr unsicher war und weil sie eigentlich selbständig lebt (,) soviel ich weiß zwar mit der Familie im selben Haus (,) sich aber selbständig versorgt und ich glaub diese (Versorgung?) hat nicht ganz hingehaut … (lacht)

Auswertung nach Fragen

Kategorie	Paraphrase	Fundstelle
Gründe für den Spitalseintritt	– hat eine Schwäche beim Gehen verspürt – war unsicher – konnte sich nicht mehr (wie bisher) selbstständig versorgen	Interview 1 1/7–11

In weiterer Folge werden alle Aussagen, die die Befragte zum Thema „Gründe für den Spitalseintritt der Patientin" gemacht hat, in ähnlicher Weise eingetragen. Inhaltsgleiches wird zusammengefasst; danach versucht man Unterkategorien (z .B. mangelnde Selbstversorgung oder akutes Krankheitsgeschehen) zu bilden. Die Fundstellen aus den anderen Interviews zu diesem Thema werden hier zugeordnet, die Unterkategorien ggf. ergänzt).

ad 2: Inhaltsanalyse

Diese Vorgangsweise ist stärker induktiv als die Analyse nach Fragen. Man orientiert sich nicht an vorab definierten Kategorien, sondern bildet diese **aus dem Material** heraus. Die Richtung geben dabei nur die **Forschungsfragen** vor. Dieses Vorgehen ist daher gut für Material geeignet, das in sehr **offenen Erhebungsverfahren** produziert wurde (z. B. offene Interviews).

Das Vorgehen sieht folgendermaßen aus:

- Interview durchlesen, um mit dem Material vertraut zu werden;
- (für die Forschungsfragen) relevante Themen aus dem Text bestimmten;

- den gesamten Text Schritt für Schritt bearbeiten, indem man alle inhaltstragenden Aussagen paraphrasiert und reduziert, so dass man daraus Primärkategorien (die zunächst sehr umfassend sein können) bilden kann;
- Fusionieren oder Differenzieren der Kategorien durch die paraphrasierten und reduzierten Textteile (d. h. man versucht während des Vorgangs Aussagen in bestehende Kategorien einzuordnen, indem man z. B. Inhaltsgleiches streicht oder die Primärkategorien ausdifferenziert. Weiters werden beim Bearbeiten des Textes natürlich immer neue Primärkategorien gebildet);
- das Kategorienschema durch die Bearbeitung der restlichen Interviews ergänzen (Zuordnungen, Bedeutungsgleiches zusammenfassen, Neues ergänzend einbringen).

Das Suchen nach **Verbindungen** zwischen den Kategorien und das Erstellen einer **Matrix** ist wie bei der oben genannten Technik auch hier der letzte Schritt.

vgl. Mayring 1996 und 1993

Die bekannteste der inhaltsanalytischen Methoden ist die Inhaltsanalyse nach Mayring.

Beispiel:
Stauffer hat die Interviews zu ihrer Arbeit zum Thema „Wie erlebt der selbstständige Patient seinen schwer kranken Mitpatienten und wie geht er mit dieser Situation um?" mit der Methode der zusammenfassenden Inhaltsanalyse nach Mayring bearbeitet. An folgendem Beispiel hat sie exemplarisch die einzelnen Schritte dargestellt.

***1. Schritt:** am Transkript werden inhaltstragende Teile unterstrichen*

„Wie er sich benommen hat (,) bald nach dem Essen musste er erbrechen (,) und mir verging zwei bis drei Tage der Appetit (,) ich mochte nichts mehr essen (,) sie müssen sich jetzt vorstellen (,) er ist am Tisch und hätte eigentlich am gleichen Tisch essen sollen (,) und plötzlich macht einer uuuu und das ganze Zeugs kommt wieder hervor (,) auf sein Essplateau (,) dies ist wirklich gruusig (eklig) (,) es belastet einen (.)"

***2. Schritt:** Parphrasierung*

Die Aussagen werden ohne ausschmückende wiederholende Passagen einzeln notiert.

***3. Schritt:** Generalisierung*

Verallgemeinerung der persönlichen Aussagen.

- *Mitpatient musste nach jedem Essen erbrechen;*
- *Patient verging der Appetit;*
- *konnte nichts mehr essen;*
- *Patient und Mitpatient hätten am selben Tisch essen sollen;*

- *Mitpatient erbricht auf sein Essplateau;*
- *Patient ekelt sich vor dem Erbrechen;*
- *das Erbrechen des Mitpatienten ist eine Belastung.*

4. Schritt: *Reduktion durch Selektion und Streichung bedeutungsgleicher Paraphrasen*

Inhaltsgleiche Generalisierungen werden gestrichen, sich aufeinander beziehende Paraphrasen zusammengefasst. Es werden Überbegriffe gesucht wie z. B.:

- *Patient vergeht der Appetit, als Mitpatient während gemeinsamen Essens erbricht;*
- *Patient empfindet Erbrechen als Belastung.*

Überbegriffe: Belastung, Ekel (durch Erbrechen von Mitpatient)

5. Schritt: *Reduktion durch Bündelung, Konstruktion, Integration von Paraphrasen*

Überbegriffe und Kategorien aller Interviews werden zusammengeführt und evtl. nochmals auf ein allgemeineres Niveau gebracht, Doppeltes wird zusammengefasst).

6. Schritt: *Zusammenstellung der Aussagen als Kategoriensystem*

Anhand der generalisierten Aussagen aller Interviews werden knappe, allgemeine Kategorien gebildet; z. B.:

Kategorie: „Zusammenlegen im Zimmer", Unterkategorie: „Belastung" (Ekel).

ad 3: Thematische Analyse

Auch diese Methode ist **induktiv**. Es geht dabei wie bei der Inhaltsanalyse um die Suche von Themen, die für ein Interview oder für eine Gruppe von Interviews charakteristisch ist. Das Besondere dabei ist, dass man versucht, jedes Interview zunächst als **Einzelfall** darzustellen. Dies kann auch anhand eines thematischen Verlaufs geschehen.

Grundsätzlich kann man dies folgendermaßen beschreiben:

- Entfernen nebensächlicher Passagen, prägnante Textteile herausnehmen – es entsteht dadurch ein gekürzter, verdichteter Text.
- Dieser Text wird (unter Berücksichtigung der Gesamtheit) zu einer ersten Charakterisierung des Interviews zusammengefasst und als Einzelfalldarstellung aufgezeichnet (Beschreibung des Falles unter Verwendung wörtlicher Passagen).
- Zuletzt wird eine Generalisierung vorgenommen (Betrachtung aller Einzelfalldarstellungen; Herausarbeiten der Gemeinsamkeiten und Differenzen ergibt die mögliche Grundtendenz der theoretischen Aussage).

Bekannte interpretativ-reduktive Verfahren sind

- Inhaltsanalyse nach Mayring
- Phänomenologische Analyse nach Giorgi oder Colaizzi
- Grounded Theory

(vgl. Mayring 1993, vgl. Holloway/Wheeler1997, vgl. Strauss/ Corbin 1996)

Unabhängig von der Art des Auswertungsverfahrens ist eine abschließende Kontrollphase wichtig. Gerade bei reduktiven Vorgangsweisen besteht die Gefahr, sich durch die Reduktion vom Wesentlichen des Gesagten zu entfernen. Es sollte immer kontrolliert werden, ob sich die Interviews noch in dem reduzierten Material spiegeln. Im Sinne einer Validierung der Auswertung kann es durchaus förderlich sein, einige oder alle Interviews von einer anderen Forscherin (z. B. von einer weiteren Mitarbeiterin des Teams) gegenkodieren zu lassen. Diesem Gedanken entspricht auch das Gütekriterium der kommunikativen Validierung (→ Kap. 3.4.2).

6.3 Zusammenfassung

Bei der Analyse quantitativer Daten werden Zahlen ausgewertet – es handelt sich daher um eine Zahlenanalyse. Sie wird mithilfe statistischer Rechenoperationen durchgeführt. Mittels deskriptiver Statistik werden die Daten aufgrund ihrer unterschiedlichen Merkmale beschrieben und zu leicht handhabbaren Größen zusammengefasst. Zu diesen Größen zählen Häufigkeitsverteilungen (absolute Zahlen, Prozente), das Maß der zentralen Tendenz (Modus, Median und arithmetisches Mittel) und Streuungen, aber auch das Errechnen von Zusammenhängen (Korrelationen). Mithilfe der schließenden Statistik will man Aussagen über die Wahrscheinlichkeit machen, mit der die Ergebnisse einer bestimmten Stichprobe auf die Population übertragbar (verallgemeinbar) sind. Um statistische Verfahren richtig einzusetzen, muss man das so genannte Skalen- oder Messniveau der Daten beachten.

Zur Analyse von qualitativen Daten bedient man sich interpretativer Verfahren. Im Groben kann man interpretativ-explikative (interpretierende) Verfahren von interpretativ-reduktiven (beschreibenden, deskriptiven) Verfahren unterscheiden. Zentrale Aspekte bei allen Arten reduktiver Datenanalyse sind Kodierung, Kategorisierung und Synthese.

6.4 Vertiefende Literatur zum Thema qualitative Datenanalyse

Morse Janice M., Field Peggy Anne: Qualitative Pflegeforschung – Anwendung qualitativer Ansätze in der Pflege. Ullstein Medical 1998 (242 Seiten)

In Kapitel 6 „Prinzipien der Datenanalyse" (S. 121–144) werden die grundlegenden Prinzipien qualitativer Datenanalyse im Allgemeinen beschreiben. Man bekommt so einen Einblick in das Vorgehen und die Hintergrunde der Auswertung qualitativer Daten. Dies bildet die Basis für das Verständnis spezieller Analysestrategien.

Mayring Philipp: Qualitative Inhaltsanalyse. Deutscher Studien Verlag, Weinheim 1993 (121 Seiten)

Ein sehr ausführliches Werk, das sich mit der speziellen Technik der Inhaltsanalyse nach Mayring zur Auswertung qualitativer Daten beschäftigt. Jeder Schritt wird genau beschrieben und anhand von bearbeiteten Interviewtexten veranschaulicht.

6.5 Vertiefung des Lernstoffs

1. Im Anhang finden Sie eine Tabelle mit Angaben zu Berechnungswerten. Versuchen Sie diese zu interpretieren, so dass Sie das Ergebnis verstehen.
2. Im Anhang finden Sie ein transkribiertes Interview. Versuchen Sie nun die ersten Schritte einer reduktiven Auswertung:

   Lesen Sie das Interview durch und identifizieren Sie inhaltstragende Aussagen zu folgenden Fragen

   - Was belastet die Pflegeperson am Arbeitsplatz?
   - Wie erlebt Sie diese Belastung?
   - Wie bewältigt Sie diese Belastung

   Extrahieren Sie die jeweiligen Stellen, paraphrasieren Sie diese und versuchen Sie sie unter Oberbegriffe (Kategorien) zu ordnen. Wenn Sie das ganze Interview durchgegangen sind, versuchen Sie in einem weiteren Schritt das gefundene Kategoriesystem zu differenzieren.

Vergleichen Sie dann Ihre Ergebnisse mit denen einer Kollegin, die dieselbe Übung gemacht hat. Diskutieren Sie die Unterschiede und versuchen Sie dann zu einem gemeinsamen Ergebnis zu kommen. Beschreiben Sie danach die Kategorien und geben Sie dazu Ankerbeispiele (Zitate) aus dem Text.

Durchführung und Anwendung von Forschung

7 Der Forschungsprozess

Eine Forschungsarbeit folgt einem logischen Ablauf, den man als Forschungsprozess bezeichnet. Er beinhaltet verschiedene Schritte, die geradlinig (linear) oder als Regelkreis – ähnlich dem Pflegeprozess – dargestellt werden können (vgl. Bartholomeyczik 1997b). Man kann mehr oder weniger Schritte beschreiben, je nachdem, wie detailliert man den Forschungsprozess aufgliedert. Bei quantitativen Forschungsarbeiten geht man zum Teil anders vor als bei qualitativen; daher unterscheiden sich die Schritte manchmal voneinander. Das Grundprinzip bleibt jedoch immer gleich.
Im folgenden Kapitel werden die einzelnen Schritte des Forschungsprozesses allgemein beschrieben; auf Unterschiede zwischen qualitativem und quantitativem Vorgehen wird hingewiesen.

Abbildung 11: Der Forschungsprozess

Die wichtigsten Schritte einer wissenschaftlichen Untersuchung

Thema
↘
Bestimmung von Ziel und Forschungsfrage
↘
Literaturstudium
↘
Eingrenzung der Forschungsfrage, Begriffsklärung, gegebenenfalls Hypothesenbildung
↘
Festlegen der Vorgangsweise
↘
Ausarbeitung der Forschungsinstrumente und Vortest
↘
Datenerhebung
↘
Auswertung und Interpretation der Ergebnisse
↘
Schlussfolgerungen
↘
Veröffentlichung

Der **Ablauf** einer Forschungsarbeit gliedert sich in

- das **„Erforschbar-Machen" von Fragestellungen** (dazu gehören das Analysieren der Ausgangslage, das Formulieren des Forschungsziels Planungsphase und der Forschungsfragen sowie das Operationalisieren von Begriffen);
- die Bearbeitung der dafür notwendigen **Fachliteratur**

} Planungsphase

- das Erstellen eines **Untersuchungsplans** = Vorbereitungsphase
- die **Datenerhebung** = Durchführungsphase
- die **Datenauswertung** = Auswertungsphase
- die **Datenverbreitung** = Publikationsphase

Detaillierter kann der Prozess in die in Abb. 11 gezeigten Schritte aufgegliedert werden.

7.1 Vom Thema zur Forschungsfrage

Am Beginn einer Forschungsarbeit steht immer der **Wunsch, etwas zu wissen** oder zu erkennen. Es besteht also irgendein inhaltliches Erkenntnisinteresse. Dieses Erkenntnisinteresse kann sich folgendermaßen ausdrücken:

- Es gibt ein **Problem**, das gelöst werden soll (man hat z. B. festgestellt, dass die Drop-out-Rate in der Krankenpflegeschule hoch ist. Nun möchte man wissen, was die Ursache dafür ist, möchte Lösungen entwickeln und ihre Effizienz überprüfen).
- Man möchte über einen bestimmten Sachverhalt (über ein bestimmtes Verhalten, über Gefühle, Empfindungen, Motivationen etc.) **mehr wissen** (man möchte z. B. wissen, was Lebensqualität für Patienten mit Krebserkrankungen im Terminalstadium bedeutet).
- Man ist überzeugt davon, dass eine **Maßnahme besser ist als eine andere** und möchte das wissenschaftlich **nachweisen** (man will z. B. überprüfen, ob bei Chemotherapie-Patienten Kältetherapie im Mundbereich eine bessere Mukositis-Prophylaxe ist als normale Mundpflege).

Dieses Erkenntnisinteresse muss nun genau erfasst (**präzisiert**) werden, damit man weiß, was man erforschen möchte und welchen Weg man dazu einschlagen muss. Dabei ist es wichtig, die **Ausgangslage**, die **Fragestellung** und das **Forschungsziel** zu formulieren. Denn nur dabei wird klar, wohin der Weg geht und wie er zu bewältigen ist.

7.1.1 Forschungsfragen entwickeln

vgl. Brink/Wood 1988, in: Holloway/Wheeler 1997

Eine Forschungsfrage ist die ausdrückliche Frage nach einem Problem. Dieses soll in Frage gestellt, untersucht und analysiert werden, so dass neue, nützliche Informationen erzielt werden können.

Die Fragestellung ist ein entscheidender Faktor für das Gelingen oder das Scheitern einer Untersuchung. Um eine Forschungsfrage zu entwickeln, die genau das trifft, was man wissen möchte (und die auch erforschbar ist!), muss man einen Schritt zurück gehen und die **Ausgangslage** analysieren. Das bedeutet: man muss herausfinden, wo das Problem liegt und was genau man wissen möchte.

Zu diesem Zweck wird das Problem zunächst **beschrieben**. Die Beschreibung des Forschungsproblems führt dann zur **Frage**, der in der Studie nachgegangen werden soll. Bei der Darstellung der Ausgangslage und der Analyse des Problems wird oft erst klar, wie vielschichtig es ist und wie viele Fragen sich darum herum ranken. Um sich während der Arbeit nicht zu verlieren, ist es daher notwendig, eine oder mehrere **Forschungsfragen** zu formulieren, die den weiteren Weg der Forschungsarbeit bestimmen. Dieser Prozess – das Entwickeln einer Forschungsfrage aus einem Thema – kann als **Kette der Operationalisierung** dargestellt werden (Abb. 12).

Abbildung 12: Kette der Operationalisierung

vgl. Müller, in: Zentrale Arbeitsgruppe Pflegeforschung 1996, S. 191

Kette der Operationalisierung

Thema, Forschungsidee, Anlass
↘
Forschungsproblem, Problemdarstellung
↘
Auswahl der Forschungsfrage, Eingrenzung, Prüfung ihrer Relevanz
↘
Benennen des Forschungsziels

Bei der Auswahl von Forschungsfragen ist Folgendes zu beachten:

Forschungsfragen sollten

- **relevant** sein (d. h. sie sollten einen Nutzen für die Praxis haben oder zur Weiterentwicklung einer bestimmten Theorie beitragen) und
- **erforschbar** sein (d. h. sie müssen im Rahmen der Untersuchung, unter den gegebenen Umständen und mit den vorhandenen Mitteln beantwortet werden können).

Weiters muss man darauf achten, dass die Forschungsfragen **begrenzt** sind und **genau formuliert** (präzisiert) werden. Bei standardisierten Methoden ist es notwendig, die Begriffe, die in der Frage enthalten sind, zu operationalisieren. Dies bedeutet, dass alle Variablen, die man in der Untersuchung erfassen möchte, genau definiert werden müssen, damit sie – z. B. in einem Fragebogen – umgesetzt werden können. Forschungsfragen in qualitativen Arbeiten hingegen können offener sein. Sind sie zu eng formuliert, so blockiert man die Entdeckung von Neuem, und die in der qualitativen Forschung notwendige Offenheit beim Herangehen an ein Thema würde dadurch zu sehr eingeschränkt. Weiters möchte man ja vom subjektiven Erleben ausgehen und induktiv vorgehen. Dem würde eine Operationalisierung der Begrifflichkeiten, wie sie in der quantitativen Forschung (für ein deduktives Vorgehen) notwendig ist, entgegenstehen. Aber man muss auch in der qualitativen Forschung darauf achten, dass die Forschungsfragen nicht zu groß und breit gehalten sind, da sie sonst zu wenig Orientierung bei der Planung und Umsetzung der Studie bieten. Forschungsfragen werden in der qualitativen Forschung auch so früh wie möglich im Forschungsprozess formuliert, jedoch können sie – anders als bei quantitativen Studien – im Laufe des Projekts immer wieder konkretisiert, fokussiert, weiter eingegrenzt oder revidiert werden.

vgl. Flick 2000a

Nachfolgend sind je zwei Beispiele für eine quantitative und eine qualitative Arbeit angeführt. Zuerst wird das Thema vorgestellt, danach werden die dazugehörigen Forschungsfragen aufgelistet.

Beispiele: ***Quantitative Forschungsarbeiten***

1. Thema: „Berufsmotivation und berufliches Selbstverständnis von Lehrschwestern oder Lehrpflegern."

Forschungsfragen:

- *Welche Motive haben Krankenschwestern / -pfleger, wenn sie Lehrschwester/-pfleger werden? Überwiegen „intrinsische" oder „extrinsische" Motive?*
- *Sehen Lehrschwestern / -pfleger ihre Tätigkeit eher als pädagogische Tätigkeit oder als spezielle pflegerische Tätigkeit an?*
- *Sehen sich Lehrschwester / -pfleger eher als Krankenschwester/-pfleger oder als Lehrerin/Lehrer?*
- *Haben Alter, Geschlecht, Schulbildung und Dauer der Berufstätigkeit in der Praxis oder in der Schule Einfluss auf die Berufsmotivation und / oder das berufliche Selbstverständnis?*

Mayer 1995

2. Thema: „Autonomie, Privatheit und das Prinzip der ‚informierten Zustimmung' im Rahmen pflegerischer Interventionen aus der Perspektive älterer Menschen."

Forschungsfragen:

- *Inwieweit wird die Autonomie des Patienten während der institutionellen Betreuung berücksichtigt?*
- *Inwieweit wird das Prinzip der „informierten Zustimmung" des Patienten während der institutionellen Betreuung berücksichtigt?*
- *Inwieweit wird die Privatheit des Patienten während der institutionellen Betreuung respektiert?*

Schopp et al. 2001

Beispiele: ***Qualitative Forschungsarbeiten***

Bei qualitativen Untersuchungen sind die Forschungsfragen offener als bei quantitativen Untersuchungen.

3. Thema: „‚Es war immer so selbstverständlich …' – wie Patientinnen mit einer unheilbaren Tumorerkrankung die zunehmende Leistungseinschränkung erfahren und welche Bedeutung Lebensqualität dabei für sie hat."

Forschungsfragen:

- *Wie erleben Patientinnen mit einer fortschreitenden Tumorerkrankung die zunehmende Einschränkung ihres physischen Leistungsvermögens und ihrer Mobilität im täglichen Leben?*
- *Welche Bedeutung hat Lebensqualität in dieser Situation für die Patientinnen?*
- *Welche Erwartungen haben die Patientinnen an die Pflegenden?*

Bieli-Brunner 2000

4. Thema: „Sprachstörung und Identität. Das Wiederaufrichten des Ich bei Menschen mit Aphasie."

Forschungsfrage:

- *Welche fördernden und hemmenden Auswirkungen hat professionelle Hilfe auf Menschen mit Aphasie?*

Tacke 1999

Das Lesen von **Fachliteratur** ist bei der Formulierung, Eingrenzung und Operationalisierung der Forschungsfragen notwendig und hilfreich.

7.1.2 Literaturstudium

Das Lesen von Fachliteratur zum Forschungsthema ist ein unumgänglicher Bestandteil einer Forschungsarbeit. Man erarbeitet sich damit die theoretischen Grundlagen, auf denen die Arbeit aufbaut.

Ein Zweck des Literaturstudiums ist es, bereits existierende Forschungsarbeiten zum gewählten Thema zu finden. Dies ist wichtig, um sich einen Überblick zu verschaffen, welche Fragen rund um das Thema bereits beantwortet sind (denn das Rad neu zu erfinden ist ein sinnloses Unterfangen). Für den Fall, dass zu diesem Thema bereits gearbeitet wurde, sollte man an das bereits Erforschte sinnvoll anknüpfen. Außerdem kann das Lesen von Fachliteratur wichtig sein, um Ideen zu finden, das Thema abzugrenzen oder die Forschungsfrage(n) zu präzisieren. Weiters kann durch das Aufarbeiten der Fachliteratur der **theoretische Rahmen** festgelegt werden. Der so genannte theoretische Rahmen bildet das Fundament, die **Basis** für jede Forschungsarbeit und bestimmt sowohl das Vorgehen in der Untersuchung als auch die Ergebnisinterpretation.

Ohne theoretische Bearbeitung des Themas ist es u. a. nicht möglich, Messindikatoren zu entwickeln. Zum Beispiel: Wenn man die Qualität der Pflegedokumentation überprüfen möchte, so muss man vorher Merkmale suchen, die die Qualität anzeigen (Indikatoren) und ihre „Messung" ermöglichen.

Das Festlegen eines theoretischen Rahmens ist Teil des Forschungsprozesses und soll im Einzelnen Folgendes leisten:

- Innerhalb des theoretischen Rahmen werden wichtige **Erkenntnisse** aus den bereits **vorhandenen** einschlägigen Forschungsarbeiten gesammelt;
- der theoretische Rahmen soll die Forschungsfrage und deren Beantwortung in einen **übergreifenden theoretischen Ansatz** einbinden;
- er soll die **Operationalisierung** der Forschungsfrage leiten und bestimmt die **Methode**, die angewendet werden darf;
- er muss den Rahmen für die **Interpretation** der Ergebnisse stellen;
- am theoretischen Rahmen kann man erörtern, ob und inwiefern die Ergebnisse **verallgemeinert** werden können.

vgl. Bartholomeyczik, in: Zentrale Arbeitsgruppe Pflegeforschung 1996

In diesem Zusammenhang stellt sich die Frage, ob der Schritt „Literaturstudium“ für quantitative und qualitative Forschung gleichermaßen gilt. Widerspricht er nicht den Grundprinzipien der qualitativen Forschung? Wird hier nicht völlige Offenheit beim Herangehen an die Datensammlung gefordert?

In den Anfängen der qualitativen Forschung wurden die Forscherinnen dazu aufgefordert, auf das Literaturstudium zu Beginn einer Forschungsarbeit zu **verzichten**, da es den Verlauf und den Inhalt der Forschungsarbeit beeinflussen würde. Mittlerweile gibt es jedoch Wissenschaftlerinnen, die meinen, dass die Auseinandersetzung mit Literatur zu Beginn einer Untersuchung wichtig sei und den Prinzipien qualitativer Forschung **nicht** widerspreche. In der qualitativen Forschung beginnt man die Studie zwar weder mit einem fixen Konzept, noch stellt man Hypothesen oder ausgefeilte Theorien auf. Jedoch ist auch hier ein grober Entwurf, ein Gerüst notwendig, denn die Studie soll ja mit anderen Studien und Gedanken zu dem Thema in Verbindung stehen.

Die Festlegung eines theoretischen Rahmens ist jedoch **für qualitative Forschung nicht** Ziel des Literaturstudiums, denn dies würde ja nicht dem induktiven, sondern dem deduktiven Vorgehen entsprechen. Einen Überblick über die Literatur verschafft man sich schon zu Beginn der Studie; die Literatur*bearbeitung* geht jedoch über einen längeren Zeitraum vor sich (ist also ein Prozess). Spätestens bei der Interpretation der Ergebnisse ist es dann notwendig, einen Bezug zum aktuellen Stand der theoretischen Diskussion zum Thema herzustellen und die neuen Erkenntnisse aus der eigenen Forschung mit diesen zu verknüpfen (vgl. Holloway / Wheeler 1997).

Literatursuche

Literatur kann **datenbezogen** oder **konzeptbezogen** sein. Datenbezogene Literatur ist Literatur, die aus **abgeschlossenen Forschungsarbeiten** zu einem bestimmten Thema besteht. Konzeptbezogene Literatur ist Literatur, in der vor allem verschiedene **Theorien**, **Modelle** und **Konzepte** diskutiert werden.

Der Zugang zur Fachliteratur ist über viele Wege möglich: Fachbibliotheken (z. B. in Schulen oder in Krankenhäusern), Universitätsbibliotheken, aber auch fachbezogene Datenbanken bieten reichlich Literatur zur Pflege. Unter „Literatur" sind Bücher, Zeitschriftenartikel, Diplomarbeiten, aber auch so genannte „graue Literatur" (z. B. unveröffentlichte Aufsätze, Kongressvorträge etc.) zu verstehen.

Im Zeitalter des Internets kann man recht rasch und einfach zu vielen Informationen gelangen. Bibliothekskataloge, z. B. ALEPH (das ist der elektronische Bibliotheksverbund, der alle größeren österreichischen wissenschaftlichen Bibliotheken vernetzt; siehe auch Fürstler/Kemetmüller 2000, S.66 ff.) oder Datenbanken, z. B. CINAHL (Cumulative Index to Nursing & Allied Health Literature) oder MEDLINE (= Analyse MEDizinischer Literatur und Retrievalsysteme onLINE), sind über das Internet abrufbar und bieten reichhaltige Möglichkeiten der Literaturrecherche.

Gesucht wird mithilfe von **Schlagwörtern**. Relevante Literatur ist jedoch nicht nur unter dem eigentlichen Thema zu finden, das man bearbeiten möchte. Man muss auch Schlagwörter zu benachbarten, weiter führenden Themen benützen (bei einer Arbeit über Entlassung aus dem Krankenhaus kann man z. B. auch unter „Entlassung", „Entlassungsgespräch", „Betreuung nach dem Spitalsaufenthalt", „Pflegeprozess", „Gespräch mit den Patientinnen" etc. Literatur suchen, die für die eigene Untersuchung sinnvoll sein kann).

Außerdem sind **Literaturangaben** in einschlägigen Büchern oder Zeitschriftenartikeln wertvolle Hinweise, denn sie enthalten weitere Titel, die mit dem Thema in Zusammenhang stehen. Literatur, die für die Pflege nützlich sein kann, findet sich auch in Publikationen aus **anderen Wissenschaftsbereichen** (z. B. Soziologie, Psychologie, Pädagogik u. Ä.).

Sichtung und Zusammenfassung von Literatur

Wer viel lesen muss, muss mit seiner Zeit haushalten. Man muss also danach trachten, in möglichst kurzer Zeit und mit möglichst wenig Aufwand alles Wichtige aus der Literatur „herauszuholen". Das **Lesen von Zusammenfassungen** (meist am Beginn eines Artikels und am Beginn oder am Ende eines Buches) hilft bei der Entscheidung, ob dieses Buch (dieser Artikel) für das Thema von Bedeutung ist. Auch „diagonales Lesen" und Konzentration auf das Wesentliche sparen Zeit.

„Diagonales Lesen" oder „Querlesen" bedeutet, dass man einen Text nicht genau studiert, sondern versucht, durch das Erfassen der wichtigsten Wörter zuerst einmal Textstellen zu finden, die mit dem eigenen Thema in Zusammenhang stehen.

Abbildung 13: Schritte der Literatursichtung

vgl. Kranovich/Miller 1996, S. 137 ff.

Schritte der Literatursichtung

Festlegen der Themenbereiche, Schlagworte etc.
↘
Suche per Computer oder per Hand
↘
Relevante Quellen heraussuchen
↘
Relevante Quellen beschaffen (ausleihen, kaufen, kopieren)
↘
Sichten und irrelevante Quellen aussortieren
↘
Jede Quelle lesen, Karteikarten anlegen
↘
Jede Quelle, die für den theoretischen Rahmen wichtig ist, zusammenfassen (kritisch bewerten!)
↘
Einen Überblick über die Zusammenfassungen geben und Schlussfolgerungen ziehen (Synthese erarbeiten)

Literatur soll aber nicht nur gelesen werden, man sollte auch jederzeit **Zugriff** auf die Informationen aus dieser Literatur haben. Es ist daher ratsam, sich ein „**Gedächtnis**" zu organisieren, um die gelesenen Texte wiederzufinden, sich auf einen Blick an ihren Inhalt zu erinnern oder wichtige Stellen und Zitate rasch nachzuschlagen. Solch ein Gedächtnis kann man mithilfe von Karteikarten verfertigen. Auf ihnen hält man die wichtigsten Inhalte in Stichworten fest und ordnet sie nach Themen. Ein solches Karteikarten-System kann auch durch ein geeignetes Computerprogramm ersetzt werden.

Literatur, die für den theoretischen Rahmen von Bedeutung ist, sollte jedoch nicht nur gelesen, sondern auch kurz **zusammengefasst** werden, damit sie beim Verfassen der Forschungsarbeit in geeigneter Form (nämlich schriftlich) vorliegt. Die Zusammenfassung einer Forschungsarbeit sollte folgende Punkte beinhalten:

- **Ziele**, **Forschungsfragen** und **Hypothesen**
- Methoden und Vorgangsweise bei der **Datenerhebung**
- Methoden der **Datenauswertung**
- die wichtigsten **Ergebnisse**

Forschungsarbeiten sollten für die weitere Verwendung natürlich nicht nur zusammengefasst, sondern auch **kritisch bewertet** werden, damit man beurteilen kann, ob (und inwiefern) ihnen Glauben zu schenken ist (→ Kap. 8).

Die Literatursichtung und Bearbeitung ist ein Prozess mit verschiedenen Schritten (Abb. 13).

Nachdem man das Thema und die dazugehörigen Schlag- und Stichworte festgelegt hat, beginnt man mit der **Suche** in den Bibliothekskatalogen oder in den Datenbanken. Dabei werden für den Themenbereich **relevante Quellen** herausgesucht und ausgeliehen oder gekauft. Diese Quellen (Artikel, Bücher etc.) werden dann **gesichtet** (d. h. man macht sich mit ihrem ungefähren Inhalt vertraut), um diejenigen auszusortieren, die sich für das Thema als irrelevant herausgestellt haben. Danach wird das relevante Material **gelesen** und ein „**Gedächtnis**" organisiert (z. B. mit Karteikarten). Jene Quellen, die für den theoretischen Rahmen von Bedeutung sind, werden **zusammengefasst**, damit sie später im Text verarbeitet werden können. Die Synthese, die „Zusammenschau" aller Zusammenfassungen ergibt den **theoretischen Rahmen** für die Studie.

7.1.3 Konkretisieren der Forschungsfrage, Aufstellen von Hypothesen

Nach dem Literaturstudium können die Forschungsfragen konkretisiert und festgelegt werden. Dann werden die **Begriffe**, die in den Fragen vorkommen, **geklärt** und **definiert**. (Wird z. B. in der Forschungsfrage der Begriff „Angehöriger" oder „Bezugspflege" oder „Selbstbestimmung" verwendet, so muss man erklären, was man darunter versteht, d. h. man muss den Begriff definieren.) Das ist für den weiteren Verlauf und für die Verständlichkeit der Arbeit sehr wichtig. Bei quantitativen Untersuchungen, die dem deduktiven Ansatz folgen, ist dies der Zeitpunkt, um Hypothesen aufzustellen.

Hypothesen sind **wissenschaftliche Vermutungen**. Sie leiten sich aus dem Forschungsproblem und dem theoretischen Bezugsrahmen ab (→ Kap. 7.1.1 und 1.2).

Eine Hypothese ist eine Aussage, die eine Beziehung zwischen zwei oder mehreren Faktoren (Variablen) vermutet. Das Zutreffen dieser Behauptung soll durch eine Forschungsarbeit geprüft werden.

Eine Hypothese wandelt die Forschungsfrage in eine **Feststellung** um, die das erwartete Ergebnis **voraussagt**. Zum Beispiel:

Forschungsproblem: Patenten mit Fluro-Uracil-Therapie leiden unter Mucositis.

Forschungsfrage: Hilft Kryotherapie bei Fluro-Uracil-Therapie, Mucositis zu mildern oder zu verhindern?

Hypothese: Patienten mit Fluro-Uracil-Therapie, die eine Kryotherapie erhalten haben, weisen einen signifikant niedrigeren Grad an Mukositis auf als solche, die keine Kryotherapie erhalten haben.

Eine Hypothese stellt immer eine **Beziehung zwischen mindestens zwei Faktoren (Variablen)** dar. Haber veranschaulicht die korrekte Formulierung einer Hypothese folgendermaßen:

> Die Prognose ‚Kinder mit Asthma sprechen günstig auf eine Lagerungsdrainage an' ist keine wissenschaftlich akzeptable Hypothese, da nur eine Variable (nämlich die Lagerungsdrainage) aus-

reichend definiert ist und die Beziehungsdarstellung fehlt. Die richtig formulierte Hypothese zu diesem Problem könnte folgendermaßen lauten: ‚Kinder mit Asthma, die eine Lagerungsdrainage bekommen haben (= unabhängige Variable), haben weniger Sekretstau in den Bronchien (abhängige Variable) als Kinder, die diese Behandlung nicht bekommen.' Hier sind zwei Variablen definiert und die Beziehung durch ‚weniger als' dargestellt.

Haber 1996, S.199

Weiters muss jede Hypothese so formuliert sein, dass sie im Rahmen der angestrebten Forschungsarbeit **überprüfbar** ist. Überprüfbarkeit heißt, dass die Faktoren, die man untersuchen muss, in der Studie durch Beobachtung, Bewertung, Messung etc. auch tatsächlich festgestellt werden können.

Hypothesen werden im Deutschen in der Gegenwartsform formuliert, im Englischen mit „... it will be ...".

Das Erstellen von Hypothesen zu Beginn des Forschungsprozesses ist kennzeichnend für das **deduktive Vorgehen**. Daher werden nur in **quantitativen** und nicht in qualitativen Untersuchungen zu Beginn Hypothesen erstellt und durch die Untersuchung überprüft. Das Überprüfen von Hypothesen ist außerdem kennzeichnend für **experimentelle Methoden**, bei denen es um die Untersuchung von Ursache- und Wirkungszusammenhängen geht (wo eine Beziehung zwischen den abhängigen und den unabhängigen Variablen untersucht wird).

Bei deskriptiven quantitativen Studien begnügt man sich häufig nur mit einer Forschungsfrage.

7.1.4 Zusammenfassung

Eine Forschungsarbeit folgt einem strukturierten Ablauf, den man als Forschungsprozess bezeichnen kann. Am Beginn steht immer ein inhaltliches Erkenntnisinteresse, das präzisiert werden muss. Um das zu erreichen, müssen Forschungsziel und Forschungsfrage(n) formuliert werden. Eine Forschungsfrage ist eine ausdrückliche Frage nach einem Problem, das untersucht werden soll. Forschungsfragen müssen relevant, erforschbar und operationalisierbar sein.

Zur Ideenfindung und Präzisierung der Forschungsfrage(n), aber auch zur Festlegung des theoretischen Rahmens dient das Literaturstudium.

Bei quantitativen Untersuchungen, die dem deduktiven Ansatz folgen, werden Hypothesen aufgestellt. Hypothesen sind theoretisch begründetete Vermutungen, die sich aus dem Forschungsproblem und dem theoretischen Rahmen ableiten. Sie sollen durch die Forschungsarbeit überprüft werden.

7.2 Erstellen eines Untersuchungsplans

Das Festlegen der Vorgangsweise, also das **Erstellen eines Untersuchungsplans**, ist ein wichtiger Schritt, ehe die Datenerhebung vorbereitet wird. Hier müssen wichtige Einzelheiten, die das weitere Vorgehen bestimmen, überlegt und geplant werden. Ein Untersuchungsplan berücksichtigt folgende Punkte:

1. **Untersuchungsdesign/Wahl der Methode**
2. Bestimmung der **Stichprobe**
3. **ethische** Aspekte
4. finanzielle und personelle **Ressourcen**
5. Erlangen von **Erlaubnissen**

7.2.1 Untersuchungsdesign

Unter Untersuchungs- oder Forschungsdesign im engeren Sinne versteht man die Untersuchungsanordnung, also den Aufbau der Untersuchung.

Hier legt man fest, ob z. B. nur eine einmalige Datenerhebung stattfinden soll (Querschnittstudie) oder mehrere aufeinander folgende Erhebungen (Längsschnittstudie), ob es sich um ein experimentelles Vorgehen handelt u. Ä. (→ Kap. 4).

Weiters werden die **Methode der Datenerhebung** und das **Vorgehen** dabei bestimmt. Das Untersuchungsdesign und die Wahl der Methode sind in erster Linie von der (den) Forschungsfrage(n) abhängig.

7.2.2 Stichprobe

Ein weiterer Schritt beim Festlegen der Vorgangsweise ist die Überlegung, wer untersucht werden soll, d. h. die Bestimmung der **Stichprobe**. Dabei muss deutlich zwischen quantitativen und qualitativen Studien unterschieden werden.

Stichprobenbildung in der quantitativen Forschung

Setzt man sich mit der Frage der Stichprobengewinnung innerhalb quantitativer Untersuchungen auseinander, so sind die Begriffe **„Population"**, **„Stichprobe"** und **„Repräsentativität"** von Bedeutung.

> Mit Population oder Grundgesamtheit wird die Gesamtheit aller Personen (oder Dinge) bezeichnet, die ein bestimmtes Merkmal aufweisen (z. B. „alle diplomierten Pflegepersonen Österreichs" oder „alle an Diabetes erkrankten Personen in Deutschland").

In der Praxis kann man nicht jedes Element (z. B. jede Krankenschwester oder jeden Diabetiker) einer Population untersuchen. Daher untersucht man einen Teil davon, eine so genannte **Stichprobe**.

> Eine Stichprobe ist ein Teil der Population. Sie besteht nur aus einigen ihrer Elemente.

Ergebnisse, die man bei der Untersuchung einer Stichprobe erhalten hat, können nur dann auf die gesamte Population übertragen werden, wenn die Stichprobe für die Population **repräsentativ** war. Repräsentativität bedeutet, dass die **Stichprobe die Population widerspiegelt**, dass sie ihr entspricht. Eine repräsentative Stichprobe hat die **gleichen Merkmale** wie die dazugehörige Population, und sie hat diese Merkmale auch in der **gleichen Zusammensetzung** (z. B. Alter, Geschlecht, sozialer Stand etc.). Wenn die Population etwa aus allen diplomierten Pflegepersonen Österreichs besteht, man aber 48 Männer und nur zwei Frauen befragt, so ist dies eine Stichprobe, die nicht repräsentativ ist. Die Merkmale müssen sowohl in der Population als auch in der Stichprobe in einem annähernd gleichen Verhältnis vorhanden sein.

Repräsentativ im strengen Sinn sind nur Stichproben, die nach dem **Zufallsprinzip** gebildet wurden.

Man kann nun verschiedene Verfahren einsetzen, um Stichproben zu gewinnen. Unterschieden werden Wahrscheinlichkeitserhebungen (= Zufallserhebungen) und gesteuerte Erhebungen.

Das Hauptmerkmal von **Wahrscheinlichkeitserhebungen** ist die Auswahl nach dem **Zufallsprinzip**. Es gibt.

- **einfache Zufallserhebungen** (die nach dem Prinzip des Lottos funktionieren – man wählt einfach zufällig irgendwelche Personen aus),
- **geschichtete Zufallserhebungen** (die Gesamtpopulation wird zuerst geschichtet – z. B. nach der prozentuellen Verteilung von Männern und Frauen –, dann wird aus jeder Schichtung eine Zufallsstichprobe gezogen) und
- **randomisierte** (oder **systematisch gebildete**) Stichproben (dabei handelt es sich um eine Auswahl der Teilnehmerinnen nach ganz bestimmten Regeln, z. B. jede zehnte registrierte Pflegeperson).

Bei der so genannten **gesteuerten Erhebung** sind die Regeln weniger streng als bei der Wahrscheinlichkeitserhebung, deshalb sind sie auch weniger genau und weniger repräsentativ. Die gesteuerte Erhebung ist jedoch leichter durchzuführen und in der Praxis das häufigste Verfahren. Bei der **Gelegenheitserhebung (Gelegenheitsstichprobe)** wählt man diejenigen Personen aus, die für diese Studie am leichtesten zugänglich sind (z. B. die nächsten 50 Frauen, die mit der Diagnose „Brustkrebs" auf der Onkologie aufgenommen werden). Bei der **gezielten Erhebung** werden Versuchspersonen ausgewählt, die **typisch** für eine bestimmte Population sind (z. B. Frauen mit der Diagnose Depression nach Entbindung). *vgl. Haber 1996*

Für die Größe einer Stichprobe gibt es an sich keine fixen Regeln. Die Frage, wie groß eine Stichprobe denn sein muss, um aussagekräftig zu sein, ist nicht einfach zu beantworten, denn dies ist von vielen Faktoren abhängig. Die wichtigsten Faktoren sind u. A.:

1. der Typ der Studie;
2. die Anzahl der Variablen;
3. die Genauigkeit/ Sensitivität des Messinstruments;
4. die Sensitivität der statistischen Tests;
5. die Effektgröße;
6. die Kosten.

ad 1: der Typ der Studie

Die Frage nach der „richtigen" Größe der Stichprobe stellt sich hauptsächlich dort, wo es um Effektivitätsmessungen und Gruppenvergleiche geht, d. h. vor allem bei experimentellen und Hypothesen prüfenden Studien. Bei rein deskriptiven Studien stellt sich die Frage nicht in diesem Ausmaß

ad 2: die Anzahl der Variablen

Je mehr Variablen erhoben und dann einander gegenüberstellt werden sollen, desto größer muss der Stichprobenumfang sein.

ad 3: die Genauigkeit / Sensitivität der Messinstrumente

Je genauer das Messinstrument ist, desto kleiner kann die Stichprobe sein (Unterschiede treten bei einer Messung mit einem sehr genauen Instrument, wie z. B. einem Thermometer, schneller zu Tage als mit einem Fragebogen).

ad 4: die Sensitivität des statistischen Tests

Wenig sensitive statistische Tests brauchen größere Stichproben, um statistisch signifikante Ergebnisse zu zeigen.

ad 5: die Effektgröße

vgl. Polit/Hungler 1995, LoBiondo-Wood/Haber 1996

Je größer der Effekt ist, desto deutlicher zeigt er sich bereits bei kleinen Stichproben.

Prinzipiell könnte man sagen: je größer die Stichprobe ist, desto höher ist die Wahrscheinlichkeit, dass sie ein Abbild der Gesamtpopulation darstellt; deshalb sollte man sich bemühen, die größtmögliche Stichprobe zu bekommen (vgl. Polit / Hungler 1995, LoBiondo-Wood / Haber 1996).

Diese an sich logische Überlegung ist für die Praxis ein sehr guter Leitgedanke, rein statistisch betrachtet aber nicht ganz haltbar. Sofern die Grundgesamtheit nicht sehr klein ist, spielt sie bei der Bestimmung der Stichprobengröße keine so bedeutende Rolle (die Größe der Stichprobe, die notwendig ist, um für eine bestimmte Population aussagekräftige Ergebnisse zu erzielen, steigt nämlich nicht linear zur Größe der Grundgesamtheit an) (vgl. Atteslander 2000).

Für Experimente bzw. Effektivitätsnachweise setzt sich immer mehr die Methode der „Power-Analyse" zur Bestimmung oder Kontrolle der Stichprobengröße durch. Man geht dabei von dem Grundsatz aus, dass die Studie so umfangreich sein sollte, dass eine große Wahrscheinlichkeit besteht, statistisch signifikante Wirkungen zu erkennen, wenn es sie gibt. Man möchte sich dadurch versichern, dass es keinen Nutzen (der überprüften Interventionen) gibt, den die Studie (z. B. durch eine zu kleine Stichprobe) nicht aufdeckt (vgl. Greenhalgh 2000).

Die so genannte „statistische Power" ist die Wahrscheinlichkeit, dass eine Wirkung erkannt wird, wenn sie tatsächlich vorhanden ist. Diese sollte zwischen 80 % und 90 % liegen.

Wichtige Parameter für die Bestimmung der statistischen Power sind:

- die Effektgröße (= das Ausmaß des Einflusses der unabhängigen Variablen [= z. B. ein Programm zur Verhinderung von Stürzen im Spital] auf die abhängige Variable [= z. B. die Sturzrate])und
- die Größe der Mittelwerte und der Standardabweichungen der wichtigsten Parameter.

Die Berechnung der Power ist ein komplexe statistische Operation, die hier nicht näher erklärt werden kann (oft ziehen die Forscherinnen zur Bestimmung der Power die Expertise von biometrischen oder biostatistischen Instituten hinzu). Folgendes Beispiele können die Überlegungen dazu jedoch veranschaulichen. (Es handelt sich hier um Auszüge aus Forschungsberichten, die die Größe der Stichprobe erklären, die für eine bestimmte Forschungsarbeit notwendig ist.)

Beispiel:
„Gemäß Rücksprache mit dem Biostatischen Institut der Universität Zürich ist für den Wirkungsnachweis der Hypothese, die Sturzrate um 30 % zu reduzieren, eine Stichprobengröße 101 Patienten pro Gruppe bei 80 % Macht [= Power, H. M.] und 5 % Signifikanzniveau nötig."

Schwendimann 1999, S. 11

Egal welchen Weg man zur Gewinnung der Stichprobe wählt und wie groß sie letztendlich ist – wichtig ist, dass in der Forschungsarbeit die Stichprobe (der Weg ihrer Gewinnung, die Größe, eventuelle Berechnungen dazu, die Zusammensetzung etc.) genau beschrieben ist. Nur dann können die Leserinnen einschätzen, ob die Ergebnisse verallgemeinert werden können bzw. ob man sie auf das eigene Umfeld umlegen kann. Denn: Verallgemeinerbarkeit hat nicht nur mit der Repräsentativität der Stichprobe zu tun.

> Normalerweise geht man davon aus, dass diese Repräsentativität durch die Ziehung einer Zufallsstichprobe aus der Grundgesamtheit erreicht wird. Dennoch muss bei jeder Art der Stichprobenziehung ein Vergleich der wichtigsten Merkmale mit der Grundgesamtheit vorgenommen werden, da nirgendwo Repräsentativität wirklich garantiert ist. (…) Jedoch auch ohne Repräsentativität kann eine Untersuchung verallgemeinerbar sein.

Drerup/Bartholomeyczik 1997, S. 73

Stichprobenbildung in der qualitativen Forschung

In der qualitativen Forschung geht es um die Erforschung der persönlichen (subjektiven) Wirklichkeit der Befragten, also um einen induktiven Vorgang, der zum Ziel hat, Theorien aufzustellen. Daher sind hier Begriffe wie Verallgemeinerbarkeit oder gar Repräsentativität **fehl am Platz**. Ziel der qualitativen Forschung ist es nicht, die Häufigkeit bestimmter Handlungen zu bestimmen, sondern in einer bestimmten Situation einige **typische Handlungen** herauszufiltern. Die Forscherin sucht dabei nach ihrem Wissensstand und ihren Erkenntnissen einzelne Fälle (typische Fälle) für die Befragung aus.

Die Auswahl der Probanden in der qualitativen Forschung muss sowohl nützlich als auch angemessen sein (Morse / Field 1998). Der Begriff **Nützlichkeit** bedeutet, dass man es sich wegen der geringen Größe der Stichproben nicht erlauben kann, alles dem Zufall zu überlassen. Man muss sich daher vorher überlegen, welche TeilnehmerInnen die gewünschten Informationen liefern können. **Angemessenheit** bedeutet, dass die gesammelten Informationen so umfangreich sein sollen, dass man das Phänomen, das man erforschen will, umfassend und detailliert beschreiben kann (vgl. Morse / Field 1998).

Von theoretischer Stichprobenauswahl oder **theoretical sampling** spricht man, wenn die Auswahl der Partizipientinnen (oder die Auswahl der Datenquellen, Ereignisse, etc.) auf der Basis von Konzepten, die Relevanz für die Arbeit besitzen, geschieht. Dies ist u. a. typisch für die Grounded Theory (→ Kapitel 3.2.2).

Die Stichprobenbildung in der qualitativen Forschung ist **zweckgebunden**, d. h. die Auswahl der Teilnehmerinnen ist von bestimmten Kriterien abhängig: Personen, die ein ähnliches Erlebnis hatten (z. B. Frauen nach einer Brustoperation) oder Personen aus einem bestimmten Umfeld (z. B. Pflegende einer onkologischen Station) oder aus einer gemeinsamen Kultur (z. B. bolivianische Migrantinnen) u. Ä. Diese Art der Stichprobengewinnung ist am ehesten mit der gezielten Erhebung zu vergleichen. Sie wird auch **kriterienbezogen** genannt.

Was die Größe der Stichprobe betrifft, so kann man sagen, dass die qualitative Forschung im Allgemeinen mit kleinen Stichproben arbeitet, die eingehend studiert werden. Es gibt keine Richtlinien für die Größe einer Stichprobe. Manche Studien beschäftigen sich mit sechs Probanden, manche mit 20 oder 40, manche – im Falle der Einzelfallstudie – nur mit einem.

Die Stichprobe kann dann als groß genug betrachtet werden, wenn eine so genannte **Datensättigung** (oder theoretische Sättigung) eintritt, d.h. wenn durch weitere Daten (z. B. neue Interviews) keine zusätzlichen Einsichten mehr gewonnen werden können.

7.2.3 Berücksichtigung ethischer Belange

Spätestens an diesem Punkt des Forschungsprozesses wird es notwendig, sich mit den **ethischen Fragestellungen** der geplanten Untersuchung auseinander zu setzen. Dabei sind drei Fragen zentral, die sich an den grundlegenden Elementen des **Persönlichkeitsschutzes** orientieren (→ Kap. 2.2.5):

- Ist es möglich, eine **aufgeklärte** (d. h., dass die Teilnehmerinnen ausreichend informiert wurden) und **freiwillige Zustimmung** von den Untersuchungsteilnehmerinnen zu bekommen? Wann, wie und worüber genau werden die Teilnehmerinnen informiert?
- Wie kann die **Anonymität** gewährleistet werden?
- Welche Risiken bestehen für die Teilnehmerinnen, körperlichen oder emotionalen Schaden zu erleiden? Wie hoch sind die Risiken und wie könnten sie ausgeschaltet werden? Wie groß ist der Nutzen der Studie im Vergleich zum Risiko?

In manchen Fällen (z. B. bei Experimenten oder wenn die Patientinnen nicht in der Lage sind, ihre Zustimmung zu geben) muss hier die Ethikkommission eingeschaltet werden.

Erst wenn die Untersuchung als ethisch unbedenklich eingestuft werden kann, kann man die endgültige Entscheidung über ihre Durchführung treffen.

7.2.4 Ressourcen und Erlaubnisse

Jede Forschungsarbeit kostet Zeit und Geld. Daher ist es bereits im Stadium der Planung wichtig, sich Gedanken über mögliche **Kosten** und den **zeitlichen** und **personellen Aufwand** zu machen. Kosten können durch Material (z. B. Papier, Kopierkosten, Briefmarken, Anschaffung von Geräten oder Computerprogrammen etc.) oder Personal (eigene Arbeitsstunden, Beratung durch Expertinnen, Arbeitsstunden von Hilfskräften, z. B. für Schreibarbeiten oder Administratives etc.) entstehen. Der personelle Aufwand hängt davon ab, wer an dem Forschungsprojekt mitarbeitet bzw. in irgendeiner Form beteiligt ist und wie viel Zeit diese Personen investieren müssen. Dabei kann es sich um aktive Mitarbeit bei der ganzen Untersuchung handeln oder auch nur um teilweise Mithilfe – z. B. bei der Datensammlung, beim Austeilen von Fragebögen, beim Führen von Aufzeichnungen oder Protokollen sowie beim Durchführen bestimmter pflegerischer Interventionen, die Teil der Forschungsarbeit sein können.

Das Erstellen eines groben **Zeitplans** ist erstens wichtig, um

1. das **Ausmaß** der Forschungsarbeit ungefähr abschätzen zu können;
2. sich selbst **Grenzen** zu stecken und nicht im Forschungsprozess zu verlieren.

Beispiel für einen Zeitplan

Projektteil	**Zeitplan**								
	Juli, August 02	Sept. 02	Okt. 02	Nov. 02	Dez. 02	Jänner 03	Feb. 03	März 03	April 03
Konzept / Feinplanung									
Eingangsbefragung									
Fragebogenerstellung									
Durchführung									
Auswertung									
Gruppendiskussionen									
Planung									
Durchführung									
Auswertung									
Gesamtbericht									

Bevor man ein Forschungsprojekt in der Praxis starten darf, muss man von den offiziell zuständigen Stellen im Krankenhaus oder auf der Gesundheitsbehörde eine Erlaubnis einholen. Diese Erlaubnis sollte in schriftlicher Form vorliegen. Um von den offiziellen Stellen eine **Erlaubnis** zu bekommen, muss man in den meisten Fällen einen **Forschungsantrag** einreichen. Manchmal ist auch das Gutachten einer Ethikkommission notwendig, um die Erlaubnis zur Durchführung einer Studie zu bekommen.

7.2.5 Forschungsantrag

Will man finanzielle Unterstützung oder braucht man von höherer Stelle die Erlaubnis zur Durchführung der Studie, so muss man einen Forschungsantrag verfassen.

Die Länge eines solchen Antrags beträgt eine bis fünf Seiten. Der Antrag sollte nicht zu lang sein, damit er ohne viel Aufwand gelesen werden kann, aber das Wichtigste über die geplante Untersuchung enthalten, damit diejenige, die über die Durchführung oder finanzielle Unterstützung entscheidet, sich ein Bild machen kann und eine gute Entscheidungsgrundlage hat. Ein Forschungsantrag enthält folgende Punkte:

- **Titel** der Studie
- **Name** und Titel der Forscherinnen
- **Vorgesetzte** der Antragstellerinnen / Arbeitsstelle
- **Gründe** für die Durchführung der Studie
- **Darstellung des Problems** / der Ausgangslage
- **Absicht** und **Ziele** der Studie – Forschungsfragen
- kurze Übersicht über die einschlägige **Literatur**
- Vorgangsweise bei der **Datenerhebung**
- Methoden der **Datenanalyse**
- **ethische Überlegungen**
- **Veröffentlichung** (bei wem liegen die Rechte?)
- geschätzte **Kosten**
- **Zeitplan**
- evtl. **Lebenslauf** der Forscherinnen

Wichtig ist bei der Erstellung eines Antrags ist: er soll so formuliert sein, dass das beurteilende Gremium überzeugt wird, dass die Studie

- etwas Neues bringt,
- etwas Interessantes, Spannendes behandelt,
- notwendig ist und
- mit den dafür vorgesehen Methoden bearbeitet werden kann.

7.2.6 Zusammenfassung

Das Festlegen der Vorgangsweise ist ein wichtiger Schritt im Forschungsprozess, ehe man die Datenerhebung vorbereitet. Das Festlegen des Untersuchungsdesigns und die Wahl der Methode, die am besten zur Beantwortung der Forschungsfrage geeignet ist, sind die ersten Schritte. Die nächste wichtige Überlegung ist die Frage, wer „beforscht" wird, also die Bestimmung der Stichprobe.

In der quantitativen Forschung werden Zufallsstichproben von so genannten „gesteuerten" Stichproben unterschieden, während in der qualitativen Forschung die Auswahl der Untersuchungsteilnehmerinnen immer gezielt, nach theoretischen Überlegungen erfolgt. Man spricht dann von „theoretical sampling".

Weitere Schritte, die beachtet werden müssen, sind die Überprüfung, ob die ethischen Grundprinzipien eingehalten werden können, die Überlegung, wie viel Geld man für diese Arbeit benötigt und wie groß der Personaleinsatz sein wird und schlussendlich die Erlangung der Erlaubnis von der entsprechenden Institution, die Arbeit durchzuführen.

Zur Erlangung von Erlaubnissen oder zur Beantragung finanzieller Unterstützung muss man einen schriftlichen Forschungsantrag stellen.

7.3 Datengewinnung

7.3.1 Ausarbeiten der Instrumente, Vortest, Datensammlung

Das Ausarbeiten der **Instrumente zur Datenerhebung** (Fragebögen, Interviewleitfäden, Beobachtungsleitfäden, Mess-Skalen etc.) ist der nächste Schritt im Forschungsprozess (→ Kap. 5). Nach der Erarbeitung des Erhebungsinstruments sollte ein **Vortest (Pretest)** durchgeführt werden. Er dient zur inhaltlichen und formalen Überprüfung des Forschungsinstruments. Aber auch der Umgang mit dem Instrument kann zu diesem Zeitpunkt geübt und die Handhabbarkeit überprüft werden. Bei einem Fragebogen z. B. ist es wichtig zu testen, ob die Fragen von den Probandinnen verstanden werden (sind sie unmissverständlich, können sie beantwortet werden etc.), ob der Fragebogen leicht auszufüllen ist (sind die Anweisungen verständlich, ist die Zeit, die man zum Ausfüllen braucht, nicht zu lang etc.) und ob er valide ist (→ Kap. 3.4.1 und 5.1.4). Auch bei Interviews kann sich ein Probelauf als sinnvoll herausstellen. In erster Linie geht es darum, ob die Interviewerin fähig ist, das Interview in entsprechender Weise zu führen, und ob die Fragen, so wie sie gestellt werden, die Inhalte hervorbringen, die berührt werden sollen. Bei Beobachtungen kann man mithilfe eines Vortests überprüfen, ob der Beobachtungsleitfaden tauglich ist, ob er leicht zu handhaben ist, ob das Kategoriesystem erschöpfend ist oder ob die ausgewählte Beobachtungssituation sich eignet, um die Forschungsfrage zu beantworten. Aufgrund der Erfahrung im Vortest kann das Erhebungsinstrument verändert oder der Versuchsplan verbessert werden. Normalerweise werden Daten, die im Vortest erhoben werden, nicht in das Ergebnis mit einbezogen.

Wenn der Vortest abgeschlossen ist, werden die Daten mit der jeweiligen Methode und dem gewählten Instrument erhoben.

7.4 Datenanalyse, Interpretation und Darstellung

Einer der letzten Schritte des Forschungsprozesses ist die **Analyse der Ergebnisse**. Dazu ist sowohl in der quantitativen als auch in der qualitativen Forschung ein hohes Maß an kritischem Denken und Kreativität nötig. Hier sollen **Zusammenhänge** zwischen den nummerischen Ergebnissen oder den qualitativen Kategorien und dem theoretischen Rahmen, der Literatur, der Methodik, den Hypothesen und der Problemdarstellung hergestellt werden (ein Überblick über die Methoden der Datenauswertung wurde bereits in Kapitel 6 gegeben).

Ergebnisse, Interpretationen, Schlussfolgerungen und Empfehlungen für die Pflegepraxis und für zukünftige Forschungsarbeiten werden in einer Studie als **Befunde** bezeichnet. Diese werden meist in zwei größeren Abschnitten dargestellt: in der **Ergebnisdarstellung** und in der **Ergebnisdiskussion**. Die Ergebnisdarstellung beschäftigt sich mit den Ergebnissen der Studie (statistische oder qualitative Auswertung), die Ergebnisdiskussion berücksichtigt alle anderen Punkte. Der Schwerpunkt liegt dabei auf der Interpretation der Ergebnisse (vgl. LoBiondo-Wood 1996).

Eine gute Ergebnisdarstellung ist systematisch, logisch, nicht länger als nötig und geht auf alle analysierten Daten ein. Der gesamte Inhalt der Ergebnisdarstellung soll darauf ausgerichtet sein, anhand der Daten die Überprüfung der Problemstellung nachzuweisen.

7.4.1 Darstellung quantitativer Ergebnisse

Die Darstellung von quantitativen Ergebnissen besteht aus Daten oder Zahlen, die mithilfe deskriptiver oder analytischer Statistik gewonnen wurden. Bei der Darstellung quantitativer Daten muss man um höchste Objektivität bemüht sein. Interpretationen sind deutlich von der Darstellung der Ergebnisse zu trennen.

Häufig wird zuerst die Grundauszählung (Häufigkeitsverteilungen, Mittelwerte, Streuungsmaße) dargestellt. Daran anschließend werden Zusammenhänge zwischen verschiedenen Faktoren oder Unterschiede zwischen verschiedenen Gruppen (z. B. zwischen Männern und Frauen oder verschiedenen Altersgruppen) beschrieben. Es gibt dafür jedoch keine einheitliche Regel. Wichtig ist, dass man bei der Darstellung **logisch vorgeht** und dass diese Logik für die Leserin **verständlich** ist. Man muss in der Ergebnisdarstellung auch auf die Forschungsfragen und die Hypothesen Bezug nehmen, die zu Beginn einer Untersuchung aufgestellt wurden. Hypothesen werden dann anhand der Ergebnisse entweder **verifiziert** (bestätigt) oder **falsifiziert** (nicht bestätigt).

Quantitative Daten können verbal beschrieben werden, so wie es im folgenden Beispiel dargestellt ist. Hier geht es um eine Untersuchung über das Gesundheitsbewusstsein und Gesundheitsverhalten von Krankenhauspatienten:

> Das Hauptmotiv zur Gewichtsreduktion ist „um ein besseres Aussehen zu erlangen" (60 Personen von 278). Das Motiv „um meiner Gesundheit willen" wird hingegen nur von 36 Personen als Grund zur Gewichtsreduktion angegeben und steht bei den Motiven an letzter Stelle. Frauen haben signifikant öfter als Männer angegeben, eine Abmagerungsdiät gemacht zu haben, um ein besseres Aussehen zu erlangen (sig. 1 %).

vgl. Mayer/Walter 1994

Wenn quantitative Ergebnisse ausschließlich verbal beschrieben werden, verliert man beim Lesen umfangreicher Studien leicht den Überblick. Daher werden Ergebnisse quantitativer Studien häufig in **Tabellen** und **Diagrammen** dargestellt, um einen besseren Überblick über die Zahlen zu bekommen.

Eine Tabelle ist eine kurze, übersichtliche Darstellung und eine Ergänzung zum Text. Titel und Überschriften müssen dabei präzise formuliert werden, und alle dargestellten Werte müssen dementsprechend gekennzeichnet sein. Muthny et al. (1998) verwenden Tabellen zur Übersicht der einzelnen Ergebnisse ihrer Studie über psychosoziale Belastung und die Arbeitszufriedenheit onkologischer Pflegekräfte (→ Abb. 14).

Abbildung 14: Beispiel für eine Tabelle

Quelle: Muthny et al. 1998

Tabelle 2: Psychosoziale Belastungen (n = 78)

Vorgegebene Kategorien	Prozentsatz der Zustimmung bei starker Ausprägung* (Skalenwerte 4 und 5)
Zweifel, ob es immer richtig ist, einen Patienten weiter zu behandeln	57
Belastung durch das schwere Schicksal mancher Patienten	46
Auseinandersetzung mit Ärzten	20
Teamprobleme im Personal	19
Ansprüchlichkeit mancher Patienten	18
Immer mit demselben Patienten zu tun haben	14
Zu viel Technik	10

**bezogen auf 5er-Skala: 1 = „gar nicht" bis 5 = „sehr stark"*

Grafiken oder **Diagramme** können ebenfalls als Unterstützung in den Text eingefügt werden, um Zahlen anschaulicher darzustellen. Hier gilt im Großen und Ganzen dasselbe wie für eine Tabelle: Eine Grafik soll dazu beitragen, **große Zahlenmengen übersichtlich** darzustellen und das Erfassen und Lesen zu erleichtern. Grafiken und Diagramme werden im fortlaufenden Text beschrieben oder kommentiert. Die drei einfachsten Diagrammarten sind:

- **Balken**- oder **Säulendiagramm**
- **Kreis**- oder **Sektorendiagramm**
- **Kurvendiagramm**

Das Balken- oder Säulendiagramm ist am besten dazu geeignet, Ergebnisse mit einer **Rangfolge** darzustellen (z. B. sehr zufrieden, eher zufrieden, eher nicht zufrieden, nicht zufrieden) oder

Gruppen zu vergleichen (z. B. die verschiedenen Arten der schulischen Vorbildung), da die Unterschiede in den Anteilen sehr gut und deutlich betont werden. Görres (2002) verwendet ein Balkendiagramm, um die Inhalte, die bei der Pflegevisite angesprochen werden, nach Häufigkeiten gereiht darzustellen. (Abb. 15).

Abbildung 15: Beispiel für ein Balkendiagramm

Quelle: Görres et al. 2002, S. 30

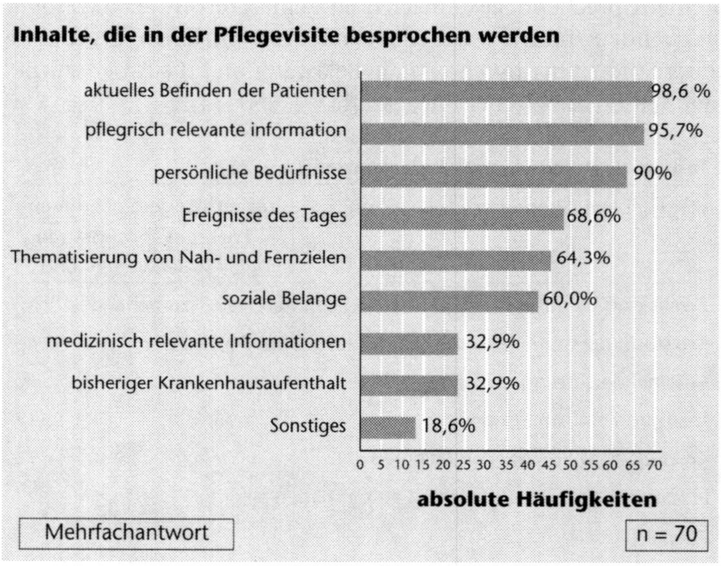

In einer Studie zur Kommunikation in der Pflege stellen Backs und Lenz (1998) den Zusammenhang zwischen der Konzentration beim Gespräch und dem Gefühl, dass die Gesprächspartnerin in Eile war, mittels eines Säulendiagramms anschaulich dar (Abb. 16).

Kreis- oder Sektorendiagramme sind besonders geeignet für **schnelle Informationen**, die sofort Aufmerksamkeit erregen sollen. Sie eignen sich gut für **Prozentdarstellungen ohne Rangordnung**, aber mit nur wenigen Ausprägungen (zu viele Sektoren lassen schnell die Übersicht verlieren). Seidl und Walter stellen die verschiedenen Kategorien der Pflegemaßnahmen und deren Verteilung in Prozent (aus einer Analyse von 100 Pflegedokumentationen) mittels eines Kreisdiagramms dar (→ Abb. 17).

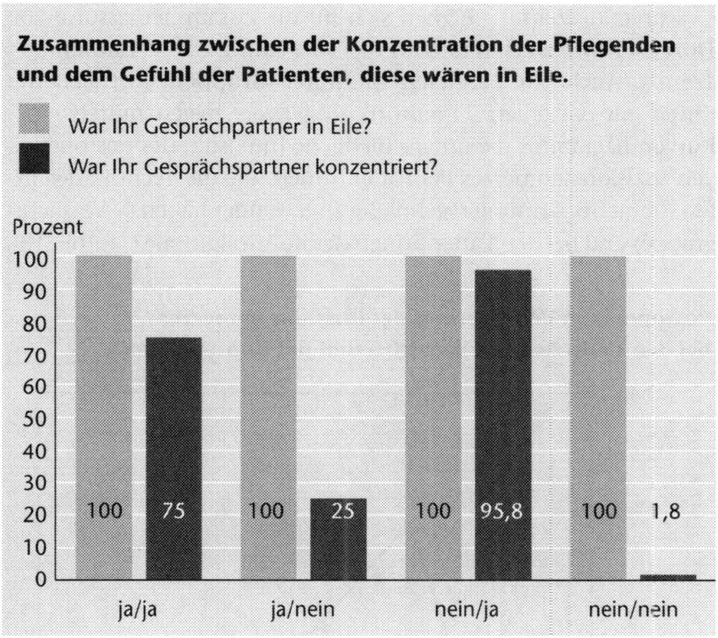

Abbildung 16: Beispiel für ein Säulendiagramm

Quelle: Backs/Lenz 1998, S. 106

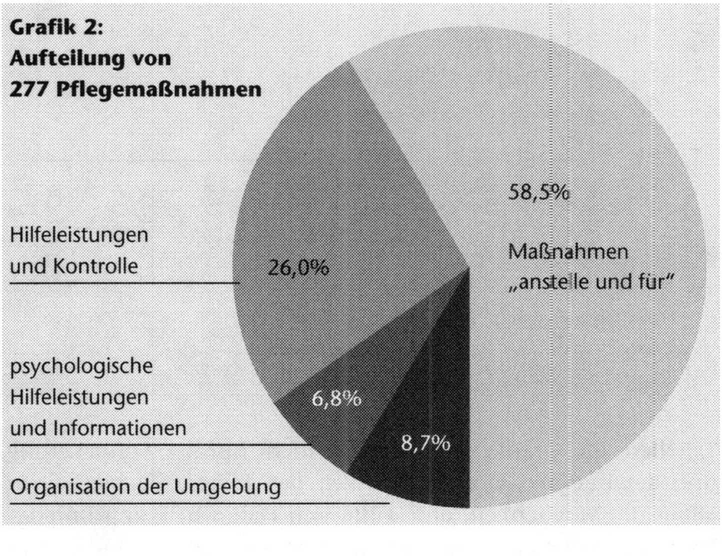

Abbildung 17: Beispiel für ein Kreisdiagramm

Quelle: Seidl/Walter 1998

Kurvendiagramme eignen sich für die Zusammenfassung von **Durchschnittswerten** und für die Darstellung von **Verläufen** und **Trends**. Auch ein **Vergleich mehrerer Gruppen** lässt sich mit ihnen gut darstellen. Osterbrink und Evers zeigen mittels eines Kurvendiagramms die unterschiedliche Intensität des postoperativen Inzisionsschmerzes bei Patientinnen, die die Technik der tiefen Atementspannung regelmäßig angewendet haben (= Versuchsgruppe) und bei den Patientinnen der Kontrollgruppe (→ Abb. 18).

Abbildung 18: Beispiel für ein Kurvendiagramm

Quelle: Osterbrink/Evers 2000, S. 309

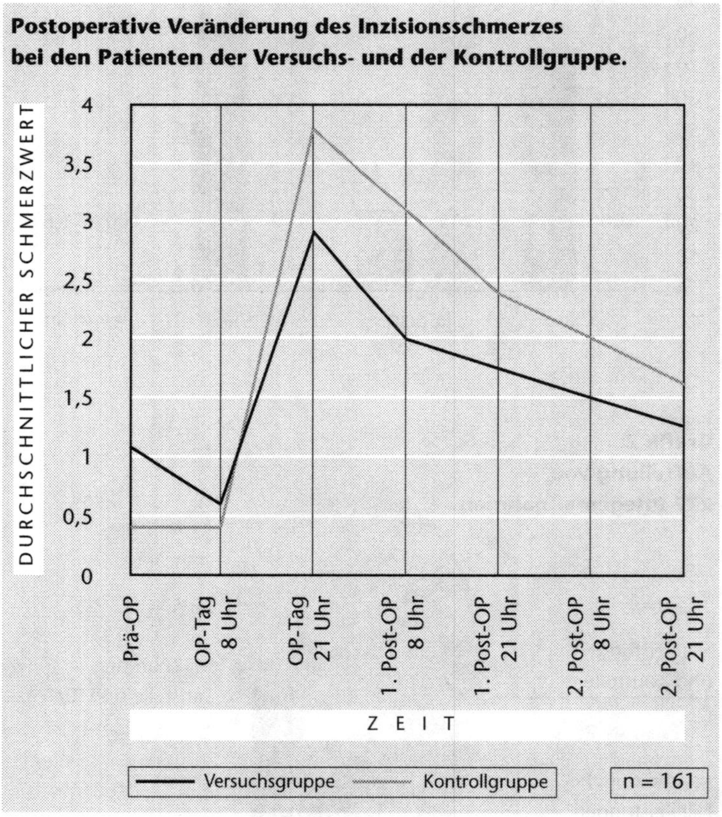

Tabellen und Grafiken dienen aber nicht nur der Auflockerung und der besseren Übersichtlichkeit des Textes. Sie bieten vor allem die Möglichkeit, eine Fülle von Daten in komprimierter Form darzustellen, während im Text (aus Platzgründen) oft nicht alle Daten beschrieben, sondern nur wichtige Ergebnisse herausgegriffen werden können.

7.4.2 Darstellung qualitativer Ergebnisse

Die Präsentation qualitativer Daten unterscheidet sich von der Präsentation quantitativer Daten. Zum einen sind sie oft auf sehr vielfältigen (von Projekt zu Projekt unterschiedlichen) Wegen entstanden, und zum anderen liegen sie in einer gänzlich anderen Form vor. (Das heißt, man hat in der Regel völlig anderes Material: keine Zahlen, sondern verbale Daten – Kategorien, Beschreibungen, Falldarstellungen, Zitate etc.). Die Entscheidung darüber, wie die Ergebnisse qualitativer Forschung präsentiert werden, hängt von dem Erkenntnisinteresse der Forscherin, von der Art des Materials und von der Art der Auswertung ab.

Ergebnisse qualitativer Studien werden verbal beschrieben. Die Gliederung des Textes orientiert sich an der Logik, die durch die Forschungsfrage(n), das Datenmaterial und die Art der Auswertung vorgegeben ist. Meistens wird der Text anhand des zuvor entwickelten Kategoriensystems gegliedert.

Die Darstellung qualitativer Daten sollte daher

- dem Gegenstand angemessen und
- möglichst vielfältig (um das Verstehen zu erleichtern) sein.

Zu Beginn der Darstellung sollte man einen Überblick über die gebildeten Kategorien und deren Verbindung und Zusammenhänge geben. Dazu eigenen sich Übersichten (oder Tabellen), in denen die Kategorien nach Themen geordnet sind, oder Modelle, die Beziehungen zwischen den Kategorien aufzeigen bzw. Abläufe darstellen (in Form einer Grafik oder eines Schaubildes). Diese Darstellungen sollten, genau wie die anderen Tabellen, Übersichten, Grafiken oder Abbildungen, kurz kommentiert oder beschreiben werden.

Fierdag (1999) präsentiert zu Beginn ihrer Ergebnisdarstellung die aus den Interviews entwickelten Themen und Kategorien – die Grundmuster der Anliegen krebskranker Menschen an die pflegekundige Sorge – in Form einer tabellarischen Ordnung (→ Abb. 19).

Bischofsberger gibt zu Beginn der Ergebnisdarstellung ihrer Untersuchung (die Untersuchung beschäftigt sich mit der Bedeutung von Hoffnung für Betagte im Akutspital) eine Übersicht über die Hauptkategorien und erläutert diese anschließend verbal (→ Abb. 20).

Abbildung 19: Beispiel für die Darstllung von Kategorien *Quelle: Fierdag 1999*

Einige Grundmuster der Anliegen krebskranker Menschen an pflegekundige Sorge:

Erleichterung	Zugewandtheit	Zuverlässigkeit
situative Erleichterung:	nicht nur Patient sein	Vollständigkeit
positive Stimmung schaffen	Interesse an Genesung	Gründlichkeit
Normalität schaffen	Wohlwollen	Gewissenhaftigkeit
normaler Umgang	Selbstbestimmung respektieren	Kontinuität
vermitteln und vertreten	persönliche Beziehung	Konsequenz
orientieren	Aufmerksamkeit/Beachtung	Promptheit
Bezugspersonen haben	Mitgefühl	Verfügbarkeit/Ziel
Erleichterung durch Befähigung:	willkommen sein	Überwachung
anleiten	Zuneigung	Engagement
lehren	Herzlichkeit/Freundlichkeit	Hilfsbereitschaft
motivieren		Vertrauen
Partizipation Kompetenz		praktische
Erleichterung durch Schonung:		fachliche Kompetenz
Behutsamkeit		zwischenmenschliche
Ablenkung		Kompetenz
Nachsichtigkeit		
Praktische Erleichterung:		
Antizipation		
Hilfe anbieten		
Handreichungen		
Emotionale Erleichterung:		
zuhören/Gespräche		
Zuwendung		
aufmuntern		

Übersicht über die Hauptkategorien

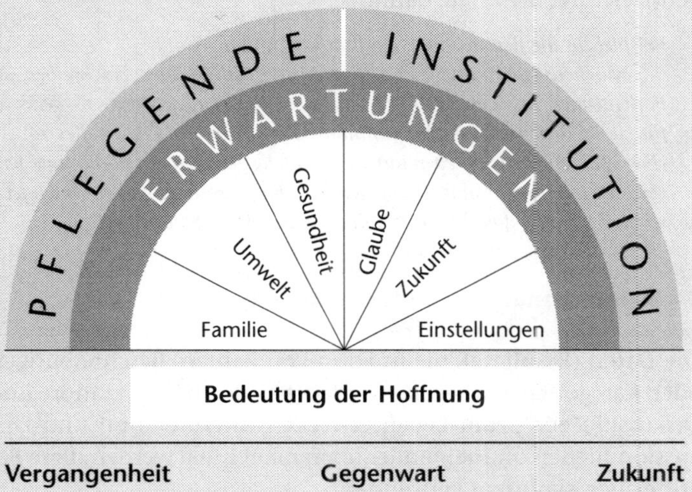

Diese Darstellung zeigt die Bedeutung der Hoffnung einerseits im Zusammenhang mit den zeitlichen Dimensionen der Vergangenheit, Gegenwart und Zukunft. Andererseits stellt sie Familie, Umwelt, Gesundheit, Glaube, Zukunft und Einstellungen als Quellen der Hoffnung dar. Diese stehen in einer engen Wechselwirkung mit den Erwartungen, welche die Befragten bezüglich der Unterstützung der Hoffnung an die Pflegenden haben. Die Pflegenden und die Institution werden als beeinflussende Faktoren im Aufbauen und Aufrechterhalten der Hoffnung gesehen.

Abbildung 20: Beispiel für die überblicksmäßige Darstellung qualitativer Ergebnisse

Quelle: Bischofsberger 1997

Im weiteren Verlauf wird jede Kategorie inhaltlich beschrieben. Ergebnisdarstellung und Diskussion fließen bei qualitativen Arbeiten manchmal ineinander über und sind nicht so exakt zu trennen wie in der Darstellung quantitativer Ergebnisse.

Zur Verdeutlichung einer Aussage, zur Veranschaulichung einer Kategorie oder einfach nur zur Auflockerung werden oft **Originalzitate** aus Interviews oder aus Beobachtungsprotokollen in den Text eingebaut. Bei der Verwendung von Originalzitaten ist es wichtig, darauf zu achten, dass die **Anonymität** der Probandinnen (oder der Personen, die in den Zitaten vorkommen) gewahrt bleibt. Wenn es verschiedene Personen gibt und man kennzeichnen möchte, wer was gesagt hat, kann man **Pseudonyme** verwenden. Dazu ordnet man z. B. den Interviewpartnerinnen fiktive (erfundene) Namen oder Initialen zu und kennzeichnet die Zitate damit.

Beispiel für die Beschreibung qualitativer Daten:
„... Möglichst selbständig und unabhängig sein können beschreiben die PatientInnen als wesentliches Merkmal von Lebensqualität. Es bedeutet für sie Freiheit und Selbstbestimmung. Eine Patientin erklärt dies so: ‚... eben weil ich ja mein Leben lang unabhängig gewesen bin und immer jene gewesen bin, die gerannt ist und gemacht hat, darum ist das für mich jetzt speziell wichtig, dass ich nicht alles aus der Hand geben muss'."

Bieli-Brunner 2000, S. 62

7.4.3 Interpretation / Diskussion der Ergebnisse

Die Daten (Resultate), die in Form von Zahlen, Beschreibungen oder Kategorien vorliegen, werden bei der Interpretation und Diskussion erst „zum Leben erweckt". Interpretation und Diskussion fließen oft ineinander über; manchmal werden diese Begriffe auch synonym verwendet.

Bei der Interpretation der Ergebnisse beschäftigt man sich mit der Bedeutung, die die Resultate haben. Im Falle von quantitativen Studien wird daher den Zahlen, bei qualitativen Studien den Konzepten oder Kategorien Bedeutung zugeordnet. Zur Diskussion der Ergebnisse greift man auf die Problemstellung, die Forschungsfrage und den theoretischen Rahmen zurück. Dadurch schafft man Verbindungen zu allen anderen Teilen der Studie und bindet die neuen Erkenntnisse in das bestehende Wissen ein.

In der Forschung ist es nötig, präzise Fragen zustellen, aber auch am Ende bei der Zusammenfassung der Ergebnisse diese in den allgemeinen Bezugsrahmen der Pflegewissenschaft zu stellen, sonst bleiben sie marginal.

Garnitschnig 1999, S. 17

Wenn man die Resultate interpretiert, fragt man: „Was heißt das?" Man setzte sich also mit den gewonnenen Daten auseinander, indem man sie wieder in **Zusammenhang mit der Fragestellung** bringt.

Beispiel:
Wenn man in einer qualitativen Forschungsarbeit 18 verschiedene Kategorien von Bedürfnissen identifiziert hat, kann man sich bei der Interpretation und Diskussion z. B. folgende Frage stellen:

- *Wieso sind es gerade 18 Kategorien und nicht mehr oder weniger?*
- *Wie viele Kategorien haben anderen Leute gefunden (z. B. Henderson oder Roper)?*
- *Worin unterschieden sich diese von meinen?*
- *Weshalb werden ähnliche Inhalte bei Roper „Aktivitäten" und nicht „Bedürfnisse" genannt?*
- *Weshalb wurden gerade diese 18 gefunden und nicht andere?*
- *Weshalb zeigen sich gerade diese Kategorien?*

etc.

vgl. Käppeli 1985

Bei der Darstellung quantitativer Ergebnisse muss man **Ergebnisdarstellung** und **Interpretation** streng voneinander **trennen**. Bei der Darstellung qualitativer Ergebnisse ist dies oft nicht deutlich möglich oder sinnvoll, da der Interpretationsprozess bereits bei der Auswertung der Daten begonnen hat. Man musste ja schon die wichtigen Stellen von den weniger wichtigen trennen und sie verschiedenen Kategorien zuordnen, d. h. man musste bereits interpretieren. Trotzdem versucht man in qualitativen Forschungsberichten die Ergebnisse auf zwei Ebenen zu präsentieren: Erstens auf der Ebene der Darstellung der gefundenen Kategorien, Konzepte, Typisierungen, Verläufe etc. und zweitens auf der Ebene der Diskussion dieses aus den Daten entwickelten Materials.

Als Beispiel für die Diskussion qualitativer Ergebnisse wird hier ein Ausschnitt aus einer Einzelfallstudie dargestellt. Die Studie beschäftigt sich mit dem Prozess des Einlebens in ein Pflegeheim.

Beispiel:

„In einem Heim zu leben bedeutet für Frau B. abhängig zu sein. Die Abhängigkeit erlebt sie als den Unterschied zwischen dem Leben zu Hause und dem Heim. Sie erfährt sie vor allem, wenn sie auf das WC muss, wenn sie läutet und wartet, dass eine Pflegende kommt, entweder um sie auf die Toilette zu bringen oder um sie von dort aufzunehmen und in den Rollstuhl zu setzen. In Dorsch (1994, S.2) wird Abhängigkeit so beschrieben: ‚Ein unausweichliches Angewiesensein eines Individuums, einer Sache, eines Zustandes auf andere Individuen usw.' Am Anfang leidet sie unter der Abhängigkeit, im Verlauf des Aufenthalts gewöhnt sie sich daran oder fasst das Ganze auf als unvermeidlichen Zustand …".

Paprotny 2000, S. 89

Es ist durchaus auch sinnvoll, am Ende einer Studie die gewählten **Methoden zu diskutieren**. Man stellt sich selbst dabei die kritische Frage, inwieweit den Gütekriterien Rechnung getragen werden konnte. Zum Beispiel: war das Instrument reliabel (→ Kap. 5.1.4)? Oder war das Vorgehen insgesamt geeignet, die Fragen zu beantworten? Man zeigt also auf, wo die **Schwächen** einer Studie liegen. „Es macht nichts, wenn eine Studie misslingt, solange man das Misslingen bemerkt und diskutiert. Misserfolge sind ein Teil der Wissenschaft, aber man muss auch mit Misserfolgen wissenschaftlich, d. h. sachlich umgehen." (Käppeli 1985, S. 3). Diese Kritik an den Methoden oder an der Studie wird oft in einem eigenen Kapitel „Kritik an der Studie" oder „Kritische Auseinandersetzung" oder einfach nur „Kritik" dargestellt.

Nach der Datensammlung folgt im Forschungsprozess die Analyse der Ergebnisse. Diese besteht aus Ergebnisdarstellung und Ergebnisdiskussion.

Bei der Darstellung quantitativer Ergebnisse werden Daten oder Zahlen aufgelistet, die mithilfe der Statistik gewonnen wurden. Diese können beschrieben, in Tabellen geordnet oder durch Grafiken veranschaulicht werden.

Die Ergebnisse qualitativer Studien werden verbal beschrieben. Zu Beginn wird oft ein grafisch aufbereiteter Überblick über die Kategorien und deren Verbindungen und Zusammenhänge gegeben. Bei der Interpretation von quantitativen Studien werden die Zahlen interpretiert, bei der Interpretation von qualitativen Studien die Konzepte und Kategorien. Dies ist die Auseinandersetzung mit den gesammelten Daten in Bezug auf die Fragestellung.

7.5 Schlussfolgerungen

Am Ende des Forschungsprozesses steht der Auftrag, die aus der Untersuchung gewonnenen Erkenntnisse einer sinnvollen **Verwertung** zugänglich zu machen. Dabei steht die Überlegung im Mittelpunkt, was die Ergebnisse **für die Praxis bedeuten** können, welche Empfehlungen für die Pflegepraxis gegeben werden können, wie dieses Wissen am besten in der Praxis umzusetzen oder zu integrieren ist.

LoBiondo-Wood 1996, S. 484

„Diese Empfehlungen beinhalten Anregungen für die Verwendung der Studienergebnisse in der Praxis, für die Entwicklung von Theorien oder für die Anregung zu weiteren Forschungsarbeiten. Die Überlegungen der Forscherin gelten hier der Frage: ‚Welchen Beitrag leistet die Studie zur Verbesserung der Pflegepraxis?'"

Die Empfehlungen können unterschiedlich aussehen, können konkret oder abstrakter sein, je nachdem, ob die Studie eine quantitative oder eine qualitative war. Aber die Art der Empfehlungen und die Möglichkeit, überhaupt welche zu geben, variiert auch je nach Thema. Die nachfolgenden Beispiele (zuerst Schlussfolgerungen aus einer quantitativen, dann aus einer qualitativen Studie) sollen dies verdeutlichen.

> Subkutane Heparininjektionen können außer in die Bauchregion ohne jedes Risiko auch in den Arm und in den Oberschenkel verabreicht werden. An allen drei Orten konnte die Effektivität der Medikation, wie durch die Messung der aPTT (partielle aktivierte Thromboplastinzeit) belegt wurde, aufrechterhalten werden. An allen drei Injektionsstellen bildeten sich Hämatome, aber bei der Messung 60 und 72 Stunden nach der Injektion zeigten sich in statistischer Hinsicht keine Unterschiede.

Stewart-Fahs/Kinney 1991, S. 590

> Die Thematik Auflösung einer Beziehung zwischen Pflegenden und Patientin sollte ein offizielles Pflegethema sein und jede Austrittsplanung begleiten. Es sollte überlegt werden, wie mit den Angehörigen über den Lösungsprozess gesprochen werden kann, sei dies nun in einem inoffiziellen Gespräch, einem offiziellen Austrittsgespräch oder in einer kleinen Abschiedsfeier mit Kaffee und Kuchen. Wichtig ist hier nicht in erster Linie die Form, in der es stattfindet, sondern dass es ein offizieller Auftrag für die Pflegenden ist, über den Lösungsprozess mit der Patientin und ihren Angehörigen zu sprechen …

Kuster 2000, S. 231

Betrachtet man die beiden Beispiele, so wird deutlich, dass am Ende quantitativer (vor allem experimenteller) Studien konkrete Schlussfolgerungen gezogen werden können. Qualitative Ergebnisse haben eine andere Art der Verwertbarkeit. Hier geht es weniger um konkrete Handlungsanweisungen, sondern um Anregungen zur Integration des erweiterten Pflegewissens in die Praxis oder um Anstöße zur Konzept- oder Theorieentwicklung. Vergegenwärtigt man sich noch einmal die unterschiedlichen Ziele, die diese Forschungsansätze verfolgen (→ Kap. 3), so ist es auch einsichtig, ja logisch, dass die Schlussfolgerungen ganz unterschiedlicher Art sein müssen.

In manchen Studien werden auch **Empfehlungen für weitere Forschungsarbeiten** gegeben, denn eine Studie wirft erfahrungsgemäß mehr Fragen auf, als sie beantwortet. Bauer gibt am

Ende ihrer Arbeit, die sich mit der Privatsphäre der Patienten beschäftigte, folgende Empfehlungen ab:

> Es besteht ein wachsender Bedarf daran, das Konzept der Privatsphäre in Krankenhäusern zu erforschen, und ich hoffe, dass mehr Pflegeforscher dieses Thema aufgreifen und weiterverfolgen. ... Ähnliche Studien in anderen Krankenhäusern mit anderen Einzugsgebieten sind ebenso wichtig wie Untersuchung der Privatsphäre in bestimmten Spezialgebieten, wie Intensivstationen, Entbindungsstationen, urologischen Abteilungen usw. Die Auswirkungen der gegenwärtigen Krankenhausarchitektur auf die Bedürfnisse nach Privatsphäre müssen studiert werden ... .

Bauer 1996, S. 214

Schlussfolgerungen für die Pflege sind ein wichtiger Brückenschlag zur Pflegepraxis. Sie bilden den ersten Schritt zur Umsetzung der Ergebnisse und zur Erweiterung des praktischen Pflegewissens.

Wenn man sich an Hockeys Definition hält, dass Pflegeforschung dazu beitragen soll, die Pflegepraxis nutzbringend zu gestalten, so darf dieser Schritt nicht fehlen – denn er erleichtert den Pflegenden die Anwendung des neuen Wissens.

7.6 Rückführung der Ergebnisse in die Praxis

Forschung und Forschungsergebnisse sollten auch eine Wirkung nach außen haben, d. h. sie sollten Anwendung in der Praxis finden und zur Lösung eines Problems beitragen. Es ist daher notwendig, die Forschungsarbeit zu **veröffentlichen**, d. h. anderen Personen zugänglich zu machen, die die Erkenntnisse nutzen können. Die Veröffentlichung kann **mündlich** in Form einer Präsentation und / oder **schriftlich** stattfinden. Die schriftliche Veröffentlichung ist jedoch der Weg, der das Wissen großflächiger verbreiten kann und als bestehendes Gut ständig abrufbar hält.

7.6.1 Mündliche Präsentationen von Forschungsarbeiten

Die Personen, denen die Forschungsarbeit als erstes zugänglich gemacht werden soll, sind jene, die an der Untersuchung beteiligt waren, z. B. die Kolleginnen, die bei der Datensammlung mitgeholfen haben oder die Personen, bei denen die Datenerhebung durchgeführt wurde und die selbst Informantinnen waren. Die erste Präsentation der Ergebnisse und somit auch die erste Möglichkeit der PraktikerInnen, sich damit auseinanderzusetzen, erfolgt am besten in Form einer **mündlichen Präsentation** vor Ort. Denn es vergeht oft viel Zeit, bis ein schriftlicher Bericht aufliegt bzw. bis dieser in einer Fachzeitschrift publiziert wird.

Beispiel:
Seidl und Walter haben, nachdem sie auf einer Station 100 Pflegedokumentationen auf Vollständigkeit und Qualität untersucht haben, den auf dieser Station arbeitenden Pflegepersonen die Ergebnisse präsentiert und sie mit ihnen diskutiert. Damit war nicht nur ein rascher Transfer der Ergebnisse in die Praxis gewährleistet, sondern die Diskussion mit den Betroffenen brachte auch wertvolle Beiträge zur Interpretation mancher Ergebnisse.

vgl. Seidl/Walter 1988

Eine sehr effektive Möglichkeit, Forschungsergebnisse einer breiten Allgemeinheit zugänglich zu machen, ist die Präsentation von Forschungsarbeiten bei **Pflegekongressen**. Bei mündlichen Präsentationen liegt die Schwierigkeit darin, eine Fülle von Inhalten in kurzer Zeit unterzubringen. Je nach Publikum muss man überlegen, welche Schwerpunkte man setzt (Durchführung der Arbeit, Ergebnisse, Schlussfolgerungen, Theorien etc.). Einen Überblick über die Gesamtarbeit muss in jedem Fall gebracht werden. Praktikerinnen sind in der Regel am meisten an den Ergebnissen und an möglichen Konsequenzen für die Praxis interessiert.

Der Besuch von Forschungskongressen im In- und Ausland ist nicht nur für Wissenschaftlerinnen, sondern gerade für Praktikerinnen von enormer Wichtigkeit. Es wird hier meist eine Fülle an aktuellen Ergebnissen geboten, die in die Praxis umgesetzt werden könnten oder anhand derer man zumindest über die eigene Praxis nachdenken sollte.

Wichtige internationale Fachzeitschriften für Pflegewissenschaft sind z.B. „Pflege. Die wissenschaftliche Zeitschrift für Pflegeberufe", „Journal of Advanced Nursing", „Western Journal of Nursing Research „ oder „International Journal of Nursing Studies" (nähere Angaben zu diesen Zeitschriften bzw. weitere Informationen siehe Zegelin 1997, S. 124).

7.6.2 Schriftliche Publikationen

Die meisten Forschungsarbeiten werden am Ende in Form eines Forschungsberichts verschriftlicht. Bei Auftragsarbeiten ist der schriftliche Bericht in fast allen Fällen Bestandteil des Auftrags. Er wird jedoch nicht immer veröffentlicht und ist daher nur einer kleinen Personengruppe zugänglich. **Fachzeitschriften** sind ein gutes Publikationsmedium für Forschungsarbeiten, da sie eine große Leserschaft erreichen und die Veröffentlichung rascher vor sich geht als bei Büchern. Die meisten Fachzeitschriften haben eigene Regeln für die Veröffentlichung von Forschungsarbeiten, die je nach Anspruch der Zeitschrift strenger oder offener sind. Wissenschaftliche Zeitschriften (sogenannte Referee Journals) verfügen über einen Gremium wissenschaftlicher Expertinnen (Board of Consultants). Jeder Artikel, der zur Veröffentlichung in einem solchen Journal eingereicht wurde, wird von ein bis zwei Expertinnen nach festgelegten Richtlinien auf seinen wissenschaftlichen Anspruch geprüft und nur dann publiziert, wenn er dieser Prüfung standhält.

Das Problem bei der Publikation eines Artikels in einer Fachzeitschrift liegt darin, dass der Forschungsbericht auf wenige Seiten gekürzt und zusammengefasst werden muss – und zwar so, dass die Leserinnen genügend Informationen über die Ergebnisse, aber auch über den Hintergrund der Arbeit erhalten. Bei Veröffentlichungen von Forschungsarbeiten in Fachzeitschriften ist auch immer zu bedenken, wer die Zeitschrift liest, also welches Zielpublikum angesprochen werden soll. Die inhaltlichen Schwerpunkte, aber auch der sprachliche Stil sollten sich danach richten.

Eine **Buchveröffentlichung** ist die ausführlichste Form der Publikation einer Forschungsarbeit. Kleinere Projekte, Artikel oder Studien werden oft in einem Sammelband veröffentlicht. Beiträge in Sammelbänden sind eine geeignete Möglichkeit, Forschungsarbeiten in Buchform zu verbreiten, ohne gleich ein eigenes Buch verfassen zu müssen. Auch für die Leserinnen sind solche Sammelbände sehr wertvoll, da sie mehrere Forschungsarbeiten zu einem Thema enthalten (z. B.: Moers Martin, Schiemann Doris, Schnepp Wilfried (Hrsg.): Pflegeforschung zum Erleben chronisch kranker und alter Menschen. Hans Huber, Bern 1999). Oft werden auch Referate oder Kongressbeiträge als Sammelbände herausgegeben.

7.6.3 Verfassen von Forschungsberichten

Ein Forschungsbericht ist eine wissenschaftliche Publikation. Daher muss sie sowohl den formalen als auch den inhaltlichen Ansprüchen, die an eine wissenschaftliche Arbeit gestellt werden, genügen. Nach Eco ist eine wissenschaftliche Arbeit folgendermaßen gekennzeichnet:

- Die Arbeit behandelt einen **erkennbaren Gegenstand**, der so genau umrissen ist, dass er auch für Dritte erkennbar ist.
- Die Arbeit / Untersuchung muss über den Gegenstand Dinge sagen, die noch nicht gesagt wurden (d. h. es muss **neues Wissen** entstehen).
- Die Arbeit muss auch für andere **von Nutzen** sein.
- Die Arbeit muss jene Angaben enthalten, die es der Öffentlichkeit möglich machen, die Ergebnisse oder aufgestellten Thesen zu **überprüfen**.

vgl. Eco 1998

Ein Forschungsbericht hat zum Ziel, die neuen Erkenntnisse der **Öffentlichkeit zugänglich** und die Wege des Erkenntnisgewinns **nachvollziehbar** zu machen.

Forschungsberichte können zu unterschiedlichen Zwecken verfasst werden:

- Als Einzelarbeit zur Erlangung eines Ausbildungsabschlusses oder eines akademischen Grades;
- als Forschungsbericht zum Abschluss einer Auftragsarbeit;
- zur Publikation der Arbeit in einer Fachzeitschrift oder in einem Sammelband;
- für eine mündliche Präsentation der Arbeit.

Je nach Verwendungszweck unterscheiden sich die Berichte in ihrer Ausführlichkeit und ihrem Stil. Der Aufbau bleibt aber im Grunde genommen immer derselbe.

In einem Forschungsbericht wird die eigene Studie anhand der Schritte des Forschungsprozesses dargestellt. Formal besteht ein Forschungsbericht aus drei Teilen: Einleitung, theoretischer Teil und empirischer Teil.

Die Gliederung sieht im Wesentlichen folgendermaßen aus:

- Titel
- Zusammenfassung
- Inhaltsverzeichnis
- Einleitung
  - Hintergrund, Ausgangslage, Begründung der Studie
  - Problemdarstellung
  - Ziel(e) der Studie

  - Forschungsfragen (Hypothesen)
- Theoretischer Teil
- Empirischer Teil
  - Methodisches Vorgehen
    - evtl. wissenschaftstheoretischer Ansatz
    - Methode der Datenerhebung
    - Vorgangsweise der Datenerhebung
    - Methode der Datenauswertung (Datenanalyse)
  - Ethische Überlegungen
  - Ergebnisse
    - Ergebnisdarstellung und Diskussion
  - Schlussfolgerungen / Empfehlungen
  - evtl. Kritik und Grenzen der Untersuchung
- Literaturverzeichnis
- Anhang

Titel

Der **Titel** stellt den ersten unmittelbaren Kontakt zwischen Leser und Studie her und ist daher sehr wichtig. Ein guter Titel ist knapp und aussagekräftig und erfüllt folgende Funktionen:

- Er spiegelt den **Inhalt** der Arbeit wider;
- der Inhalt der Arbeit ist auf **ersten Blick** erfassbar;
- er macht **neugierig** auf die Arbeit.

Der Titel kann aus einem **Haupttitel** und einem **Untertitel** bestehen. Auf die Methodologie muss im Titel noch nicht unbedingt Bezug genommen werden (z. B.: „Im Mittelpunkt der Patient? Übergabegespräche im Krankenhaus").

Bei qualitativen Studien wird gerne ein kurzes Interview-Zitat als Titel genommen. Dies sollte aber nur dann geschehen, wenn es ein wirklich gutes, kurzes Zitat gibt, das ein Bild vom Inhalt der Studie vermittelt. Ein sachlicher Untertitel zur Erklärung, worum es überhaupt geht, ist dann jedoch unbedingt notwendig (z. B. *„Hoffnung ist ein bißchen Licht ins Finstere"* – Untersuchung zur Bedeutung der Hoffung für Betagte im Akutspital").

Zusammenfassung

Eine kurze **Zusammenfassung** kann (muss aber nicht immer) dem gesamten Bericht vorangestellt werden. Sie sollte nicht länger als eine halbe DIN-A4-Seite sein und ein kurzes Bild von den Zielen, den Methoden und den Hauptaussagen liefern.

Inhaltsverzeichnis

Das **Inhaltsverzeichnis** besteht aus einer Auflistung aller Kapitelüberschriften und der Angabe der entsprechenden Seitennummern im Bericht. Eine übersichtliche Gliederung enthält nicht mehr als drei Überschriften-Ebenen (z. B.: 4.2.3).

Einleitung

In der **Einleitung** wird der Leser über die Hintergründe, den Kontext und die Beweggründe der Forschungsarbeit aufgeklärt. Einer kurzen Erklärung des persönlichen Zugangs zum Thema folgt die Beschreibung der Ausgangslage bzw. die Problemanalyse. Danach werden die Ziele der Arbeit und die Forschungsfragen (ggf. die Hypothesen) beschrieben. (Manche Autorinnen bevorzugen es, die Forschungsfragen und / oder Hypothesen erst am Beginn des empirischen Abschnitts vorzustellen – auch dies ist eine Möglichkeit.) Eine gute Einleitung ist so aufgebaut, dass die Ziele der Untersuchung und die daraus abgeleitete Forschungsarbeit die logische Konsequenz der Problemdarstellung bilden.

Theoretischer Teil

Der **theoretische Teil** stimmt den Leser auf die Thematik der Studie ein. Hier wird der theoretische Rahmen beschrieben, auf dem die Studie aufbaut, und die Forschungsergebnisse, die aus anderen Studien zu diesem Thema vorliegen, werden dargestellt. Dabei werden – neben den Autorinnen und dem Jahr – die Art der Studie und die wichtigsten Erkenntnisse in ein paar Sätzen zusammengefasst. Innerhalb des theoretischen Teils ist es wichtig, die einzelnen Kapitel so zu ordnen, dass ein **roter Faden** erkennbar wird. Die verschiedenen Abschnitte sollen nicht nur aneinandergereiht sein, sondern in einem logischen Zusammenhang zueinander stehen.

Empirischer Teil

Der **empirische Teil** enthält die Studie im engeren Sinn. Hier geht es zum einen darum, die Methodik darzustellen, zum anderen sollen die Ergebnisse der Studie präsentiert und diskutiert werden.

Im ersten Abschnitt wird das **methodische Vorgehen** erklärt, das sich in verschiedene Bereiche unterteilen lässt:

- **Wissenschaftstheoretische Grundlagen:** Hier beschreibt man z. B. bei qualitativen Arbeiten die Grundprinzipien der qualitativen Forschung, der Phänomenologie, der Grounded Theory etc., auf denen die eigenen Arbeit aufbaut. Weiters kann man sich in diesem Abschnitt mit den Gütekriterien auseinandersetzen – z. B. wie diese bei der eigenen Arbeit eingehalten bzw. überprüft wurden.
- **Methode der Datenerhebung:** Hier werden das Forschungsdesign und die gewählten Methoden beschrieben.
- **Vorgangsweise der Datenerhebung:** Zum einen enthält dieser Abschnitt die Beschreibung der Stichprobe – die Personen, die ausgewählt wurden, der Weg der Stichprobengewinnung, die Größe der Stichprobe (ggf. mit einem Hinweis auf deren Repräsentativität und Zusammensetzung). Zum Anderen erfolgt hier die Beschreibung der Vorgangsweise bei der Datenerhebung – z. B. wo, in welchem Zeitraum und welche Tätigkeiten beobachtet wurden.
- **Methode der Datenauswertung:** Dazu gehört das Vorstellen der verwendeten statistischen Testverfahren oder, bei qualitativen Studien, die Beschreibung der Vorgangsweise bei der Datenanalyse bzw. ein entsprechender Verweis auf ein bereits beschriebenes Vorgehen (z. B. nach den Schritten der zusammenfassenden Inhaltsanalyse nach Mayring 1993).

Das methodische Vorgehen sollte so beschrieben sein, dass die gesamte Forschungsarbeit für die Leserin nachvollziehbar und überprüfbar wird.

Ethische Überlegungen

Vor der Präsentation der Ergebnisse werden die **ethischen Überlegungen** beschrieben. Die Arbeit wird anhand der forschungsethischen Grundsätze (→ Kap. 2.2.5) diskutiert. Hier soll auf etwaige ethische Probleme der Untersuchung und deren Lösung eingegangen werden.

Ergebnisdarstellung

Die **Ergebnisdarstellung** beinhaltet das Kernstück des empirischen Teils. Alle gewonnenen Ergebnisse sollten hier angeführt werden; die Reihenfolge kann sich nach den Forschungsfragen oder Hypothesen richten bzw. thematisch gestaltet werden. Unterstützend zur Beschreibung der gewonnenen Daten können Tabellen oder Grafiken verwendet werden (→ Kap. 7.4.1 und 7.4.2). Tabellen und Grafiken sollten aber nicht eine Wiederholung des Textes darstellen, sondern als Möglichkeit verwendet werden, den Text zu entlasten und zu ergänzen bzw. zu vervollständigen. Darstellung und Diskussion (bzw. Interpretation) der Daten sollten, wenn möglich, getrennt voneinander erfolgen. Die Diskussion kann abschnittsweise oder gesammelt am Ende der Präsentation aller Ergebnisse erfolgen. Ein roter Faden im Aufbau, eine logische Anordnung und entsprechende Zusammenhänge sind in diesem Kapitel ebenfalls von großer Wichtigkeit.

Kritik

Als letzter Abschnitt des empirischen Teils kann (muss aber nicht zwingend) die **kritische Diskussion** der Untersuchung erfolgen. Sie dient dazu, die gesamte Studie kritisch zu betrachten und zu diskutieren. Probleme bei der Erhebung, beim Design, bei den Rahmenbedingungen etc. können hier dargelegt und eventuelle Vorschläge für ein besseres Vorgehen gemacht werden.

Eine kritische Stellungnahme zur eigenen Untersuchung bedeutet nicht, dass diese schlecht gewesen ist (denn: keine Forschungsarbeit ist perfekt). Es zeigt nur, dass die Forscherin fähig ist, sich reflektiv mit einer durchgeführten Arbeit auseinander zu setzen.

Literaturverzeichnis

Das **Literaturverzeichnis** ist an das Ende der Arbeit gereiht. Es ist die alphabetische Liste aller zitierten bzw. der Arbeit zugrunde liegenden Werke.

Anhang

Ein **Anhang** enthält Kopien von verwendeten oder der Arbeit zugrunde liegenden bzw. beschriebenen Originaldokumenten wie z. B.

- Forschungsinstrumente
- Dokumentationsblätter

- Informationsblätter
- Historische Dokumente
- Originalauszüge von Gesetzestexten etc.

Im Anhang sind also all jene Dokumente enthalten, die den Text zu sehr belasten und seine Lektüre erschweren, aber für die Arbeit und das Verständnis derselben wichtig sind. Es können auch Originaldaten oder Originalinterviews, z. B. wörtliche Wiedergaben der Antworten auf offene Fragen etc. enthalten sein.

Eine weitere häufige Variante der Gliederung eines Forschungsberichts ist folgende:

- Einleitung
- Theoretischer Teil / Literaturüberblick
- Methoden
- Ergebnisse
- Diskussion und Zusammenfassung

vgl. Polit/Hungler 1995

Eine andere Möglichkeit stellt die **Integration des theoretischen Teils in die Einleitung** dar. Man kann dabei z. B. wichtige Begriffsdefinitionen und den aktuellen Stand der Forschung (d. h. eine kurze Zusammenfassung der Forschungsergebnisse zu dem entsprechenden Thema) abhandeln. Der theoretische Teil bekommt dadurch gegenüber der eigentlichen Forschungsarbeit etwas weniger Gewicht. Sehr zu empfehlen ist diese Vorgangsweise bei Berichten, die kurz sein sollen, bzw. bei Publikationen in Fachzeitschriften.

Grundsätzlich ist beim Verfassen eines Forschungsberichtes Folgendes zu beachten:

- **Sich kurz fassen!**
  - Ein Forschungsbericht ist kein literarisches Wunderwerk.
  - Vor allem in der Einleitung und bei der Beschreibung der Methoden gilt: so viel Information wie nötig geben und sich dabei so kurz wie möglich halten.
- **Eine einfache und klare Sprache sprechen!**
  - Wissenschaftlichkeit zeichnet sich nicht durch möglichst lange Sätze und den Gebrauch vieler Fremdwörter und unverständlicher Phrasen aus.
  - Einfache und klare Sätze sind Merkmal eines guten Forschungsberichts.

- **Vermeiden von subjektiven Statements!**
  - Ein wissenschaftlicher Bericht ist kein Erlebnisaufsatz.
  - In erster Linie gilt es Fakten aufzuzählen und zu beschreiben. Subjektive Kommentare sind in einem Forschungsbericht nach Möglichkeit zu vermeiden. Ausnahmen bilden die Schilderung des persönlichen Zugangs zum Thema am Beginn und ein Kommentar zu der Arbeit am Ende des Forschungsberichts.
- **Achtung vor Langeweile!**
  - Wissenschaftlichkeit steht nicht im Widerspruch zu einem Schreibstil, der prägnant und interessant ist.
- **Korrekter Umgang mit den Gedanken anderer!**
  - Einwandfreies Zitieren (direkt oder indirekt) ist auch bei einem Forschungsbericht ein „Muss“.

7.7 Zusammenfassung

Am Ende des Forschungsprozesses steht immer die Überlegung, welche Bedeutung das neu gewonnene Wissen hat und welche Schlussfolgerungen sich daraus für die Praxis ableiten lassen.

Um die Forschungsergebnisse Praktikerinnen zugänglich zu machen, müssen sie veröffentlicht werden. Das kann mündlich in Form von (innerbetrieblichen) Fortbildungen oder in Form von Vorträgen bei Kongressen geschehen, aber vor allem schriftlich als Buch, Buchbeitrag oder Artikel in einer Fachzeitschrift.

Ein Forschungsbericht, der eine wissenschaftliche Publikation ist, folgt einem logischen Aufbau, der sich am Forschungsprozess orientiert. Er sollte dabei so gestaltet sein, dass der Weg des Erkenntnisgewinns für die Leserinnen lückenlos und verständlich nachvollziehbar ist.

7.8 Vertiefende Literatur zum Thema Präsentation / Publikation von Forschungsarbeiten

Kaplan Barry Jay: Öffentlich sprechen. Ein Leitfaden für Pflegende. Hans Huber, Bern 2000 (148 Seiten)

Gute und praktisch anwendbare Hinweise und Tipps für das Verfassen, die Vorbereitung und Durchführung von Vorträgen. In besonderen Kapiteln werden andere Formen mündlicher Präsentation behandelt wie z. B. Podiums- oder Gruppendiskussionen, Interviews oder Telefongespräche. Die Beispiele stammen von vortragserfahrenen amerikanischen Pflegenden wie z. B. Madeleine Leininger.

Hall George M. (Hrsg.): Publish or Perish. Wie man einen wissenschaftlichen Beitrag schreibt, ohne die Leser zu langweilen oder die Daten zu verfälschen. Hans Huber, Bern 1998 (167 Seiten)

Nach einem einführenden Kapitel in den grundsätzlichen Aufbau einer wissenschaftlicher Publikation werden in den folgenden Kapiteln ihre einzelnen Abschnitte genauer behandelt. Weitere Kapitel über Überschriften, Literaturangaben, Stil und bestimmte Sonderformen der Publikation (wie z. B. das Schreiben eines Abstracts, eines Übersichtsartikels oder eines Leserbriefs) bieten viel Informatives in gut verständlicher und übersichtlicher Form. Die Zielgruppe dieses Werkes sind zwar „wissenschaftlich arbeitende Mediziner und Naturwissenschaftler"; der Band ist aber auch für Pflegewissenschaftlerinnen durchaus nützlich.

Karmasin Matthias, Ribinig Rainer: Die Gestaltung wissenschaftlicher Arbeiten. Ein Leitfaden für Haus-, Seminar- und Diplomarbeiten sowie Dissertationen. Facultas Universitätsverlag, Wien 2002

Ein gut verständlicher Leitfaden für das Verfassen wissenschaftlicher Berichte und Arbeiten.

Fürstler Gerhard, Kemetmüller Eleonore: Die Fachbereichsarbeit in der Gesundheits- und Krankenpflege. 3. Auflage, Facultas, Wien 2000

Obwohl für das Verfassen von Fachbereichsarbeiten geschrieben, ist das Kapitel „Zu den Quellen und zur Zitation (S. 75 ff.) auch für das Verfassen von Forschungsberichten eine große Hilfe, da hier das Thema „Zitieren" sehr genau abgehandelt wird.

7.9 Vertiefung des Lernstoffs

1. Denken Sie an eine Situation, die Sie in der Pflegpraxis erlebt haben und die für Sie unbefriedigend ist. Versuchen Sie nun das Problem zu analysieren und leiten Sie daraus mögliche Forschungsfragen ab.
   Diskutieren Sie dann mit einer Studienkollegin darüber und überlegen Sie gemeinsam, ob diese Fragen erforschbar wären.
2. Operationalisieren Sie folgende Konzepte, so dass sie in einer möglichen Forschungsarbeit verwendet werden könnten (d. h. versuchen Sie Indikatoren zu finden, die diese Begriffe messbar machen):

- Pflegekompetenz
- Pflegequalität
- Verbesserung der postoperativen Phase

Nehmen Sie dazu einschlägige Literatur zu Hilfe und diskutieren Sie dies in einer Kleingruppe.

3. Entwerfen Sie den Plan zu einer fiktiven Studie. Schreiben Sie einen Forschungsantrag (wiederholen Sie dazu Kapitel 7.2.5) und legen Sie ihn einer Studienkollegin vor. Diese soll dann prüfen, ob der Antrag alle wichtigen Informationen enthält, ob die Studie aus ihrer Sicht durchgeführt werden könnte und welche Bedenken es aus der Sicht z. B. der Pflegedienstleitung, die diese Studie genehmigen würde, geben könnte. Diskutieren Sie dann gemeinsam darüber.

8. Anwendung von Forschungsergebnissen

Im vorangegangenen Kapitel wurde der Prozess beschrieben, der bei der Durchführung einer Forschungsarbeit durchlaufen wird. Dieses Kapitel schließt daran an, indem es die Frage in den Mittelpunkt stellt, wie die Erkenntnisse, die mittels Forschung gewonnen werden, nutzbar gemacht werden können. Eine Anleitung zum kritischen Bewerten von Forschungsarbeiten ist dabei der Auseinandersetzung mit dem Anwendungsprozess vorangestellt.

Wenn in diesem Kapitel in erster Linie von „Forschungsanwendung“ und nicht von EBN (Evidence Based Nursing) – wie es im Moment sehr populär ist – gesprochen wird, dann deshalb, weil der Begriff „Forschungsanwendung“ breiter ist. Ansonsten gleichen sich die Prozesse im Großen und Ganzen; das Spezifische an EBN wird in Kap. 8.4 aufgezeigt.

8.1 Forschungsanwendung als Grundlage einer forschungsbasierten Pflegepraxis

Wenn Pflegeforschung dazu beitragen soll, dass die Pflegepraxis weiterentwickelt und die Pflegequalität verbessert wird, dann kann das nur geschehen, wenn die Ergebnisse von Forschungsarbeiten **Einzug in die Praxis** halten. Dies ist aber der Punkt, an dem nicht mehr in erster Linie die „Produzentinnen“ der Forschungsergebnisse – nämlich die Forscherinnen – sondern die „Kosumentinnen“ – die Praktikerinnen – aktiv werden müssen. Seitens der Forscherinnen besteht die Verpflichtung, den Praktikerinnen ihre Forschungsergebnisse zugänglich zu machen, d. h. sie zu publizieren – und zwar in einer Art und Weise, die es auch Nicht-Wissenschaftlerinnen ermöglicht, die Ergebnisse zu verstehen. Die Praktikerinnen haben nun die Aufgabe, dieses Wissen in ihre tägliche Arbeit zu integrieren. Man kann in diesem Zusammenhang sogar von einer Verpflichtung den Konsumentinnen (das sind in diesem Fall die Patientinnen) gegenüber sprechen, ihr Tun und ihre pflegerischen Entscheidungen auf wissenschaftlichen Erkenntnissen aufzubauen.

Forschungsanwendung heißt, eine wissenschaftlich fundierte und durch Forschung gefundene neue Erkenntnis systematisch in die praktische Pflege zu integrieren. Ziel dabei ist eine Pflegepraxis, die sich an Forschung orientiert.

vgl. LoBiondo-Wood/Haber 1996

Es ist aber durchaus eine Fehlannahme zu glauben, alleine weil Forschungsarbeiten durchgeführt werden und Ergebnisse vorliegen, würden sie in die Pflegepraxis integriert und umgesetzt.

Ob Forschungsergebnisse in die Pflegepraxis Eingang finden, darf nicht dem Zufall oder dem Engagement von Einzelpersonen überlassen werden. Vielmehr braucht man dazu eine systematische Planung und Strategien.

8.2 Forschungsanwendung als Prozess

Burns und Grove bezeichnen Forschungsanwendung als den Prozess, der das von der Forschung erzeugte Wissen kommuniziert und nutzt, um eine Neuerung oder Veränderung in der Praxis zu bewirken (vgl. Burns / Grove 1999). Dieser Prozess beinhaltet, vereinfacht gesehen, drei Schwerpunkte, nämlich: das **Lesen**, das **kritische Bewerten** des Gelesenen und das **Umsetzen** des neuen Wissens in die Pflegepraxis (→ Abb. 21).

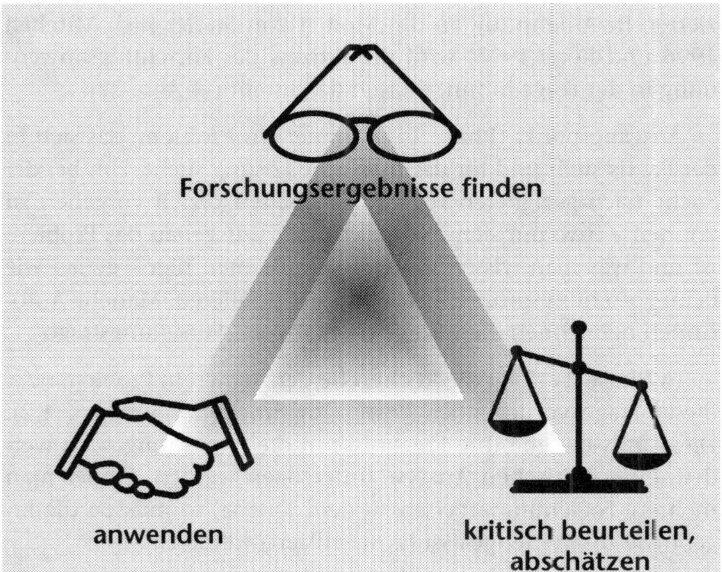

Abbildung 21: Schwerpunkte der Forschungsanwendungsprozesse

Quelle: Hamer 1999, S. 6; Übersetzung der Verfasserin.

Abbildung 22: Forschungsanwendung

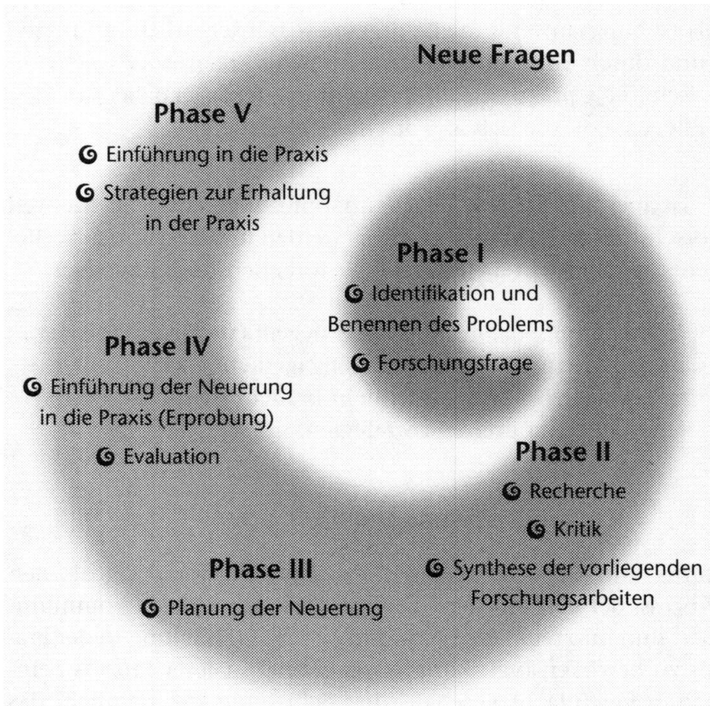

In der Praxis gestaltet sich dieser Prozess aber weitaus komplizierter. In Anlehnung an das Modell von Stetler (vgl. Mitchell 1996 und Korff 1997) wird der Prozess der Forschungsanwendung in der Folge in fünf Phasen dargestellt (→ Abb. 22).

Ausgangspunkt (**Phase 1**) ist immer ein **Problem**, das sich in der Praxis stellt und für das man eine Lösung sucht. Um bei der Suche nach geeigneten Forschungsarbeiten gezielt vorgehen zu können – bzw. um sich klar zu werden, was genau das Problem ist und was man wissen möchte –, muss man hier – genau wie beim Forschungsprozess – eine **Frage** formulieren. Manche Autorinnen bezeichnen diese Frage ebenfalls als „Forschungsfrage".

In **Phase 2** erfolgt die **Recherche** der zu diesem Problem oder dieser Frage vorliegenden Forschungsarbeiten (→ Kap. 7.1.2). Diese müssen, ehe ihre Ergebnisse in die Praxis umgesetzt werden, einer kritischen Analyse unterzogen werden. Findet man mehrere Forschungsarbeiten zu dem Thema, so müssen die Ergebnisse zusammengefasst (synthetisiert) werden.

Phase 3 ist die **Planungsphase**. Hier entwickelt man aufgrund der vorliegenden Ergebnisse die Neuerung für die Praxis. Dabei sind strukturelle Voraussetzungen, personelle und finanzielle Ressourcen und die spezifischen Gegebenheiten im jeweiligen Praxisfeld zu berücksichtigen. Geplant wird

1. die **Neuerung** und
2. das **Vorgehen** bei ihrer Einführung.

Danach schließt sich **Phase 4**, die Phase der **Erprobung der Neuerung** im Praxisfeld an. Neben der Überprüfung, ob man mit der Neuerung die gewünschten Ziele erreichen konnte, sind auch Vor- und Nachteile zu evaluieren Dabei muss bedacht werden, dass hier die Sichtweise der Patientin ggf. von großer Bedeutung ist und bei einer Evaluation berücksichtigt werden sollte.

Entscheidet man sich für eine Übernahme der Neuerung in die Praxis, so setzt **Phase 5** ein. Hier gilt es Strategien zu entwickeln, wie diese Neuerung auch auf anderen Stationen oder in anderen Bereichen eingeführt werden kann. Da es nicht selbstverständlich ist, dass Neuerungen im Alltag erhalten bleiben, muss man auch Maßnahmen überlegen, die garantieren, dass sie aus dem Pflegealltag nicht wieder „verschwinden".

Danach kann man sich dem nächsten Problem, der nächsten Frage zuwenden, und der Prozess beginnt von Neuem.

Es gibt viele Modelle, die den Prozess der Forschungsanwendung beschreiben. Sie unterschieden sich nur geringfügig voneinander; manche sind differenzierter, manche weniger differenziert als die hier beschriebenen fünf Phasen. Egal welchem Modell man in der Praxis jedoch folgt, wichtig ist, sich bewusst zu machen, dass Forschungsanwendung nicht von selbst vor sich geht, sondern ein komplexer, anspruchsvoller Prozess ist, der Zeit, Wissen, Denkarbeit, Kreativität und Planung erfordert.

Zwei Voraussetzungen müssen auf jeden Fall vorhanden sein, damit dieser Prozess überhaupt funktionieren kann:

1. Es gibt Forschungsarbeiten zu diesem Thema und
2. die Pflegenden sind in der Lage, diese kritisch zu lesen und zu bewerten.

8.3 Einschätzen der Qualität quantitativer und qualitativer Forschungsarbeiten

Pflegende, die Forschungsberichte lesen, sind oft mit einer Fülle von Arbeiten unterschiedlichster Art und Qualität konfrontiert. Um das Wissen nützen zu können, das in diesen Arbeiten niedergelegt ist, stehen die Fragen „Wie viel Vertrauen kann ich in die Ergebnisse dieses Berichts legen?“ und „Wie ‚wissenschaftlich‘ ist diese Arbeit?“ im Vordergrund. Das Abwägen der Güte einer Forschungsarbeit und (daraus resultierend) ihrer Glaubwürdigkeit und der Nutzbarkeit ihrer Ergebnisse setzt gute Kenntnisse über wissenschaftliche Methoden voraus. Die **Gütekriterien** quantitativer und qualitativer Forschung (→ Kap. 3.4) können hier einen Rahmen zur Einschätzung bilden. Differenzierter kann man Forschungsarbeiten anhand eines **Fragekatalogs** einschätzen, der sich am Forschungsprozess orientiert und jeden Schritt kritisch betrachtet.

Bei Forschungsarbeiten in Fachzeitschriften muss, wenn man eine kritische Einschätzung vornimmt, immer bedacht werden, dass es sich dabei um Zusammenfassungen umfangreicher Forschungsberichte handelt. Dabei können wichtige Informationen verloren gehen oder werden unter Umständen nur stark gekürzt dargestellt. Es kann dann sein, dass die Information zu manchen Punkten nicht ausreicht, um den Wert dieser Arbeit einzuschätzen. Am besten ist die Einschätzung möglich, wenn man die Originalarbeit liest.

Greenhalgh (2000, S. 55) bezeichnet die Schwerpunkte bei Forschungspublikationen auch als **EMED**-Format: **E**inleitung (warum haben die Autoren diese Fragestellung gewählt?), **M**ethoden (wie wurde die Fragestellung bearbeitet?), **E**rgebnisse (was wurde gefunden?), **D**iskussion (was bedeuten die Ergebnisse?).

Die Publikation einer Forschungsarbeit beinhaltet normalerweise fünf Schwerpunkte (→ Kap. 7.6.3):

- Einleitung
- Theoretischer Teil
- Methodologie
- Ergebnisdarstellung
- Diskussion

In der Einleitung werden die Ausgangslage bzw. die Problemdarstellung, die Forschungsfrage(n) (bei quantitativen und vor allem experimentellen Untersuchungen: die Hypothesen) und Ziele der Arbeit geschildert. Im theoretischen Teil wird kurz der theoretische Hintergrund der Arbeit beschrieben. (Dieser Teil wird in vielen Forschungsartikeln aus Platzgründen stark gekürzt dargestellt oder sogar weggelassen.) Der Methodenteil dient dazu, die Vorgangsweise bei der Arbeit nachvollziehbar zu machen. Hier sollten die Methode der Datenerhebung und der Auswertung, die Vorgangsweise bei der Datenerhebung und die Stichprobe geschildert werden. In den letzten beiden Abschnitten werden die Ergebnisse dargestellt und diskutiert und schließlich Schlussfolgerungen aus den Ergebnissen gezogen. Eine Zusammenfassung bildet meist das Ende eines Forschungsartikels.

Um die Qualität der Forschungsarbeit und die Nutzbarkeit ihrer Ergebnisse einschätzen zu können, wird jeder Teilbereich der Arbeit einer kritischen Betrachtung unterzogen. Dies muss natürlich immer unter Berücksichtigung des jeweiligen Ansatzes (quantitativ oder qualitativ) geschehen.

Bei der Beurteilung einer Arbeit muss man zwischen der **formalen Qualität** (Logik und Vollständigkeit des Artikels, formale Korrektheit wie Zitation, Quellenangaben etc.) und der **inhaltlichen Qualität** unterscheiden. Auf ersten Blick sind es zwar die formalen Aspekte, die hervorstechen (und das Einhalten gewisser formaler Richtlinien ist für eine wissenschaftliche Arbeit eine Grundvoraussetzung), jedoch ist die inhaltliche Qualität das ausschlaggebende Kriterium, da sie für die Güte der Forschungsarbeit und die Brauchbarkeit wesentlich ist.

8.3.1 Kritisches Abwägen der inhaltlichen Qualität quantitativer Forschungsarbeiten

Quantitative Forschungsarbeiten

Abschnitt	Fragen zur Einschätzung
Einleitung	Wurde die Ausgangslage so geschildert, dass die Problemstellung klar ist? Ist das Forschungsproblem klar abgegrenzt?
Ziele	Sind die Ziele (ist das Ziel) auf die Problemstellung hin ausgerichtet? Konnten die Ziele durch die Studie erreicht werden?
Forschungsfragen	Sind die Forschungsfragen präzise formuliert? Wurden sie operationalisiert? Konnten sie beantwortet werden?

Quantitative Forschungsarbeiten

Abschnitt	Fragen zur Einschätzung
Hypothesen	Sind Hypothesen formuliert? Sind die unabhängigen und abhängigen Variablen klar definiert und ist deren Beziehung zueinander dargestellt?
Theoretischer Teil	Ist die verwendete Literatur aktuell? Ist der theoretische Rahmen der Arbeit verständlich? Welche konzeptuellen Definitionen stehen hinter den verwendeten Begriffen, und wie werden diese Definitionen beschrieben / begründet? Besteht ein Zusammenhang zwischen der besprochenen Fachliteratur und der Forschungsfrage? Wird die aufgestellte Hypothese (die Beziehung der Variablen zueinander) theoretisch begründet? Werden aktuelle Forschungsergebnisse zu diesem Thema diskutiert?
Empirischer Teil	
Stichprobe	Wie wurde die Stichprobe ausgewählt? Auf welche Population kann diese Stichprobe übertragen werden? Ist die Größe der Stichprobe angemessen? Wie wird die Auswahl begründet?
Datenerhebung / Vorgangsweise	Ist die Vorgangsweise nachvollziehbar? Sind die gewählten Methoden/ist die gewählte Vorgangsweise geeignet zur Beantwortung der Forschungsfrage? Kann das Gütekriterium der Objektivität durch die gewählten Methoden eingehalten werden?
Datenerhebung / Instrumente	Gibt es Hinweise auf Reliabilitäts- und Validitätsüberprüfungen der eingesetzten Instrumente? Sind diese reliabel und valide?
Datenauswertung	Welche deskriptiven und analytischen statistischen Berechnungsmethoden wurden eingesetzt? Wurden die kompletten Angaben zu den statistischen Tests gemacht? Entsprechen die jeweiligen Methoden dem Messniveau für jede Variable? Sind die Berechnungswerte vollständig angegeben?
Ergebnisdarstellung	Sind Ergebnisse und Interpretationen deutlich voneinander getrennt? Bezieht sich die Ergebnisdarstellung auf die Forschungsfragen oder Hypothesen?

Quantitative Forschungsarbeiten

Abschnitt	**Fragen zur Einschätzung**
	Werden Interpretationen begründet? Lassen sie sich aus den Ergebnissen ableiten? Wird in der Diskussion ein Bezug zum theoretischen Rahmen hergestellt?
Schlussfolgerungen	Lassen sich die Schlussfolgerungen aus den Ergebnissen ableiten (beziehen sich die Schlussfolgerungen auf die Ergebnisse)? Entsprechen sie den Ergebnissen? Welche Bedeutung haben die Empfehlungen für die Praxis? Wurden etwaige Schwächen der Studie aufgezeigt?

8.3.2 Kritisches Abwägen der inhaltlichen Qualität qualitativer Forschungsarbeiten

Qualitative Forschungsarbeiten

Abschnitt	**Fragen zur Einschätzung**
Einleitung	Wurde die Ausgangslage so geschildert, dass die Problemstellung klar ist?
Ziele	Sind die Ziele (ist das Ziel) auf die Problemstellung hin ausgerichtet? Konnten durch die Studien die Ziele erreicht werden?
Forschungsfragen	Sind die Forschungsfragen verständlich formuliert? Konnten sie beantwortet werden?
Theoretischer Teil	Wird das betreffenden Phänomen verständlich beschrieben? Wird der philosophische Hintergrund der Arbeit beschrieben? Ist die verwendete Literatur aktuell? Werden aktuelle Forschungsergebnisse zu diesem Thema diskutiert?
Empirischer Teil	
Stichprobe	Wie wird die Auswahl der Teilnehmerinnen beschrieben? Ist die Stichprobe nützlich und angemessen? Wie wird dies begründet?
Datenerhebung / Vorgangsweise	Werden die Strategien zur Datenerhebung beschrieben? Ist die Vorgangsweise nachvollziehbar? Sind die gewählten Methoden / ist die gewählte Vorgangsweise geeignet zur Beantwortung der Forschungsfrage bzw. zur Erfassung des betreffenden Phänomens?

Qualitative Forschungsarbeiten

Abschnitt	Fragen zur Einschätzung
	Falls ein bestimmter Untersuchungsansatz gewählt wurde (z. B. Grounded Theory), wird die Studie mit den übereinstimmenden Prozessen zu Ende geführt?
Datenauswertung	Werden die zur Analyse der Daten eingesetzten Strategien beschrieben? Sind sie nachvollziehbar?
Ergebnisdarstellung	Ist die Ergebnisdarstellung verständlich und nachvollziehbar? Wird das betreffende Phänomen damit ausreichend beschrieben? Werden Interpretationen begründet? Lassen sie sich aus den Ergebnissen ableiten? Wird in der Diskussion ein Bezug zum theoretischen Hintergrund hergestellt (wird darauf Bezug genommen, was bereits über das Phänomen bekannt ist)?
Schlussfolgerungen	Welchen Beitrag zur Theorie- bzw. Konzeptentwicklung über das betreffende Phänomen leistet diese Arbeit? Welche Bedeutung hat dieses Konzept für die Praxis? Wurden etwaige Schwächen der Studie aufgezeigt?

Die hier dargestellten Fragen zur Einschätzung einer Forschungsarbeit stellen einen ausführlichen Katalog dar. Man darf aber nicht erwarten, dass man die perfekte Arbeit findet, die immer in allen Punkten entspricht. Eine Anhäufung offener Fragen oder Ungereimtheiten sollte aber hellhörig machen. Daher ist nach der Prüfung aller Punkte immer „abzuwägen", ob die Arbeit für die gewünschten Zwecke entspricht oder nicht.

Das Lesen, kritische Einschätzen und Zusammenfassen von Forschungsbefunden zu einem Thema ist ein sehr zeitaufwendiger Prozess. Bereits publizierte „systematische Reviews" ersparen der einzelnen Praktikerin diese Arbeit.

8.3.3 Systematische Reviews (systematische Übersichtsarbeiten)

Systematische Reviews sind **Zusammenfassungen des aktuellen Forschungsstandes zu einem bestimmten Thema.** Sie unterschieden sich insofern von „gewöhnlichen" Literaturübersichten oder -zusammenfassungen, als sie die dargestellten Ergebnisse nach klar definierten Kriterien auswählen und bewerten.

Das Ziel systematische Reviews ist daher das Ausfindig-Machen, Bewerten und Zusammenfassen wissenschaftlicher Studien, um informative, empirisch belegbare Antworten auf spezifische wissenschaftliche Fragen zur Verfügung zu stellen (vgl. Dickson 1999). Man möchte damit die bestmögliche verfügbare „Beweislage" produzieren, auf der die Praxis aufbauen kann.

Beim Erstellen systematischer Reviews folgt man einer bestimmten Fragestellung. Nach einer gründlichen Literaturrecherche (in Datenbanken, Literaturlisten anderer Studien, durch Handsuche in Bibliotheken und Suche nach „grauer" Literatur, wie es z. B. unpublizierte Forschungsberichte sind) werden die Studien, die in die Besprechung aufgenommen werden, nach bestimmten **Ein-** bzw. **Ausschlusskriterien** ausgewählt. Danach folgt eine **kritische Bewertung** jeder Studie. Die Ergebnisse aus den einzelnen Studien werden dann extrahiert und zusammengefasst (synthetisiert).

Will eine Pflegende nun ein bereits erarbeitetes systematisches Review als Grundlage für ihre Forschungsanwendung nutzen, so sollte sie auch dieses einer kritischen Betrachtung hinsichtlich der Qualität unterziehen. Dabei sind folgende Fragen von Bedeutung:

- Gibt es eine gut definierte Fragestellung?
- Wurden ausreichende Bemühungen zur Literaturrecherche angestellt?
- Sind die Ein- und Ausschlusskriterien definiert?
- Wird gesagt, nach welchen Kriterien die Qualität der Studien bewertet wird?
- Geben die Autoren ausreichende Information über die einzelnen Studien?
- Sind die Ergebnisse sinnvoll miteinander kombiniert? *vgl. Dickson 1999*

Beachten muss man aber bei der Verwendung systematischer Reviews, dass diese – im traditionellen Sinn – in ihren Auswahl- und Beurteilungskriterien der so genannten „Evidenzhierarchie klassischer medizinischer Beweise" folgen (→ Kap. 8.4). Daher stehen quantifizierbare und physikalische Effekte im Vordergrund. Reviews reichen daher nicht immer zur vollständigen Bearbeitung einer Frage aus (vgl. Parahoo 1997).

8.4 Evidence Based Nursing (EBN)

Beschäftigt man sich mit dem Thema „Anwendung von Forschungsergebnissen", so ist es notwendig, sich damit auseinander zu setzen, was hinter dem Begriff **EBN (Evidence based Nursing)** steht und wie dies in das vorher beschriebene Konzept einzuordnen ist.

Der Begriff kommt ursprünglich aus der Medizin und wurde für die Pflege adaptiert. **„Evidence Based Medicine" (EBM)** ist heute in medizinischen Kreisen ein wichtiges Thema geworden. EBM bedeutet, dass man die vorhandenen Beweise prüft und bewusst abwägt, um zu entscheiden, wie man eine bestimmte Patientin behandelt (vgl. Greenhalgh 2000). Dabei geht es um mehr als das bloße Lesen von wissenschaftlichen Veröffentlichungen: es geht auch um kritisches Abwägen und die Änderung des Verhaltens in der Praxis.

Die wichtigsten Schritte dabei sind:

- Das **Formulieren eines Problems** (Formulieren von Fragen, die sich aus einem praktischen Problem ergeben und auf die man eine Antwort haben möchte);
- die **Suche nach Beweisen** zur Beantwortung dieser Frage (klinische Untersuchungen etc.);
- die kritische Würdigung und das **Abwägen** der Beweise; danach die **Beurteilung**, ob die Beweise Gültigkeit haben und in der Praxis anwendbar sind;
- aufgrund dieser kritischen Würdigung das Fällen einer **Entscheidung** über das weitere Vorgehen und die Überprüfung dieses Vorgehens in der klinischen Praxis;
- die **Überprüfung des eigenen Vorgehens** und das Urteil darüber, ob es sinnvoll und richtig war.

vgl. Sackett, in: Greenhalgh 2000

Diese Schritte weisen große Ähnlichkeit mit dem in Kapitel 8.2 beschriebenen Prozess auf. Trotzdem kann man diesen nicht mit jenem gleichsetzen, denn es gibt einen gravierenden Unterschied: die Frage danach, was als „Beweis" gilt bzw. welche Ergebnisse die größte Beweiskraft haben. Im Sinne von EBM (EBN) sind Studien mit der größten Beweiskraft solche, die im naturwissenschaftlichen Sinn den objektiv messbaren Nachweis für bestimmte Phänomene oder Zusammenhänge bringen. Als **Beurteilungsmaßstab** werden so genannten **Evidenzhierarchien** herangezogen. Diese ordnen die verschiednen Studiendesigns nach ihrer empirischen „Beweiskraft".

Hierarchien der Beweiskraft (Evidenzhierarchien)

Hierarchies of Evidence, University of York (1997)	**Hierarchie der Beweiskraft nach Gyatt (1995)**	**Evidenzhierarchie nach Gray**
	Systematische Reviews	Systematische Reviews
Experimente – kontrolliert, randomisiert – kontrolliert, pseudo-randomisiert – kontrolliert, nicht randomisiert	– randomisiert-kontrollierte Studien mit definitiven Ergebnissen – randomisiert-kontrollierte Studien mit nicht definitiven Ergebnissen	Experimente – kontrolliert, randomisiert
Kohortenstudien	Kohortenstudien	Experimente – nicht randomisiert Kohortenstudie Verlaufsstudie Fall-Kontrollstudie
Meinungen von Experten, deskriptive Studien, Berichte von Expertenkommissionen	Fall-Kontrollstudien	Nicht experimentelle Studien (an der mehrere Forschungsgruppen beteiligt waren)
	Überkreuzstudien	Meinungen von Experten, deskriptive Studien, Berichte von Expertenkommissionen
	Fallberichte	
Quelle: Humphris 1999, S. 18	Quelle: Greenhalgh 2000, S. 70–71	Quelle: Altenhofen 2000, S. 124

Bei einer **Fall-Kontrollstudie** werden bestimmte Erkrankungen oder Charakteristika bei Patientinnen identifiziert und mit Kontrollprobandinnen (z.B. aus der allgemeinen Bevölkerung) verglichen. Diese Studien haben meist mit der Erfassung der Ätiologie von Erkrankungen zu tun.

Überkreuzstudien ist eine Bezeichnung, die in der Epidemiologie für deskriptive Studien bzw. Umfragen gebräuchlich ist (vgl. Greenhalgh 2000).

Die drei hier einander gegenübergestellten Evidenzhierarchien zeigen deutlich, dass – wenn es auch kleine Unterschiede gibt – immer randomisierten, kontrollierten Experimenten die höchste Beweiskraft zugeschrieben wird. (Übergeordnet sind natürlich noch systematische Übersichtsarbeiten, die mehrere experimentell bestätigte Ergebnisse vereinen.) An letzter Stelle liegen (wenn sie überhaupt erwähnt werden) deskriptive Studien gleichrangig mit Expertenmeinungen. Obwohl in vielen Publikationen zum Thema EBN auf die Wichtigkeit qualitativer Forschung hingewiesen wird, kommt durch die den Entscheidungsprozessen zugrunde liegenden Evidenzhierarchien die übergeordnete Stellung klassischer experimentelle Studien dennoch zum Ausdruck. Qualitative Forschung liegt eben außerhalb des naturwissenschaftlichen Forschungsdenkens (und außerhalb der Vorstellung von „Beweisen").

EBN als einziges Konzept zur Forschungsanwendung in der Pflege ist wegen seines medizinischen Ursprungs und dem daraus resultierenden Denkstil nicht ganz unkritisch zu sehen. Pflegeforschung hat eben **keine (rein) naturwissenschaftliche Ausrichtung**, so wie die medizinische Forschung. Pflegende müssen anders denken als Naturwissenschaftlerinnen, da viele Phänomene, mit denen sie in ihrer täglichen Arbeit mit den Patientinnen zu tun haben, nicht rein naturwissenschaftlich „beweisbar" sind. Wird aber das, was auf naturwissenschaftlichem Weg nicht beweisbar ist, ignoriert, als nicht so wichtig angesehen, so hat dies durchaus Auswirkungen auf die Entwicklung des Gegenstandes der Pflege an sich. Ein Evidence-Based-Practice-Modell im klassischen Sinne eignet sich daher nur für Teilbereiche der Pflege – jene, die sich eben einer naturwissenschaftlichen Betrachtungsweise unterziehen lassen – und ist kein Modell, das für die Pflege an sich propagiert werden kann.

Diese kritische Sichtweise auf den Begriff EBN und die dahinter liegenden Konzepte soll nicht die Bedeutung des Grundanliegens schmälern, nämlich die Praxis auf wissenschaftlichen Erkenntnissen aufzubauen. Es soll nur auf den Ursprung dieses Begriffes und der ihm zugehörigen Verfahren und auf die einseitige wissenschaftliche Ausrichtung hingewiesen werden.

Wenn man in der Pflege den Begriff EBN für die Anwendung von Forschungsergebnissen in der Praxis verwendet, so ist man gut beraten, sich von den Wurzeln dieses Begriffs zu lösen und EBN weniger eng zu definieren, wie z. B.:

nach Rosenberg und Donald, in: Hamer/Collison 1999

„Evidence based Nursing ist ein Prozess des Findens, Bewertens und Anwendens wissenschaftlicher Erkenntnis in der Praxis."

Bleibt man bei dieser allgemeinen Umschreibung des Begriffs EBN, so ist es aber auch wichtig, sich in weiterer Konsequenz vom traditionellen, naturwissenschaftlichen Beweisdenken zu lösen. Es wäre dann folgerichtig, die in der Medizin bestehenden Beweishierarchien nicht zum einzigen Instrument der Einschätzung von Forschungsergebnissen und zum Erstellen systematischer Übersichtsarbeiten zu verwenden.

8.5 Anwendung von Forschungsergebnissen – Grenzen und Möglichkeiten

Wenn mittlerweile Forschung als wichtiger Teil des Berufes akzeptiert wird, wenn die Notwendigkeit einer „forschungsbasierten" Pflege zumindest nicht mehr in Frage gestellt wird und bereits anerkannte Modelle zur Forschungsanwendung vorliegen, so bleibt doch die Frage offen, warum die Forschung so wenig genutzt wird. Vor diesem Problem stehen aber nicht nur Länder mit einer jungen Forschungstradition in der Pflege – es scheint doch ein allgemeines Phänomen zu sein, dass nur ein Bruchteil der publizierten Forschungsarbeiten gelesen und davon wiederum nur ein Bruchteil in die Praxis umgesetzt wird. In den USA wurde 1987 bei einer Stichprobe von 216 registrierten Pflegepersonen herausgefunden, dass zwar 70 % der Pflegepersonen Kenntnis von Forschungsbefunden (bezogen auf 14 Forschungsbefunde aus verschiedenen Bereichen) hatten, jedoch nur 28 % gaben an, diese ständig in die Praxis zu implementieren. Dieser Befund, so positiv er auf ersten Blick auch scheinen mag, weist darauf hin, dass selbst wenn Forschungsbefunde bekannt sind, noch keine Garantie besteht, dass diese in der Praxis Einzug finden (vgl. Walsh, Ford 1996).

Hunt sagte in diesem Zusammenhang: „Es gibt wahrscheinlich fünf Gründe, warum Forschungsergebnisse vom Pflegepersonal nicht genutzt werden: sie wissen nichts darüber ... verstehen sie nicht ... misstrauen ihnen ... wissen sie nicht anzuwenden ... und dürfen sie nicht anwenden".

Hunt, in: Walter 1993, S. 136

8.5.1 Barrieren der Forschungsanwendung

Viele Pflegewissenschafterinnen haben sich mit der Frage beschäftigt, welche Faktoren Hindernisse für die Forschungsanwendung in der Praxis darstellen, und es gibt zahlreiche Publikationen, in denen Antworten auf diese Frage gefunden wurden. Übereinstimmung gibt es dabei in vielen Punkten, wenn auch nicht in allen.

Hindernisse bei der Anwendung können

- **persönlich** und **beruflich** bedingt sein (z. B. Mangel an Vertrauen in die Wissenschaft, Festhalten an tradiertem Wissen oder Widerstand gegen die Theorie und gegen das Lesen);
- **ausbildungsbedingt** sein (z. B. kein Grundlagenwissen über Forschung oder keine bzw. mangelhafte Englischkenntnisse) oder
- ihren Ursprung auch im **Umfeld der Pflege** haben (z. B. fehlende Mittel, zu wenig Entscheidungskompetenz der Pflegenden oder fehlende Unterstützung seitens der Vorgesetzten). Aber auch
- **kommunikationsbedingte Hemmnisse** zwischen Forschenden und Praktikerinnen spielen dabei eine Rolle, wie z. B. die Tatsache, dass Ergebnisse hauptsächlich in Forscherkreisen ausgetauscht werden, dass zu wenig lesbare Studien in Fachzeitschriften veröffentlicht werden oder dass die Zeitdifferenz zwischen der Durchführung einer Studie und der Veröffentlichung zu groß ist.

vgl. Mitchell 1996, S. 81 ff.

Parahoo beschreibt die Hindernisse zusammenfassend, indem sie drei große Barrieren nennt, die bei der Anwendung von Forschung in der Praxis hinderlich sind:

- **persönliche** Faktoren,
- **umweltbedingte** (oder **kontextuelle**) Faktoren und
- Faktoren, die sich auf die **Forschung und ihre Präsentation** beziehen.

vgl. Parahoo 1997

8.5.2 Strategien zum Abbau der Barrieren

Es ist sicher unrealistisch anzunehmen, dass alle Barrieren, die hinderlich bei der Forschungsanwendung sind, abgebaut werden können. Wichtig ist jedoch, Strategien zu überlegen, wie diese Barrieren aus dem Weg geräumt werden können, welche davon schneller und welche langfristiger. Diese Überlegungen sind auch wichtig, um deutlich zu machen, dass es an alle Gruppen – an die einzelnen Pflegenden, an die Lehrerinnen, die Managerinnen und an die Forscherinnen – klare Aufträge gibt, dass Verantwortung nicht nur individuell zu sehen ist, aber auch nicht nur institutionell oder auf der Seite der Forschenden

Persönliche Faktoren

Eine **positive Einstellung** der Forschung gegenüber ist eine wichtige Variable für die Nutzung ihrer Ergebnisse. Champion and Leach (1989) haben herausgefunden, dass die „positive Einstellung" die größte Korrelation mit Forschungsanwendung zeigt (in: Parahoo 1997). Eine positive Einstellung zur Forschung, Neugierde und „Forschergeist" führen dazu, dass mehr Forschungsarbeiten gelesen werden. Das wiederum führt zu einer Vergrößerung der positiven Einstellung gegenüber Forschung durch mehr Vertrautheit. Oder negativ formuliert: je weniger gelesen wird, desto weniger kann sich eine positive Haltung gegenüber Forschung entwickeln. Wer aber eine negative oder misstrauische Haltung gegenüber Forschung hat, liest auch weniger. Das erscheint fast wie ein Teufelskreis.

Walsh und Ford meinen, es sei interessant zu beobachten, wie Pflegepersonen Forschungsergebnisse ablehnen, weil sie ihnen eher misstrauen als der gängigen Pflegepraxis, die mehr auf Überzeugung und rituellen Handlungen als auf Faktenwissen beruht.

Diesen Teufelskreis zu durchbrechen ist die Aufgabe der **Pflegebildung**. Hier ist in erster Linie die Grundausbildung angesprochen. Die einzige Möglichkeit, die persönlichen Barrieren zu überwinden, ist vermehrtes Wissen über Forschung – Wissen, das es einem ermöglicht, Forschungsarbeiten zu lesen und zu verstehen. Bedenken muss man aber, dass das kritische Lesen von Forschungsarbeiten und Kenntnisse über Forschung nicht etwas ist, was man von heute auf morgen oder in einem einzigen Kurs lernen kann. Es entwickelt sich vielmehr durch **Übung und Erfahrung**. Daher muss erstes Unterrichtsziel im Hinblick auf Forschung in der Grundausbildung zwar das Lesen von Forschungsarbeiten sein, dieses muss aber auch laufend geübt und gefördert werden (z. B. in anderen Pflegefächern). Das Lesen von Forschungsarbeiten kann aber auch in der Weiterbildung oder in innerbetrieblichen Fortbildungen gezielt vorangetrieben werden. Aber nicht nur das „wie" stellt beim Lesen ein Hindernis dar, sondern auch die mangelnde Kenntnis darüber, wie man sich Forschungsliteratur beschafft. Auch das muss gelehrt und geübt werden.

Kontextuelle Faktoren (Faktoren aus dem Arbeitsfeld der Pflegenden)

Ein systematischer Literaturüberblick hat ergeben, dass Veränderungen auf der Ebene der Organisation 80–90 % zu Umsetzung von Forschungsergebnisse in Kliniken beigetragen haben (vgl. Schlömer 2000).

Allein die positive Einstellung oder das Lesen von Forschungsarbeiten reichen noch nicht für die Implementation von Forschungsergebnissen in der Praxis aus. Auch das Umfeld oder Arbeitsfeld der Pflegenden kann hemmend oder fördernd wirken. Hier sind in erster Linie die Managerinnen angesprochen, sowohl auf der obersten als auch auf der ersten Führungsebene. **Zeit**, **Struktur** und **Autonomie** sind hier die Schlüsselbegriffe. Pflegende brauchen Zeit zum Suchen, Lesen und Verarbeiten von Forschungsergebnissen. Damit ist nicht gemeint, dass nun allen Pflegenden eine „Lesestunde" pro Tag eingeräumt werden müsste – das wäre weder realistisch noch wirklich zielführend. Jedoch sollte zur gezielten Bearbeitung von Problemen seitens des Managements eine zeitliche Struktur geschaffen werden, die das Lesen nicht nur erlaubt, sondern einfordert und damit als **Teil pflegerischer Arbeit** definiert. Strukturen braucht es aber auch für die Implementation von Forschungsergebnissen (→ Kap. 8.2).

Autonomie der Pflegenden ist ein weiterer Schlüsselbegriff. Neugierde, Kreativität, Kritikfähigkeit und Mut zur Veränderung müssen vom Management zugelassen und gefördert werden. Pflegende brauchen auch genügend Autonomie, um diese Fähigkeiten zu entwickeln und Veränderungen einzuleiten. Diese Autonomie muss ihnen gewährt werden. Der Versuch, Neues umzusetzen, darf nicht durch rigide Vorschriften, Angst oder Festhalten an Althergebrachten durch die Vorgesetzten blockiert werden.

Faktoren, die sich auf die Forschung und ihre Präsentation beziehen

Bei einer Untersuchung zu hemmenden und fördernden Faktoren der Forschungsanwendung stellte Saxer fest, dass die größten Hindernisse bei den „Eigen-

In diesem Bereich geht es darum, auch denen, die Forschung durchführen und publizieren bzw. präsentieren, ihre Rolle und Verantwortung bei der Forschungsanwendung deutlich zu machen. Forscherinnen und Praktikerinnen müssen beide einen Schritt aufeinander zugehen. Forschungsarbeiten müssen in einer Sprache publiziert werden, die auch **Praktikerinnen** (ein Basiswissen über Forschung vorausgesetzt) **verstehen** können. „The best studies are little of value if they are incomprehensible to those who could benefit most from them – practitioners." (Parahoo 1997, S. 377) Die Forderung, Forschungsergebnisse so zu präsentieren, dass sie auch für Nicht-Wissenschaftlerinnen verständlich sind, bedeutet oftmals, für zwei verschiedene Zeitschriften einen Bericht zu schreiben (eine wissenschaftliche und eine Praxiszeitschrift) und die Arbeit auf zwei verschiedenen Kongressen zu präsentieren, einem Wissenschafts- und einem Praxiskongress (vgl. Saxer 1999).

schaften der Präsentation" (Literatur ist nicht vorhanden, Auswirkungen auf die Praxis sind nicht klar dargestellt, statistische Analysen sind nicht verständlich und die Artikel sind in Englisch) von Forschung lagen (vgl. Saxer 1999)

> Damit ist für ForscherInnen nicht nur der wissenschaftliche Diskurs unter Gleichgesinnten gewährleistet, sondern es [dieses Vorgehen, H. M.] garantiert auch die Verbreitung von Forschungsergebnissen bei PflegeexpertInnen und in der Praxis. Bei der Präsentation für die Praxis sollen die statistischen Auswertungen und die methodischen Erklärungen einen kleineren Platz einnehmen, dafür soll den Auswirkungen auf die Praxis vermehrte Beachtung geschenkt werden.

Saxer 1997, S. 36

Eine wichtige Forderung ist daher, dass bei der Publikation und Präsentation von Forschungsergebnissen bereits die Forschenden **Vorschläge für die Implementierung** in die Praxis machen und **Schlussfolgerungen** für die Praxis zu ziehen.

8.6 Zusammenfassung

Forschungsanwendung ist das Integrieren von wissenschaftlich fundierten und durch Forschung gefundenen Erkenntnissen in die Pflegepraxis. Dies ist ein Prozess, der das Lesen, das kritische Bewerten des Gelesenen und das Umsetzen dieses Wissens in die Pflegepraxis beinhaltet. Um die Qualität von Forschungsarbeiten beurteilen zu können, wird jeder Teilbereich der Arbeit einer kritischen Betrachtung unterzogen, wobei dies immer unter Berücksichtigung des jeweiligen Forschungsansatzes geschehen muss. Der Begriff „Evidence Based Nursing" (EBN) steht für „beweisbasierte Pflege". Als Beurteilungsmaßstab für die Beweiskraft von Studien werden so genannte „Evidenzhiarchien" herangezogen.

Persönliche Faktoren, umweltbedingte Faktoren und Faktoren, die sich auf die Forschung und ihre Präsentation beziehen, sind Barrieren bei der Anwendung von Forschung in der Praxis. Sie müssen von Seiten aller Beteiligten – von den Basismitarbeiterinnen über Lehrerinnen und Managerinnen bis zu den Wissenschaftlerinnen – überwunden werden.

8.7 Vertiefende Literatur

LoBiondo-Wood Geri, Haber Judith: Pflegeforschung. Ullstein Mosby, Wiesbaden 1996 (661 Seiten)

Der dritte Teil des Buches (S. 493 ff.) ist ganz der Bewertung qualitativer und quantitativer Forschungsberichte gewidmet. Neben ausführlichen Richtlinien zur Bewertung von Forschungsarbeiten (qualitative und quantitative Arbeiten werden hier getrennt betrachtet) sind konkrete Beispiele der kritischen Bewertung vollständig ausgearbeitet. Im Anhang befinden sich die jeweiligen Originalstudien dazu. Modelle zur Forschungsanwendung in der Praxis werden von S 69–75 vorgestellt.

Burns Nancy, Grove Susan K.: Understandig Nursing Research. W.B. Saunders Company, Philadelphia 1999 (509 Seiten)

Das gesamte Buch ist didaktisch und mit dem Fokus auf der kritischen Betrachtung von Forschungsarbeiten aufgebaut. In jedem Kapitel (von den Designs über die Datensammlung und -auswertung bis zur Ethik) sind Fragen zur kritischen Überprüfung dieses Themas zugeordnet.

Korff Marlind: Die Umsetzung von Forschungsergebnissen. In: Bartholomeyczik Sabine, Müller Elke (Hrsg.): Pflegeforschung verstehen. Urban und Schwarzenberg, München, Wien, Baltimore 1997 (186 Seiten)

In Kapitel 9 (S. 137–150) werden verschiedene Modelle des Umsetzungsprozesses zusammengefasst und Hilfen für die Anwendung in der Praxis gegeben.

Greenhalgh Trisha: Einführung in die Evidence-based Medicine. Hans Huber, Bern 2000 (235 Seiten)

Diese Buch ist zwar für Medizinerinnen geschrieben, es bietet aber eine sehr gut verständliche Erklärung aller Schritte der kritischen Beurteilung (medizinisch-)klinischer Studien sowie eine ausführliches Kapitel über Literatursuche via MEDLINE. Es enthält daher auch für Pflegende gute Anregungen.

Hamer Susan, Collinson Gill (Hrsg.): Achieving Evidence-Based-Practice. A Handbook for Practitioners. Bailliere Tindall, Edinburgh 1999 (221 Seiten)

Dieses Buch ist aus einer multidisziplinären Perspektive geschrieben und wendet sich als „Handbuch“ an die Praktikerinnen. Das Thema EBP wird in drei Abschnitten behandelt: 1. in Bezug auf die Beurteilung von Studien, 2. in Bezug auf die Anwendung von Ergebnissen in der Praxis und 3. im Hinblick auf Personal- und Organisationsentwicklungsmaßnahmen, die für Veränderungen notwendig sind. Durch gut gegliederte Kapitel, Beispiele und Fragen zur Reflexion ist der Band ansprechend aufbereitet.

Parahoo Kader: Nursing Research. Principles, Process and Issues. Macmillan Houndmills 1997 (403 Seiten)

S. 369 ff.: Im Kapitel „Research Utilisation" werden die Problematik der Anwendung von Forschungsergebnissen in der Praxis, die Hindernisse und Strategien zu ihrer Überwindung beschreiben.

8.8 Vertiefung des Lernstoffs

1. Suchen Sie sich jeweils eine beliebige quantitative und eine qualitative Forschungsarbeit aus einer wissenschaftlichen Zeitschrift heraus (Sie können dabei auch die Arbeiten aus der Übung in Kapitel 3.1 verwenden).
   - Lesen Sie diese Forschungsarbeiten und erstellen Sie eine Zusammenfassung davon. Legen Sie diese dann einer Kollegin vor. Diskutieren Sie, welche Informationen ihr fehlen, um die Hauptaussage der Studie zu verstehen.
   - Beurteilen Sie die beiden Studien dann nach den jeweiligen Kriterien, wie sie in Kapitel 8.3.1 und 8.3.2 angegeben sind. Arbeiten Sie heraus, welche Punkte zu kritisieren sind und welche anhand dieses Artikels nicht beurteilt werden können.
2. Überlegen Sie aus Ihrer persönlichen Situation heraus: welche Gründe gibt es, warum Sie Forschungsergebnisse nicht nützen (bzw. warum in Ihrem näheren Arbeitsumfeld Forschungsergebnisse nicht genützt werden)? Erstellen Sie daraus eine Prioritätenliste und teilen sie die Hemmnisse in leicht, mittelmäßig und schwer zu überwindende ein. Überlegen Sie dann, wie Sie diese abbauen könnten (beginnen Sie dabei mit denen, die Sie in die Kategorie „leicht zu überwinden" eingeordnet haben).

Unterlagen zur Vertiefung des Lernstoffs

Fragen zur Wissensüberprüfung

Zu Kapitel 1

Welches sind die wichtigsten Wissensquellen?

Wie unterscheiden sich Alltagswissen und wissenschaftliches Wissen voneinander?

Wie unterschieden sich die Position des Positivismus und die des Interpretativismus als unterschiedliche Wege des Erkenntnisgewinns voneinander?

Was heißt Deduktion? Was heißt Induktion?

Was bedeutet Forschung im Zusammenhang mit Wissenschaft?

Zu Kapitel 2

Was ist Pflegewissenschaft?

Wie kann der Gegenstandsbereich der Pflegewissenschaft beschrieben werden?

Wie ist die Position der Pflegewissenschaft im bestehenden Wissenschaftssystem?

Wie lässt sich Pflegeforschung definieren?

Welches sind Ursachen für die langsame Annäherung zwischen Forschung und Pflege?

Wann und wo wurde im deutsprachigen Raum das erste Mals der Gegenstandsbereich der Pflegewissenschaften beschrieben?

Wann und wo wurde der erste Lehrstuhl für Pflegewissenschaften eingerichtet?

Was ist alles notwendig, damit Pflegeforschung „institutionalisiert" wird?

Welche Ziele will man mit/durch Pflegeforschung erreichen?

Mit welchen Themen beschäftigt sich Pflegeforschung?

Wie lassen sich die Gebiete der Pflegeforschung einteilen?

Welches Wissen sollten alle Pflegenden in Bezug auf Pflegeforschung erwerben? Was ist in dieser Hinsicht die Aufgabe der Pflegenden?

Auf welchen Ebenen könnte die Ausbildung in der Forschung sinnvollerweise erfolgen?

Was versteht man unter „angewandter Forschung" und „Grundlagenforschung"?

Wie lauten die drei grundlegenden Elemente des Persönlichkeitsschutzes, die die Basis für ethische Entscheidungen in der Pflegeforschung bilden?

Was ist ein „informed consent“ und welche Elemente beinhaltet er?

Welche Aufgabe hat eine Ethikkommission in Bezug auf Forschung?

Zu Kapitel 3

Welches sind die wichtigsten Unterscheidungsmerkmale zwischen quantitativer und qualitativer Forschung?

Wie lauten die Gütekriterien der quantitativen Forschung?

Wie lauten die Gütekriterien der qualitativen Forschung?

Was versteht man unter „Triangulation“ im Zusammenhang mit Forschung? Was heißt „methodeninterne“ und „methodenübergreifende“ Triangulation?

Welche Bedeutung haben der quantitative und der qualitative Forschungsansatz für die Pflegeforschung und wovon hängt die Wahl des Forschungsansatzes ab?

Zu Kapitel 4

Was bedeutet „deskriptive Forschung“?

Welches sind die Kennzeichen eines Experiments?

Was muss der Annahme eines Kausalzusammenhangs vorausgehen?

Was bedeutet Randomisierung?

Was ist eine randomisiert-kontollierte Studie?

Wie ist ein klassisches Experiment aufgebaut?

Was bedeuten die Begriffe „abhängige Variable“, „unabhängige Variable“ „Kontrollvariable“ und „Störvariable“ beim Experiment?

Was ist ein Quasi-Experiment? Welche Vorteile und Schwächen hat es?

Welche experimentellen Settings gibt es? Wie unterscheiden sie sich voneinander?

Für welche Fragestellungen müssen experimentelle Untersuchungen herangezogen werden?

Welches sind die Kennzeichen von Aktionsforschung?

Weil läuft Aktionsforschung ab (Phasen der Aktionsforschung)?

Was ist Evaluationsforschung? Welche Ziele werden damit verfolgt?

Was ist der Unterschied zwischen „summativer“ und „formativer“ Evaluation?

Zu welchem Zweck wird die Delfi-Methode eingesetzt?

Welches sind die wichtigsten Merkmale der Delfi-Methode?

Zu Kapitel 5

Welches sind die bekanntesten Methoden der Datenerhebung?

Welche Schritte sind bei der Konstruktion eines Fragebogens zu beachten?

Was bedeutet „Operationalisierung" in Zusammenhang mit der Konstruktion eines Fragebogens?

Was muss man beachten, wenn man Fragen für einen Fragebogen formuliert?

Welche Antwortmöglichkeiten gibt es bei geschlossenen Fragen?

Was sind Skalen?

Was sollte bei Aufbau und Design eines Fragebogens beachtet werden?

Was sollte in einem Begleitbrief zu einem Fragebogen enthalten sein?

Wie stellt man die „wissenschaftliche Güte" eines Fragebogens im Sinne eines Messinstruments fest?

Was bedeuten die Begriffe „Inhaltsvalidität", „Kriteriumsvalidität" und „Konstruktvalidität"?

Was bedeuten die Begriffe „Beständigkeit" und „Äquivalenz" im Zusammenhang mit Messinstrumenten?

Wie unterschieden sich ein standardisiertes, ein halb standardisiertes und ein nicht standardisiertes Interview voneinander?

Was ist ein „weicher", ein „neutraler" und ein „harter" Kommunikationsstil?

Wie kann man ein qualitatives Interview charakterisieren?

Wie kann man kurz das „narrative" das „problemzentrierte" und das „fokussierte" Interview charakterisieren?

Was sollte man bei der Interviewführung beachten?

Wozu dient ein Interviewleitfaden und wie wird er aufgebaut?

Wie sollte eine gute Einstegsfrage konstruiert sein?

Welche „Rahmenbedingungen" sind für ein qualitatives Interview zu beachten?

Was ist ein Gruppeninterview und welche Ziele werden damit verfolgt?

Was ist eine wissenschaftliche Beobachtung (im Gegensatz zur Beobachtung im Alltag)?

Welche Beobachtungsverfahren gibt es und wie unterscheiden sie sich voneinander?

Wie unterscheiden sich quantitative und qualitative Beobachtungsverfahren?

Welches sind die Bestandteile einer Beobachtung?

Wie kann ein Kategorienschema zur Beobachtung entwickelt werden und welchen Anforderungen muss es genügen?

Welches Ziel verfolgt die wissenschaftliche Inhaltsanalyse?

Was sind „akzidentale“ und „systematische“ Dokumente?

Wie ist eine Dokumentenanalyse aufgebaut (nach welchen Schritten geht man vor)?

Zu Kapitel 6

Wie unterscheiden sich der Modus (Modalwert), der Median und das arithmetische Mittel voneinander?

Was heißt Standardabweichung? Was bedeutet es, wenn bei einem Ergebnis der Mittelwert (arithmetisches Mittel) 3 lautet und die Standardabweichung $s = \pm 1{,}2$?

Was bedeutet Korrelation?

Was heißt der Begriff „Signifikanz“?

Was bedeutet es, wenn Sie in einer Tabelle lesen: $p = 0{,}05$?

Welche Skalen- oder Messniveaus gibt es und wie unterscheiden sie sich voneinander?

Welche Bedeutung haben die verschiedenen Skalenniveaus?

Wie erstellt man ein Transkript eines Interviews?

Was bedeuten die Überbegriffe „reduktiv-interpretative“ und „explikativ-interpretative“ Verfahren im Zusammenhang mit der Auswertung qualitativer Daten?

Welches sind die Grundzüge interpretativ-reduktiver Auswertungsverfahren?

Wie geht man bei der Analyse nach Fragen, bei der Inhaltsanalyse und bei der thematischen Analyse qualitativer Daten prinzipiell vor?

Zu Kapitel 7

Welches sind die Schritte des Forschungsprozesses im Allgemeinen?

Wie unterschiedet sich der Prozess quantitativer Forschung von dem der qualitativen Forschung?

Was ist eine Forschungsfrage?

Was ist bei der Formulierung einer Forschungsfrage zu beachten?

Welchen Zweck erfüllt das Literaturstudium im Forschungsprozess?

Wie gehen Sie bei einer Literaturrecherche vor?

Was versteht man in der Forschung unter einer Hypothese? Welche Elemente muss eine wissenschaftliche Hypothese enthalten?

Welche Punkte müssen beim Erstellen eines Untersuchungsplans berücksichtigt werden?

Was bedeuten die Begriffe „Population", „Stichprobe" und „Repräsentativität" im Zusammenhang mit einer Forschungsarbeit?

Was ist eine Wahrscheinlichkeits- oder Zufallserhebung? Welche Arten davon gibt es?

Was ist eine gesteuerte Erhebung? Welche Arten davon gibt es?

Was ist eine Power-Analyse?

Wie sieht die Stichprobenbildung bei qualitativen Forschungsarbeiten aus?

Was muss beim Verfassen eines Forschungsantrags beachtet werden?

Welche Funktion hat ein Vortest (Pretest) im Forschungsprozess?

Was ist der Unterschied zwischen der Ergebnisdarstellung und der Ergebnisdiskussion? Bei welchen Studien kommt er besonders zum Tragen?

Wie können quantitative Ergebnisse dargestellt werden?

Welches sind die häufigsten Diagramm-Arten zur Veranschaulichung von Zahlen?

Wie können qualitative Ergebnisse dargestellt werden?

Welchen Zweck erfüllt die Diskussion oder Interpretation der Ergebnisse?

Welche Funktion haben die so genannten Schlussfolgerungen oder Empfehlungen am Ende einer Forschungsarbeit?

Wie können Forschungsergebnisse in die Praxis rückgeführt werden?

Was sind so genannte „Referee Journals"?

Was kennzeichnet eine wissenschaftliche Arbeit?

Wie ist ein Forschungsbericht gegliedert?

Was ist beim Verfassen eines Forschungsberichts zu beachten?

Zu Kapitel 8

Was bedeutet „Forschungsanwendung"?

Welches sind die Phasen des Forschungsanwendungsprozesses?

Was ist eine „systematische Übersichtsarbeit" (ein „systematisches Review"?

Was heißt EBN?

Was sind Evidenzhierarchien? Welche Studiendesigns stehen an ihrer Spitze?

Welche Hindernisse gibt es, die der Anwendung von Forschungsergebnissen im Weg stehen und welche Strategien gibt es zum Abbau dieser Barrieren?

Materialien zu den Übungsaufgaben von Kap. 6

Tabelle zu Übungsaufgabe 1 in Kap. 6

Nonverbale Einschätzungen diverser Arbeitsaspekte mit PRISM in Befragungen vor und nach Einführung von Kinästhetik in der Pflege (N = 18).

	Befragung 1	Befragung 2
1. Wenn Sie sich als ganze Person mit Berufs- und Privatleben sehen – wie nahe kommt das, was Sie im Beruf machen, Ihrem Bild von sich selbst?		
Berufliche Identität	45.0	34.0
2. Wie wichtig ist jeder Arbeitsaspekt für Sie?		
Wohlbefinden beim Berühren der Betreuten	44.0	37.5
Gemeinsame Berufsauffassung mit dem Team	51.0	35.5
Geforderte Leistung passt zu meinem Körper	51.5	38.5
Von der Arbeit positiv eingenommen sein (p <.03)	33.0	20.0
Mit Belastungen zurecht kommen	33.0	35.5
Psychisches Wohlbefinden während der Arbeit	32.0	33.0
3. Wie stark ist jeder Arbeitsaspekt heute in Ihrer Arbeit verwirklicht?		
Wohlbefinden beim Berühren der Betreuten (p <.05)	44.0	30.0
Gemeinsame Berufsauffassung mit dem Team (p <.02) 47.0	30.0	
Geforderte Leistung passt zu meinem Körper	43.0	36.0
Von der Arbeit positiv eingenommen sein	38.5	25.0
Mit Belastungen zurecht kommen	45.0	44.0
Psychisches Wohlbefinden während der Arbeit (p <.05) 58.0	40.0	
Die nummerischen Werte sind Mediane der gemessenen Distanzen zwischen „Ich" und jedem Bewertungsaspekt in Millimetern. Je kleiner die Distanz, desto größer die Übereinstimmung (Frage 1), die Wichtigkeit (Frage 2) und Verwirklichung (Frage 3) der zu beurteilenden Aspekte; p = Irrtumswahrscheinlichkeit für signifikante Resultate.		

Quelle: L. Christen et al.: Qualitativer und quantitativer Vergleich des Befindens bei der Pflegearbeit (Pflege 2002; 15: 103–111).

Transkribiertes Interview zu Übungsaufgabe 2 in Kap. 6
(aus: Stickler Gabriele, unveröffentl. Seminararbeit, 2000)

I: Ich bedanke mich (,) dass Sie gekommen sind und dass Sie sich bereitstellen für das Interview (,) und es geht (,) wie wir schon vorher besprochen haben um das Thema Arbeitsbelastung (,) wie diese erlebt wird und wie diese bewältigt werden kann (,) wie man umgeht mit der Belastung … und so die (,) die erste Frage wäre ob Sie sich an eine Situation erinnern können (,) die Sie belastend empfunden haben (,) wo sie …

IP: Aha (,) eine Situation (,) ja also für mich ist am belastendsten wenn jemand stirbt … und zwar in der Nacht (,) weil ich im Nachtdienst alleine bin … es ist sonst niemand da (,) mit dem ich reden kann und die Phase vor dem Sterben ist für mich nicht so schlimm wie dann nachher (,) ich bin mit einem Toten allein im Zimmer …

I: alleine (,) …

IP: … und kann das irgendwie mit niemanden aussprechen … und ich muss die anderen Heimbewohner sozusagen bewahren … also die sollen das nicht mitkriegen in der Nacht … das ist dort so üblich (,) dass man das am Tag eher dezent und behutsam den Leuten sagt (,) die sind ja auch betroffen (,) wenn jemand stirbt (,) und das ist (,) also ich bin dann in der Früh immer sehr froh wenn jemand kommt …

I: Das kann ich mir vorstellen …

IP: Also das ist für mich (,) da wäre ich gern zu zweit … oder eben (,) wir haben es jetzt auch eingeführt (,) wir haben Diplomdienst …

I: Ja (?)

IP: … Im Pflegeheim und dass man jemanden anrufen kann (,) also die Pflegehelfer die können den Diplomdienst anrufen

I: Aha (,) aha (,) wenn die alleine sind

IP: In der Nacht (,) wenn sie ganz alleine sind (,) aber ich bin diplomiert und ich (,) wenn ich jemanden kenne (,) gut (,) dann hole ich mir auch jemanden … nur immer ist die Konstellation nicht so …

I: Da geht das nicht (,) ja (,) weil der muss von der Station weg (,) von der anderen … von seiner Station weg …

IP: Von der Baulichkeit ist das dort so ideal (,) also es ist erster Stock und zweiter Stock (,) wo ich arbeite (,) ich bin unten und die Glocke hört man (,) von oben hört man die Glocke runter und von unten hört man sie rauf (,) jetzt (,) wenn jemand läutet (,) geht die einfach auf die Station (,) das hört man in der Nacht (,) weil in der Nacht da ist es ruhig und das ist kein Problem und (,) Telefon ist selten

***I**: Und die Belastung ist deswegen in der Nacht besonders schwer …*

IP: Ja für mich persönlich (,) für andere ist vielleicht etwas anderes belastender … ich mag das nicht so gerne

***I**: Ja (,) ja*

IP: … Völlig allein das zu bewältigen …

***I**: Und (,) gibt es noch andere Belastungen (?) Oder gibt es (?)*

IP: Ja Belastungen … am Tag die 11-Stunden-Dienste (,) hauptsächlich (,) und das 11 Stunden da sein müssen (,) es ist zwar …

***I**: Ja(?)*

IP: Ja (,) es ist zweischneidig (,) bei uns ist es die Tendenz von der Führung (,) dass Kurzdienste eingeführt werden … Kurzdienste heißt (,) dass man 5 bis 6 Stunden Dienst hat … man ist aber wesentlich öfter im Dienst und hat nie die Erholungsphasen dazwischen … weil mit Nachtdienst (,) das ist schon sehr anstrengend (,) weil 12 Stunden auf sein (,) ich schlafe den nächsten Tag fast den ganzen Tag …

***I**: … Den ganzen Tag (,) ja …*

IP: Beim Kurzdienst wäre dann nur Schlaftag und 1 Tag frei und dann wieder Dienst (,) also man hat nie so richtig … dass man sich entspannen kann … ah (,) durch die längeren Dienste (,) wenn man 12 Stunden im Dienst ist … kommen schon oft Situationen (,) wenn ein Heimbewohner immer wieder kommt mit den selben Anliegen (,) der immer wieder … wir haben eine Heimbewohnerin … wenn die jemanden sieht (,) also zum Beispiel (,) sie ist völliger Pflegefall (,) ja … sie muss mit dem Heber herausgeholt werden und die Person ist dann eigentlich ihre Bezugsperson beim Tag …

***I**: Aha (,) ja (,)*

IP: Also (,) wenn sie dich irgendwo sieht (,) nur von der Ferne (,) dann hörst du den ganzen Tag Schwester (Name) und irgendwas fällt ihr immer ein (,) sie ist sehr kreativ und das bewundere ich auch (,) dass ihr immer etwas einfällt (lacht!) … aber das kann oft nerven und man kann aber nicht gehen (,) man muss trotzdem hingehen und tief durchatmen (,) und (lacht!) Ruhe zeigen (,) damit das nicht eskaliert (,) weil manchen wird ja schon gesagt (,) jetzt ist einmal ein Stopp (,) ich habe jetzt etwas anderes zu tun … aber so Situationen (,) die Ärztin zum Beispiel (,) die jammert auch sehr über diejenige …

***I**: Ja (,) ja (?)*

IP: Nur (,) nur die kommt (,) spricht mit ihr und geht dann wieder und da habe ich kein Problem natürlich (,) wenn ich dann gehe auf die andere Station …

***I**: Ja … und sie geht wieder (,) aha …*

IP: Und die Heimbewohnerin ist für mich vergessen

***I**: Ja (,) ja …*

IP: … aber die Pflegeperson (,) die muss auf der Station bleiben (,) die kann nicht flüchten (,) es gibt … was mir ein Anliegen wäre und das ist noch nicht eingeführt (,) dass es einen Pausenraum gibt (,) wo sich eine Pflegeperson wirklich zurückziehen kann (,) wo sie sagen kann (,) so (,) ich brauche jetzt 10 Minuten Pause (,) also von allem (,) vom Telefon (,) von den Kollegen (,) von den Heimbewohnern (,) Schluss jetzt (,) ich möchte jetzt abschalten …

***I**: Ja (,) ja (,) ja (,) einfach Ruhe haben und weg von dem Geschehen …*

IP: Das ist halt überhaupt noch nicht eingeführt und ist noch sehr (,) also viele Leute gehen rauchen (,) das ist natürlich auch eine Pause (,) so erzwingen sie … den anderen gegenüber signalisieren sie (,) so ich mache jetzt Pause (,) ich rauche jetzt (,) die Nichtraucher (,) da wird … aha die setzt sich hin … also das ist (,) da (,) da ist das Bewusstsein leider noch nicht so weit …

***I**: Noch nicht so da …*

IP: da wird das sehr oft mit (,) aha sie setzt sich hin und arbeitet nicht …

***I**: Die (,) die Beispiele die sie jetzt gesagt haben (,) die sind ja schon oft beschrieben worden (,) die werden ja immer wieder diskutiert … und viele Pflegepersonen haben so den Druck und die (,) Probleme … wie (,) wie erleben Sie das … in der Situation … was spüren Sie da*

IP: Ja (,) spüren (,) spüren (,) es kommt darauf an ob ich den ersten Tag Dienst habe und am Vormittag (,) da gehe ich sehr locker damit um (,) da gehe ich mit Humor um … am zweiten Tag (,) am Abend (,) dann werde ich aggressiv … und dann muss ich mich bewusst zurücknehmen … so

(,) Distanz (,) Hoppla (lacht) und da gehe ich einfach nicht hin (,) wenn ich merke (,) ich werde jetzt aggressiv (,) dann versuche ich (,) dass ich halt auf Distanz gehe (,) weil die kann nichts dafür (,) die Heimbewohnerin

***I**: Ja (,) das ist klar (,) ja (,) das ist klar*

IP: Weil die hat soviel Nachholbedürfnis ... offensichtlich von früher her (,) also soviel Aufmerksamkeitsbedürfnis ... ja (,) das ist ihre Persönlichkeit (,) das habe ich zu akzeptieren ... nur ich muss halt für mich schauen (,) wie gehe ich um (,) am besten (,) wenn ich merke (,) daß ich aggressiv werde (,) kann schon sein (,) daß ich mit ihr (,) sehr direkt ... kurz ...

***I**: Ja (,) ja(?)*

IP: Ihr erkläre (,) jetzt ist einmal Schluss (,) sozusagen (,) aber damit ich nicht meine Aggression (,) das möchte ich nicht (,) dass ich (,) sie anschreie oder so (,)

***I**: Ja (,) das ist klar (,) ja ...*

IP: Also da nehme ich mich zurück (,) ja (,) ja ...

***I**: Ja (,) ja ... das spüren Sie gleich (,) oder das*

IP: ja (,) ja (,) das spüre ich schon ... jetzt könnte ich sie (,) sagen wir einmal anschreien (,) jetzt ist einmal eine Ruhe (lacht) (Pause) und (,) oder ich sage ... das sage ich ihr oft zum Beispiel (,) weil im Nachtdienst ist das auch sehr häufig (,) Sie sind nicht alleine auf der Station ich habe noch 25 andere (,) Sie wissen das (,) und die 25 anderen haben auch das Recht (,) dass ich für sie da bin und da (Pause) aha (,) ja stimmt (,) ja ... und das kommt dann schon irgendwie an ...

***I**: Also das kann man gut (,) wenn man selber das eigene Gefühl bemerkt und bringt das zum Ausdruck und zeigt es dem Patienten (,) kann man das ganz gut*

IP: ich versuche erklärend zu sein (,) und nicht (,) es gibt auch Kolleginnen (,) die stellen sich hin und sagen: Frau (Name) (,) sie sind eine ganz besondere Person (lacht) und es sind ja nur Sie da (,) und es eskaliert dann ... und ich versuche die Eskalation zu (,) vermeiden (,) indem ich halt erkläre ... also schon auch meine Grenzen setze (,) das ist auch ganz (,) ganz wichtig (,) die Grenzen setzen (,) weil sie ziehen und ziehen (,) was nur geht (,) und da Grenzen setzen für mich und (..),(...) so jetzt ist Schluss ...

***I**: Und körperlich (,) merken Sie körperlich eine Reaktion bei ihnen(?)*

IP: ja (,) vielleicht (,) dass ich meine Stimme erhebe (,) dass ich lauter werde (,) sicher ...

***I**: Und eine körperliche Symptomatik oder...*

IP: Nach zwei Diensten (,) dass ich am Abend einfach müde bin (,) also dass ich sehr müde bin (,) merke ich (,) ich habe früher im Krankenhaus gearbeitet

***I**: Ja (,) ja(?)*

IP: Und war im Krankenhaus nicht so müde ... ich war im Krankenhaus ... war dort (´) viel weniger müde (,) am Abend nach 12 (,) 5 Stunden Dienst (,) wie jetzt 11 Stunden Dienst ... also (,) ja (,) es ist das Körperliche (,) man muss dort wirklich oft ... so Kleinigkeiten heben ... ich meine (,) so richtig Heben tun wir nicht (,) weil da arbeiten wir ja mit dem Heber ... aber trotzdem (,) so ein bisschen tun wir zu zweit heben und dort ein bisschen hinauf und da ... also man wird körperlich viel mehr gefordert und auch das psychische Überlegen (,) so vom Taktischen her (,) wie gehe ich einer Eskalation aus dem Weg ... weil es streiten ja die Heimbewohner untereinander auch sehr viel ...

***I**: Mhm (,) ja*

IP: Also (,) es ist auch viel Schlichtungsarbeit ... oder ich meine (,) ich höre mir das eine Zeit lang an und denke mir o.k. (,) soll nur ... ich mische mich nicht ein (,) aber irgendwie (,) irgendwann passiert es dann doch ... wenn ich finde (,) dass geht zu weit (,) dann musst du doch etwas tun ... und da und da musst du auch überlegen (,) und wie man das am besten macht ... (,) damit keiner böse ist ... irgendwie so (,) weil sonst spielen sie dann die Schwestern untereinander aus ... also ich trenne sie dann und versuche für beide eigentlich ... dass ich beiden Zuwendung gebe oder das (,) was sie wollen ... und das ist schon anstrengend (,) weil da muss man überlegen in der Situation ganz schnell

***I**: Aha (,) mhm (,) ja*

IP: Also wie tue ich jetzt am besten (lacht) ... damit es nicht eskaliert

***I**: Aha (,) damit beide zufrieden sind ...*

IP: Ja und dann und dann gibt es ja noch die Angehörigen ... weil ... weil viele Angehörige haben ja Schuldgefühle (,) dass die Mutter oder der Vater ... meistens die Mutter ... im Heim gelandet ist ... und wenn da irgendetwas nicht stimmt (,) dann ist das Pflegepersonal schuld (,) nur nicht ich ... oder dass die Mutter zu viel will (,) zu viel erwartet (,) sondern das Pflegepersonal (,) erfüllt das nicht .. und da muss man auch sehr behutsam umgehen (,) um denen dann es irgendwie beizubringen (,) dass nicht das Pflegepersonal allein zuständig ist ... für alles ...

I: Das kann unbewusst laufen (,) so eine Übertragung ...

IP: Sicher (,) den Angehörigen ist das oft nicht bewusst (,) ja (,) ja (,) das rennt unbewusst ... Schuldgefühle werden unbewusst auf das Pflegepersonal projiziert (,) eigentlich ... die Dinge (,) die was sie eigentlich erledigen sollen (,) weil jede Tochter oder Sohn hat irgendwie so von der Gesellschaft her oder auch vom Elternhaus so die Verpflichtung ... meine Mutter (,) wenn sie alt ist und hilfsbedürftig (,) die muss ich pflegen ... und dann kann ich das nicht (,) weil ich beruflich belastet bin und dann gebe ich sie ins ... ins Pflegeheim und das ist dann sehr (,) zwiespältig (,) mit dem umzugehen ... und jeder ... ich will auch haben (,) dass meine Mutter in besten Händen und im besten Pflegeheim ist.

I: Mhm (,) mhm (,) ja (,) ja ...

IP: Und da muss alles getan werden ... aber nur (,) es geht halt nicht (,) dass das Pflegepersonal wirklich alles für meine Mutter tut ... das ist eine Illusion und diese Illusion (,) (lacht) muss man dann auch irgendwie bewusst machen (,) dass es auch Grenzen gibt ... an Kapazitäten ...

I: Ja (,) ja

IP: Dass wir nur so und so viel Pflegepersonal haben ... und wir können zum Beispiel nicht jeden Tag die Frau duschen oder baden ... das geht nicht ... und das sind so Dinge ...

I: Also das (,) was ich da so heraushöre ... das ist das (,) Schwierige ... in der Nacht (,) wenn man alleine ist (,) der Umgang mit Tod oder mit Sterbenden ... und der zweite Punkt war ... Umgang mit den Heimbewohnern (,) die sehr viel Pflege und Zuwendung brauchen (,) stimmt das so (?) und das auch fordern ... einfordern ...

IP: Also Pflege (,) das wird eh getan (,) aber das wird eh erledigt (,) aber die (,) die sehr sistierend sind in ihren Forderungen ... ja (,) ja (,) die einfordern ... ich mag in den Garten (,) und wenn ich draußen bin (,) dann kommt die Sonne (,) und ich schaue (,) dass sie nicht in der Sonne steht ... na ... dann große Verhandlung (,) ob wir in den Garten gehen (,) bei Sonne (lacht) gut (,) dann steht sie im Garten (,) im Schatten ... ja und dann kommt ... dann habe ich nichts zu trinken (,) ja ... und ich stelle Ihnen etwas her zum Trinken ... und dann ist der Sonnenhut ... und der Sonnenschirm ... also es ist eine Aktion ... die sehr (,) sehr schnell ablaufen könnte ... wird irrsinnig aufgebauscht ... wird sehr kompliziert (lacht) ... bis alles erledigt ist ...

***I**: Was ich so rausgehört habe (,) kommen da noch die Konflikte untereinander (,) also die der Heimbewohner untereinander ... wie gehen Sie damit um (,) wie lösen Sie das auf () und dann noch die Konfrontation mit den Angehörigen (,) die (,) ich würde einmal sagen (,) auch in einer schwierigen Situation sind ... wie kann man die miteinbeziehen ... wie kann man ihnen die Verantwortung klar machen (,) ihnen auch lassen (,) die sie haben ...*

IP: Die Verantwortung lassen also da macht oft auch das Pflegepersonal Fehler (,) dass sie die Verantwortung übernehmen und den Angehörigen überhaupt nichts lassen ... das ist das Problem (,) da muss man noch sehr viel daran arbeiten ...

***I**: Und Auswirkungen gibt es auch (,) gibt es auch welche (,) im sozialen Bereich (?)*

IP: Für mich (?)

***I**: Ja (,) bei den Belastungen am Arbeitsplatz (,) Auswirkungen auf den sozialen Bereich ...*

IP: Ja (,) sicher (,) wenn ich nach dem Dienst zum Beispiel ... da bin ich fast unfähig ... dass ich irgendwo in ein Kino (,) Theater oder sonst was geh (,) da gehe ich wirklich nach Hause und dusche mich und gehe in das Bett also ich habe oft vor (,) jetzt lese ich noch ein Buch oder so (,) aber das (,) ist nicht möglich ... ich wähle aber schon aus was ich mir anschaue im Fernsehen (,) aber ich setze mich zum Fernseher und schaue bis ich einschlafe (,) also (,) jetzt wirklich noch was zu unternehmen (,) da bin ich zu müde ... da bin ich körperlich ... einfach zu (,) ausgepowert (,) das muss ich schon sagen ...

***I**: Und was noch ein wichtiger Punkt ist ... wie bewältigen Sie das (,) wie gehen Sie damit um (?) ... was haben Sie für Möglichkeiten das (,) das (,) zu bewältigen (?)*

IP: Ich habe Freunde (,) mit denen ich darüber reden kann

(,) ich rede auch in der Privatzeit (,) viel über Dinge (,) zum Beispiel über (,) eben über schwierige Heimbewohner oder Angehörige oder ... also über Probleme (,) was halt so im Laufe des Dienstes anfallen (,) bespreche ich dann schon mit Freunden ... und (,) oder frage nach (,) wie hätte ich das anders (,) machen können oder (,) und so (,) also das (,) ich mach das im privaten Kreis eigentlich (,) also nicht ... sehr selten im Dienst (,)

***I**: Also weniger mit den Kolleginnen (,) sondern mehr außerhalb*

IP: Ja (,) ich habe dann auch mehr Zeit zu überlegen (,) wenn man im Dienst ist (,) da strömt dann immer irgendwas ein (,) also (,) es ist nicht so (,) dass ich mich hinsetzen kann und jetzt kann ich überlegen (,) war das jetzt richtig oder falsch

***I**: Ja (,) aha*

IP: Es läutet das Telefon oder es läutet eine Glocke oder es kommt ... irgend jemand kommt und will wieder was (,) also man ist eigentlich ständig im Tun (,)

***I**: Das heißt (,) bewältigen können Sie das am Arbeitplatz gar nicht (?)*

IP: Ja (,) ich habe erst nach dem Dienst Zeit zu überlegen (,) war das jetzt in Ordnung (,) oder zu überlegen (,) hättest du jetzt anders reagieren sollen (,) oder so (,) eben das ist die Anstrengung (,)

***I**: Aha (,) das ist die Anstrengung (,) aha (,)*

IP: Ja (,) dass man immer präsent ist (,) man ist sozusagen am Stützpunkt (,) man muss immer (,) ah ... ja (,) tun (,) ja (,) reagieren sofort (,) ja (,) und das ist eben auch so eine Überlegung mit dem Pausenraum (,) wo (lacht) wirklich zu ist und niemand kommt (,) das wäre schon ideal (,) einfach einmal zehn Minuten abschalten (,) und tanken ... Energie tanken (,)

***I**: Ja (,) das wäre so eine Bewältigungsmöglichkeit (,) die ... die es noch nicht gibt und die hilfreich sein könnte (,) in so einer Situation ...*

IP: Oder auch wenn man sich zu zweit dort hinsetzt (,) und über das redet was war (,) das wäre ganz wichtig ... aber da muss man das Bewusstsein der Obrigkeiten ändern ... dass die das nicht als Zeitverlust der Arbeit (,) oder als was weiß ich was sehen ... sondern dass das auch Gewinn bringt ... ich bin mir sicher dass da weniger Krankenstände wären ...

I: *Ja (,) das kann ich mir vorstellen … weil so bleibt ja nur die Bewältigung außerhalb des Arbeitsplatzes (,) in der Freizeit hauptsächlich (,) nicht* (,) wird das bewältigt (,) was im Arbeitsprozess gelaufen ist …

IP: Ja (,) weil in der Dienstzeit man kaum ungestört sitzen kann (,) und über was reden kann … es kommt wirklich immer irgendwer und braucht irgendetwas (,) sei es jetzt vom Organisatorischen her jetzt (,) direkt vom Heim (,) vom Personal (,) von den Kollegen (,) Heimbewohner (,) Angehörige … Firmen (lacht) also irgendwer kommt immer …

I: *Und die Gespräche außerhalb mit … mit (,) Freunden (,) die gehen so in Richtung Entlastung … kann man das so sehen … so in Richtung Entlastungsgespräch … oder auch andere Meinungen dazu anhören … wie kann man lernen umzugehen (,) zu reagieren*

IP: Ja (,) Druckabbau sicher (,) und ja … Information einholen (,) wie ein anderer damit umgeht (,) so … also einfach vergleichen … es gibt ja andere Möglichkeiten auch (Pause)

I: *Und gibt es noch etwas was hilft … das zu bewältigen (?) einerseits die Ruhe und das Abschalten … das habe ich herausgehört und andererseits das Reden mit Freunden* (,) *gibt es noch etwas (?)*

IP: Ja (,) autogenes Training … aber wie gesagt (,) das wäre sicher auch gut … Entspannungstraining nach Jacobsen …

I: *Regelmäßig machen Sie das (,) das autogene Training (?)*

IP: Ja (Pause) ich würde es gut finden (,) wenn es eingeführt werden würde (,) so … Kurse in der Richtung (,) dass die (,) angeboten werden … für das Personal (,) das würde ich ganz gut finden …

I: *So eine innerbetriebliche Fortbildung* (,) *oder … begleitend am Arbeitsplatz (?)*

IP. Ja (,) begleitend … also wer will … nur ich denke mir (,) man muss vorher ein Bewusstsein schaffen … also … was man damit erreichen kann (,) ja (,) und dann … das anbieten (,) innerbetrieblich das anbieten … ich glaube das würde (,) da gibt es auch Untersuchungen (,) dass es mit Entspannungstechniken (,) mit Pausenräumen … die Leute von einer Psychogerontologie in Salzburg … da ist das gemacht worden …

I: *Ja (,) ja (?)*

IP: Da sind die Krankenstände sehr (,) sehr stark zurückgegangen (,) nachdem (,) das eingeführt wurde ... ich denke (,) das hat schon was auf sich ...

I: Ja (,) da bin ich mir auch sicher (,) dass das hilft ... da bin ich mir hundertprozentig sicher ...

IP: Ja (,) die (,) die ein paar mal im Monat im Krankenstand waren ... einfach als Überlastung ... ich halte das hier nicht mehr aus ... ich muss dann (,) zu Hause bleiben ... und das kann man verhindern ...

I: Ja (,) ich denke mir das ist ja gut (,) das ist ja ein natürlicher Schutzmechanismus den man hier hat ... dass man sagt (,) ich halte das nicht mehr aus (,) ich muss jetzt daheim bleiben ...

IP: ... Ja sicher (,) das stimmt schon ... ja nur (,) dass es überhaupt nicht dazu kommt ... da müsste ich am Arbeitsplatz ansetzen (,) Möglichkeiten schaffen (,) dass man am Arbeitsplatz die Pausen macht ...

I: Ja (,) dass die Bewältigung am Arbeitsplatz stattfinden kann ... zumindest ein Teil ...

IP: Also im Heim (,) da wissen alle (,) dass ich fertig bin mit dem Studium und es kommt immer wieder das Anliegen (;) von den Mitarbeitern ... sag (,) könntest du nicht als Psychologin arbeiten ... für uns ... wir würden jemanden brauchen ... aber (,) Psychologen sind keine vorgesehen im Pflegeheim ... es gibt kein Geld ... aber es ist auch für die Angehörigen ... die sind auch sehr froh (,) wenn sie eine Ansprechpartnerin haben ... es gibt so viele (,) die sagen (,) das wäre gut (Pause)

I: Davon bin ich überzeugt (,) dass das gut wäre ... davon bin ich überzeugt ... dass das für die Institution gut wäre ... dass die Zufriedenheit steigt und die Krankenstände sinken (,) das ist für mich überhaupt keine Frage ...

IP: Ja (,) das wäre gut (Pause)

I: Gut ... möchten Sie noch etwas mitteilen (,) noch etwas sagen ... oder haben Sie vielleicht noch Fragen ...

IP: (Pause) nein ... momentan nein ...

I: Ich bedanke mich für das interessante Gespräch (Pause) dass Sie sich Zeit genommen haben (,) und dass Sie über (,) über Ihre Meinung zum Thema Belastung und Bewältigung gesprochen haben ...

Basisliteratur zum Thema Pflegeforschung

Bartholomeycik Sabine, Müller Elke (Hrsg.): Pflegeforschung verstehen. Urban und Schwarzenberg 1997 (186 Seiten)

Dieses Buch ist eine erste Einführung in die Thematik und will – wie schon der Titel sagt – weniger eine Anleitung zur Durchführung von Forschungsarbeiten sein als vielmehr das Verstehen von Pflegeforschung ermöglichen. Besonders ausführlich und in dieser Form einmalig ist die Abhandlung über die Geschichte der Pflegeforschung im deutschsprachigen Raum. Ein sehr gutes „Einsteigerbuch".

Burnard Philip, Morrison Paul: Forschen in der Pflege. Lambertus 1995 (197 Seiten)

In dieser Publikation wird nicht so sehr Wissen über die theoretischen Grundlagen vermittelt, sondern vor allem eine sehr gute Anleitung zur Umsetzung der einzelnen Schritte des Forschungsprozesses anhand von praktischen Übungen gegeben. Das Buch eignet sich sehr gut zur Verwendung im Unterricht.

LoBiondo-Wood Geri, Haber Judith: Pflegeforschung. Ullstein Mosby, Wiesbaden 1996 (661 Seiten)

Der „Klassiker" unter den Basiswerken in deutscher Sprache schlechthin. Sehr umfassend werden alle wichtigen Themen zu den Grundlagen und der Methodik der Pflegeforschung abgehandelt. Dabei wird eine sehr klare, leicht verständliche Sprache verwendet, und viele Beispiele aus der Gesundheits- und Krankenpflege werden zur Veranschaulichung der Inhalte dargebracht. Der Schwerpunkt liegt aber trotz allem auf dem kritischen Lesen und Beurteilen von Forschungsberichten.

Holloway Immy, Wheeler Stephanie: Qualitative Pflegeforschung – Grundlagen qualitativer Ansätze in der Pflege. Ullstein Medical, Wiesbaden 1998 (261 Seiten)

Morse Janice M., Field Peggy Anne: Qualitative Pflegeforschung – Anwendung qualitativer Ansätze in der Pflege. Ullstein Medical, Wiesbaden 1998 (242 Seiten)

Beide Bücher sind gute Einsteigerwerke in die Welt der qualitativen Forschung. In beiden Publikationen wird viel mit Beispielen aus der Pflege gearbeitet, die das Verstehen der Inhalte sehr erleichtern. Während man bei Holloway / Wheeler mehr Vertiefung der theoretischen Grundlagen qualitativer Forschung findet, legen Janice/Field den Schwerpunkt eher auf die konkrete Anwendung. Beide Werke ergänzen einander gut.

Polit Denise F., Hungler Bernadette P.: Nursing Research. Principles and Methods. Lippincott, Philadelphia, New York, Baltimore 1995 (757 Seiten)

Ein „Klassiker“ der englischsprachigen Literatur. Es ist eines der umfassendsten Werke, das einen weiten Bogen spannt vom Kontext der Pflegeforschung über den Forschungsprozess, die Forschungsdesigns, Messmethoden, Datenerhebung und Methoden der Datenauswertung bis zum Schreiben und Auswerten von Forschungsberichten und der Anwendung der Forschungsergebnisse in der Praxis. Das Werk ist didaktisch sehr gut aufgebaut und klar und übersichtlich gegliedert.

Verzeichnis wichtiger Fachbegriffe der Pflegeforschung

Abhängige Variable (dependent variable)

= die in der Forschung (speziell in Experimenten) gemessene Reaktion, von der man annimmt, dass sie durch die unabhängige Variable verändert wird.

Aktionsforschung (action research)

= eine Methode oder ein Forschungsdesign, bei dem gleichzeitig geforscht und Probleme gelöst werden. Die Zusammenarbeit zwischen Forscherinnen und Beforschten ist ein zentrales Element dabei.

Angewandte Forschung (applied research)

= Forschung, die die Lösung bestimmter praktischer Anliegen zum Ziel hat.

Äquivalenz (interrater / interobserver reliability)

= der Grand der Zuverlässigkeit des Instruments bei mehreren Befragerinnen. Bei der Testung dieses Kriteriums führen zwei oder mehr Personen das gleiche Interview durch, die Resultate werden auf Übereinstimmung geprüft.

Arithmetisches Mittel (mean)

= Mittelwert.

Beobachtung (observation)

= eine Methode der Datenerhebung mithilfe einer oder mehrerer Beobachterinnen, die das Verhalten, das untersucht werden soll, überwachen und aufzeichnen.

Beständigkeit (intra-observer reliability)

= der Grad der Zuverlässigkeit eines Instruments bei wiederholtem Einsatz. Eine Methode dies zu messen ist z. B. die Test-Retest-Methode, d. h. die Wiederholung des Tests zu einem anderen Zeitpunkt bei konstanten Bedingungen.

Deduktion / deduktiv (deduction)

= das Ableiten des Besonderen aus dem Allgemeinen; ausgehend von theoretischen Ansätzen werden Prognosen (Hypothesen) abgeleitet, die dann empirisch geprüft werden.

Delfi-Studie (delphie technique)

= ein Vorgehen zur systematischen Erfassung von Expertinnenmeinungen und zur Bildung eines Gruppenkonsenses daraus. Eine Delfi-Studie besteht aus der systematischen und wiederholten Sammlung der Sicht von Expertinnen zu einem bestimmten Thema oder Gegenstand (mittels eines standardisierten Instruments) mit dem Ziel, zu einer Übereinstimmung zu kommen. Die Datenerhebung erfolgt dabei anonym.

Deskriptive Forschung (descriptive studies)

= beschreibende Forschung mit dem Ziel, Phänomene, Verhaltensweisen, Ist-Zustände etc. möglichst vollständig zu beschreiben und zu analysieren, um zu neuer Erkenntnis zu kommen.

Dokumentenanalyse

= eine Methode, um Material, das nicht eigens zu Forschungszwecken geschaffen wurde, wissenschaftlich auszuwerten.

Einzelfall/Fallstudie (single case study)

= eine Form von deskriptiver Studie, bei der ein Fall aus verschiedenen Perspektiven bearbeitet wird. Es geht dabei darum, die Komplexität des ganzen Falles, die Zusammenhänge der Funktions- und Lebensbereiche in der Ganzheit der Person unter Berücksichtigung des historischen und lebensgeschichtlichen Hintergrunds heraus zu arbeiten

Empirisch (empiric)

= auf Erfahrung und Beobachtung beruhende Erkenntnis.

Ethnografie (ethnography)

= eine spezielle Form der qualitativen Forschung, deren zentrales Anliegen es ist, die Lebenswelt anderer aus deren Sichtweise zu verstehen; es geht dabei um die Beschreibung von fremden „Kulturen" oder kulturellen Gruppen.

Evaluierung/Evaluationsforschung (evaluation research)

= die Anwendung wissenschaftlicher Forschungsmethoden und -verfahren zur Bewertung von Programmen, Arbeitsmethoden, Behandlungen, Dienstanweisungen, etc.

Evidence Based Nursing (EBN)

= „Beweisbasierte Pflege"; ein Prozess des Findens, Bewertens und Anwendens wissenschaftlicher Erkenntnis in der Praxis.

Experimentelle Forschung (experimental research)

= eine bestimmte Untersuchungsanordnung zum Erforschen von Ursache- und Wirkungszusammenhängen; es wird dabei untersucht, inwieweit eine Variable (ein Faktor) eine Situation, einen Zustand oder ein Verhalten beeinflusst, indem man zwei (oder mehrere) Gruppen aus einer Population miteinander vergleicht. Dabei wird eine Gruppe (Versuchsgruppe) einer Veränderung unterzogen; die andere Gruppe, bei der nichts verändert wird, dient als Vergleich (Kontrollgruppe).

Ex-Post-Facto-Studie

= ein nicht-experimentelles Studiendesign, bei dem der Beziehung zwischen zwei Variablen retrospektiv nachgegangen wird. Es ist dies eine andere Bezeichnung für retrospektive Studien.

Fall-Kontrollstudie (Case-Control-Study)

Hier werden bestimmte Erkrankungen oder Charakteristika bei Patientinnen identifiziert und mit Kontrollprobandinnen (z. B. aus der allgemeinen Bevölkerung) verglichen. Diese Studien haben meist mit der Erfassung der Ätiologie von Erkrankungen zu tun.

Forschungsdesign (research design)

= die Untersuchungsanordnung, die das Vorgehen bei der Forschungsarbeit bestimmt.

Gelegenheitsstichprobe (convenience sampling)

= die Auswahl der am leichtesten zugänglichen Personen für eine Studie.

Grounded Theory

= eine Methode der qualitativen Sozialforschung, die von Glaser und Strauss entwickelt wurde. Ihr Ziel ist es, erklärende Theorien für das menschliche Verhalten und für soziale Prozesse zu schaffen. Charakteristisch dabei ist, dass Datensammlung und Datenauswertung nicht nacheinander vor sich gehen, sondern einander abwechseln.

Grundgesamtheit (Population) (population)

= die Gesamtheit aller Personen oder Dinge, die ein bestimmtes Merkmal aufweisen; die gesamte Zielgruppe einer Erhebung, aus der dann eine Stichprobe gezogen wird.

Grundlagenforschung (fundamental/basic research)

= Forschung, die sich mit der Überprüfung und Vervollkommnung von Erkenntnisgrundlagen und Theorien einer Wissenschaft befasst.

Gütekritierien

= Maßstäbe, an denen die wissenschaftliche Qualität von Forschungsergebnissen gemessen werden kann.

Homogenität

= die innere Konsistenz der Items einer Skala.

Hypothesen (hypothesis)

= begründetet Annahmen, Vermutungen über die Beziehung von zwei oder mehreren Variablen. Mittels wissenschaftlicher Untersuchung möchte man diese Vermutungen auf ihre Gültigkeit überprüfen

Induktion/induktiv (induction)

= das Schließen vom Besonderen (Einzelfall) auf das Allgemeine. Mit induktiven Methoden werden Tatsachen durch Beobachtung ermittelt und daraus theoretische Überlegungen oder Theorien abgeleitet.

Informierte Zustimmung (informed consent)

= ein ethisches Prinzip, das von der Forscherin verlangt, die freiwillige Teilnahme der Versuchsperson zu erwirken, nachdem sie über die Studie und eventuellen Risiken informiert wurde.

Inhaltsanalyse (content analysis)

= eine Methode, um fixierte, reproduzierbare (wiederherstellbare) Kommunikation auszuwerten. Der Untersuchungsgegenstand ist nicht die Handlung selbst, sondern ihre reproduzierbare Form.

Inhaltsvalidität, interne Validität (content validity)

= der Grad, bis zu dem der Inhalt eines Mess- oder Bewertungsinstruments (z. B. die Items eines Fragebogens) alle Aspekte des zu messenden Verhaltens, Zustandes etc. repräsentiert.

Interventionsstudie (interventional study)

= ein Spezialfall einer Längsschnittuntersuchung. An zwei verschiedenen Zeitpunkten werden Daten mit möglichst unveränderten Instrumenten erhoben. Zwischen den Erhebungen werden aber bestimmte Maßnahmen (Interventionen) durchgeführt.

Intervallskala (interval scale)

= das Messniveau, auf dem die Einstufung von Objekten oder Ereignissen auf einer Skala dargestellt werden kann. Die Intervalle auf der Skala sind gleich groß, es existiert aber kein absoluter Nullpunkt bzw. ist dieser willkürlich festgelegt.

Interview (interview)

= eine mündliche Befragung mit einem bestimmten (Forschungs-)Ziel.

Kodieren (coding)

= der Prozess des Umwandelns der Rohdaten in eine standardisierte Form zur Analyse und Interpretation des Materials. In der quantitativen Forschung werden dabei den Kategorien (z. B. den angekreuzten Antworten auf einem Fragebogen) Zahlen zugeordnet, in der qualitativen Forschung ist es der Prozess des Zuordnens bestimmter Aussagen, Beobachtungen etc. zu Kategorien oder Konzepten.

Kohortenstudie (cohort study)

= ein Untersuchungsdesign, das auch unter die Bezeichnung Längsschnittuntersuchung fällt. Dabei werden zwei (oder mehrere) Patientinnengruppen ausgewählt, die sich im Hinblick auf die Erfahrung mit einer bestimmten Substanz oder einer bestimmten Situation unterscheiden. Diese Gruppen werden weiter verfolgt und daraufhin untersucht, wie viele Probandinnen in jeder Gruppe bestimmte Erkrankungen, Verhaltensweisen oder andere Veränderungen zeigen.

Kontrollvariable (extraneus variable)

= diejenigen Variablen, die mit den abhängigen Variablen im Zusammenhang stehen und die der Forscherin bereits im Vorfeld bekannt sind, aber im konkreten Fall nicht Gegenstand der Forschung sind. Sie müssen kontrolliert werden, damit sie nicht das Experiment beeinflussen

Konstruktvalidität (construct validity)

= der Grad, mit dem ein Messinstrument ein theoretisches Konstrukt oder ein Merkmal tatsächlich erfasst.

Korrelation (correlation)

= eine Rechenoperation, mit der man überprüft, ob und wie zwei oder mehrere Variablen miteinander zusammenhängen. Dieser Zusammenhang wird mit einem Wert, dem so genannten Korrelationskoeffizienten, ausgedrückt.

Korrelationskoeffizient (correlation coefficient)

= das Maß für den Zusammenhang zwischen zwei Faktoren oder Variablen. Er kann eine Größe zwischen +1 und –1 haben.

Korrelationsstudie

= eine nicht-experimentelle Studie, bei der man die Beziehung zwischen zwei Variablen untersucht, ohne dabei der Frage nach der Ursache-Wirkungs-Beziehung (Kausalität) nachzugehen.

Kriteriumsvalidität (criterion-related validity)

= ein Aspekt der Gültigkeit eines Messinstruments, der sich auf den Zusammenhang zwischen den empirisch gemessenen Ergebnissen des Instruments und einem anderen gemessenen, externen Kriterium bezieht. Das heißt, die gefundenen Ergebnisse werden mit anderen Daten zum selben Phänomen – Daten, die mit anderen Tests oder Methoden erhoben wurden – verglichen.

Längsschnittstudie (longitudinal study)

= ein bestimmtes Untersuchungsdesign, wo an mindestens zwei verschiedenen Zeitpunkten dieselben Methoden zur Datenerhebung eingesetzt werden.

Matching

= das paarweise Zuordnen von Probandinnen der Kontrollgruppe zu der Versuchsgruppe anhand ihrer Ähnlichkeit in einer moder mehreren wichtigen Dimensionen. Man möchte damit die Vergleichbarkeit von Versuchs- und Kontrollgruppe erhöhen.

Median (median)

= ein Maß der zentralen Tendenz. Es handelt sich dabei um den Wert, bei dem 50 % der Werte darunter und 50 % darüber liegen.

Messniveau / Skalenniveau (level of measurement)

= die Messeigenschaft einer Skala, durch die der Einsatz bestimmter statistischer Verfahren festgelegt wird. Man unterschiedet vier Skalenniveaus: Nominalskalen, Ordinalskalen, Intervallskalen und Ratioskalen. Je höher das Skalenniveau ist, desto mehr Freiheiten hat man bei der Auswahl statistischer Verfahren.

Mittelwert / arithmetisches Mittel (mean)

= ein Maß der zentralen Tendenz. Es handelt sich dabei um die Summe der Merkmalswerte, geteilt durch die Zahl der Merkmalswerte.

Modus / Modalwert (mode)

= ein Maß der zentralen Tendenz. Es handelt sich dabei um den Wert, der am häufigsten vorkommt.

Nominalskala (nominal scale)

= das Messniveau, auf dem Objekte oder Ereignisse in Kategorien eingeteilt werden. Diese schließen einander zwar aus, haben aber kein bestimmte Rangfolge.

Objektivität (objectivity)

= das Ausmaß der Unabhängigkeit der Testergebnisse von der Forscherin; ein Gütekriterium der quantitativen Forschung.

Objektive Hermeneutik (hermeneutic)

= ein inhaltsanalytisches Verfahren qualitativer Sozialforschung, dessen Ziel es ist, die latenten, objektiv gegebenen Sinnstrukturen von Aussagen und Handlungen zu rekonstruieren.

Operationalisierung (operationalisation)

= Definition aller zu untersuchenden Variablen, damit sie in konkrete Forschungsoperationen umgesetzt werden können, um Phänomene messbar zu machen.

Phänomenologischer Ansatz / Phänomenologie (phenomenology)

= eine Methode der qualitativen Forschung, bei der es um die Untersuchung von Phänomenen und ihre Erscheinungsweisen sowie um die Aufdeckung und das Verstehen ihres Wesens geht.

Population (population)

= Grundgesamtheit.

Power, statistische

= die Wahrscheinlichkeit, dass eine Wirkung erkannt wird, wenn sie tatsächlich vorhanden ist.

Power Analyse

= eine statistische Methode zur Bestimmung der Stichprobengröße bei Effektivitätsnachweisen.

p-Wert (p-value)

= der Wert, der die Wahrscheinlichkeit ausdrückt, dass die gewonnenen Daten nicht auf Zufall beruhen. Er drückt die Signifikanz von Ergebnissen aus.

Prätest (pretest)

siehe Vortest

Prospektive Studie (prospective study)

= eine Bezeichnung für eine Untersuchung, bei der sich die Datensammlung in der Zeit vorwärts bewegt (siehe auch Längsschnittuntersuchungen).

Quasi-Experiment (quasi-experiment)

= eine Forschungsanordnung (ein Vorgehen) mit experimentellem Aufbau, dem jedoch ein (oder mehrere) für ein klassisches Experiment charakteristische Merkmale, wie z. B. die Kontrollgruppe, fehlen.

Qualitative Forschung/qualitativ (qualitative research)

= ein Forschungsansatz, mit dem man Phänomene des menschlichen Erlebens möglichst ganzheitlich und von innen heraus („subjektiv") erfahren und verstehen möchte. Man bedient sich dabei offener, nicht standardisierter Erhebungsverfahren und interpretativer Auswertungsmethoden. Ziel ist es, theoretische Konstrukte über diese Phänomene zu entwickeln (nicht aber allgemein gültige Aussagen zu machen).

Quantitative Forschung/quantitativ (quantitative research)

= ein Forschungsansatz, der theoriegeleitet ist und der sich standardisierter Erhebungsmethoden und statistischer Auswertungsverfahren bedient. Man möchte dabei möglichst objektive numerische Daten produzieren und daraus allgemein gültige Aussagen ableiten.

Querschnittstudie (cross-sectional study)

= ein bestimmtes Untersuchungsdesign, bei dem Daten zu einem bestimmten Zeitpunkt an einer Stichprobe gesammelt werden.

Randomisierung (randomisation, random assignment)

= eine Stichprobenbildung (Auswahl von Probanden) nach einem bestimmten Muster in vorher definierten Intervallen (z. B. jeder 10. Schüler); eine spezielle Art der Stichprobenbildung nach dem Zufallsprinzip.

Randomisiert-kontrollierte Studie, RCT (randomised controlled trial)

= die klassische Form des Experiments mit der höchsten Beweiskraft klinischer Studien.

Rang- oder Ordinalskala (ordinal scale)

= das Messniveau, das die Rangfolge von Objekten oder Ereignissen anzeigt. Diese Reihenfolge ist aber eine relative, die Messabstände zwischen den einzelnen Objekten oder Ereignissen ist nicht zwangsläufig gleich groß.

Ratio- oder Verhältnisskala (ratio scale)

= das Messniveau, auf dem die Einstufung von Objekten oder Ereignissen auf einer Skala dargestellt werden kann. Diese hat gleiche Intervalle und einen absoluten Nullpunkt.

Reliabilität (Zuverlässigkeit) (reliability)

= das Ausmaß, in dem wiederholte Messungen eines Objektes mit einem Messinstrument dieselben Werte liefern; ein Gütekriterium quantitativer Forschung.

Reliabilitätskoeffizient

= ein Wert, der die Zuverlässigkeit (Reliabilität) eines Messinstruments ausdrückt. Er liegt zwischen 0 und 1.

Repräsentativität (representativity)

= eine Eigenschaft von Zufallsstichproben. Sie spiegelt die Struktur der Grundgesamtheit wider, aus der die Stichprobe entnommen wurde.

Retrospektive Studie (retrospective study)

= die Bezeichnung für eine Untersuchung, bei der Fragen zu Ereignissen nachgegangen wird, die bereits stattgefunden haben.

Signifikanz (significance)

= eine Aussage darüber, mit welcher Wahrscheinlichkeit Unterschiede bzw. Zusammenhänge zwischen verschiedenen Faktoren auf dem Zufall beruhen oder nicht.

Spannweite (range)

= ein Streuungsmaß, das den Unterschied zwischen dem höchsten und den niedrigsten Wert angibt.

Standardabweichung (standard deviation)

= ein Streuungsmaß. Sie zeigt an, wo die meisten Werte zu finden sind und wie weit sie vom Mittelwert abweichen (sie gibt das Quadrat der durchschnittlichen Abweichung der Werte vom Mittelwert an).

Standardisierung

= das genaue Festlegen der Mess- (Erhebungs-) und Auswertungsverfahren, um die Daten besser vergleichen zu können oder überhaupt erst vergleichbar zu machen.

Stichprobe (sample)

= eine Gruppe von Elementen, aus denen sich die Grundgesamtheit zusammensetzt.

Störvariablen (confounding variable)

= äußere Einflüsse auf das Ergebnis eines Experiments, die nicht von der Forscherin kontrolliert werden können.

Theoretical sampling

= eine gezielte Auswahl von Probanden nach bestimmten, theoretisch formulierten Kriterien; eine Möglichkeit zur Stichprobenbildung in der qualitativen Forschung.

Triangulation (triangulation)

= die gleichzeitige oder nacheinander geschaltete Verwendung von qualitativem und quantitativem Ansatz oder die Verwendung verschiedener Erhebungsmethoden, um das gleiche Phänomen zu beschreiben.

Unabhängige Variable (independent variable)

= diejenige Variable, die in einer experimentelle Untersuchung bewusst verändert wird, um die Auswirkungen auf die abhängige Variable beobachten zu können.

Überkreuzstudie (cross sectional surveys)

= eine Bezeichnung, die in der Epidemiologie für deskriptive Studien bzw. Umfragen gebräuchlich ist. Dabei wird eine repräsentative Auswahl von Teilnehmerinnen oder Patientinnen interviewt, untersucht oder anderweitig analysiert, um Antwort auf klinische Fragen zu erhalten.

Übersichtsarbeiten, systematische (systematic reviews)

= Zusammenfassungen des aktuellen Forschungsstandes zu einem spezifischen Thema. Dabei werden die dargestellten Ergebnisse vorab nach klar definierten Kriterien ausgewählt und bewertet.

Validität (validity)

= das Ausmaß, in dem ein Messinstrument das misst, was es messen soll; ein Gütekriterium der quantitativen Forschung

Variable (variable)

= alle zu untersuchenden Faktoren oder Merkmale eines Konzeptes, die in einer Untersuchung überprüft werden.

Vortest (pretest)

= eine Überprüfung der Verständlichkeit und Gültigkeit eines Instruments, bevor es bei einer Untersuchung eingesetzt wird.

Zufallsstichprobe (probability sample)

= eine Gruppe von Untersuchungsteilnehmerinnen aus einer bestimmten Grundgesamtheit, die nach dem Zufallsprinzip ausgewählt werden; es haben alle Teilnehmerinnen die gleiche Chance, in die Stichprobe aufgenommen zu werden.

Literaturverzeichnis

Abderhalden Christoph, Needham Ian: Das Verständnis von Bezugspflege in der stationären psychiatrischen Pflege der deutschsprachigen Schweiz. Unveröffentlichte Masterarbeit. Fakultät der Gesundheitswissenschaften der Universität Maastricht / Weiterbildungszentrum für Gesundheitsberufe SRK. Aarau, Schweiz 1999

Abt-Zegelin Angelika, Sowinski Johannes: Forschungsberichte besser einschätzen. In: Die Schwester/Der Pfleger 38. Jg. 7/99, S.586–589

Altenhofen Lutz: Anlage und Aussagekraft empirischer Untersuchungen. In: Rennen Althoff Beate, Schaeffer Doris (Hrsg.): Handbuch Pflegewissenschaft. Juventa Verlag, Weinheim und München 2000, S. 109–132

Altrichter Herbert, Posch Peter: Lehrer erforschen ihren Unterricht. Eine Einführung in die Methoden der Aktionsforschung. Verlag Julius Klinkhardt, Bad Heilbrunn 1998

Arbeitskreis qualitative Sozialforschung (Hrsg.): Verführung zum qualitativen Forschen. WUV-Universitätsverlag, Wien 1994

Arndt Marianne: Die Entwicklung der Pflegewissenschaft und Pflegeforschung in Großbritannien. In: Pflege Orientierung 1, 1994, S. 2–8

Atteslander Peter: Methoden der empirischen Sozialforschung. Walter de Gruyter, Berlin, New York 2000

Backs Stephan, Lenz Reinhard: Kommunikation und Pflege. Ullstein Mosby, Wiesbaden 1998

Bals Thomas (Hrsg.): Was Florence noch nicht ahnen konnte. Neue Herausforderungen an die berufliche Qualifizierung in der Pflege. Bibliomed, Melsungen 1993

Bartholomeyczik Sabine, Müller Elke (Hrsg.): Pflegeforschung verstehen. Urban und Schwarzenberg, München, Wien, Baltimore 1997

Bartholomeyczik Sabine: Der Forschungsprozess. In: Bartholomeyczik Sabine, Müller Elke (Hrsg.): Pflegeforschung verstehen. Urban und Schwarzenberg, München, Wien, Baltimore 1997b, S. 55–69

Bartholomeyczik Sabine: Die Bedeutung der Pflegeforschung für die Krankenpflege. In: Deutsche Krankenpflegezeitschrift, 1992, S. 322–327

Bartholomeyczik Sabine: Die Domäne von Pflege und Pflegeforschung. In: Bartholomeyczik Sabine, Müller Elke (Hrsg.): Pflegeforschung verstehen. Urban und Schwarzenberg, München, Wien, Baltimore 1997a, S. 51–54

Bartholomeyczik Sabine: Zur Entwicklung der Pflegewissenschaft in Deutschland. In: Pflege, Heft 3, 1999, S. 158–162

Bartholomeyczik Sabine: Zur Forschungsphilosophie und Wissenschaftstheorie. In: Bartholomeyczik Sabine, Müller Elke (Hrsg.): Pflegeforschung verstehen. Urban und Schwarzenberg, München, Wien, Baltimore 1997c, S. 107–119

Bartholomeyczik Sabine: Zur Konzeption praxisbezogener Pflegeforschung. In: Pflege, Heft 2, 1991, S. 86–96

Bauer Irmgard: Die Privatsphäre der Patienten. Verlag Hans Huber, Bern 1996

Begley Cecily M.: Using triangulation in nursing research. In: Journal of Advanced Nursing, Nr. 24, 1996, S. 122–128

Bello Ann: Die deskriptive Datenanalyse. In: LoBiondo-Wood Geri, Haber Judith: Pflegeforschung, Ullstein Mosby, Wiesbaden 1996

Benner Patricia: Stufen zur Pflegekompetenz. Verlag Hans Huber, Bern, Göttingen, Toronto, Seattle 1997

Berner Peter, Zapotoczky Klaus (Hrsg.): Gesundheit im Brennpunkt. Zwischen Professionalisierung, Laiensystem und Bürokratie. Band 3, Veritas, Linz 1992

Betzel Julijana, Kasper Martina, Georg Jürgen: Studienführer für Pflegeberufe. Ullstein Mosby, Wiesbaden 1996

Bieli-Brunner Marianne: „Es war immer so selbstverständlich." – Erleben und Bedeutung einer fortschreitenden Krebserkrankung im Zusammenhang mit veränderter Leistungsfähigkeit, Bewältigung und Lebensqualität. In: Mayer Hanna (Hrsg.): Pflegeforschung. Aus der Praxis für die Praxis. Band 1: Qualitative Forschungsarbeiten aus dem Berufsfeld Pflege. Facultas, Wien 2000, S. 45–67

Bisaz Jutta: Wirre Welten. Ein Einblick in die wirre Welt der Kommunikation mit verwirrten alten Menschen. In: Mayer Hanna (Hrsg.): Pflegeforschung. Aus der Praxis für die Praxis. Band 1: Qualitative Forschungsarbeiten aus dem Berufsfeld Pflege. Facultas, Wien 2000, S. 234–259

Bischoff Claudia, Botschafter Petra (Hrsg.): Neue Wege in der Lehrerausbildung für Pflegeberufe. Bibliomed, Melsungen 1993

Bischoff Claudia, Wanner Bernd: Wer gut pflegt, der gut lehrt? Zur Geschichte einer unbekannten Lehrergruppe. In: Bischoff Claudia, Botschafter Petra (Hrsg.): Neue Wege in der Lehrerausbildung für Pflegeberufe. Bibliomed, Melsungen 1993, S. 13–31

Bischofsberger Gabriela: Hoffnung ist ein bisschen Licht ins Finstere. Unveröffentlichte Diplomarbeit im Rahmen der Höheren Fachausbildung in Pflege, Stufe II, Kurs 5, WE'G, Aarau 1997

Bortz Jürgen: Lehrbuch der empirischen Forschung für Sozialwissenschaftler. Springer Verlag, Heidelberg 1984

Burnard Philip, Morrison Paul: Forschen in der Pflege. Lambertus Verlag, Freiburg im Breisgau 1995

Burns Nancy, Grove Susan K.: Understandig Nursing Research. W.B. Saunders Company, Philadelphia 1999

Carr Linda T.: The strengths and weakness of quantitative and qualitative research: what method for nursing? In: Journal of Advanced Nursing 20, 1994, S. 716–721

Chinn P.L., Kramer: Pflegetheorie. Konzepte – Kontext – Kritik. Ullstein Mosby, Wiesbaden 1997

Corbin Juliet, Hildenbrand Bruno: Qualitative Sozialforschung. In: Rennen Althoff Beate, Schaeffer Doris (Hrsg.): Handbuch Pflegewissenschaft. Juventa, Weinheim und München 2000, S. 159–184

Darmann Ingrid: Ein qualitativ-heuristischer Forschungsansatz – dargestellt am Beispiel der Kommunikation zwischen Pflegepersonal und Patienten in verschiedenen Pflegesituationen. In: Wittneben Karin (Hrsg.): Forschungsansätze für das Berufsfeld Pflege. Thieme Verlag, Stuttgart 1998, S. 83–103

Dassen Theo, Buist Girbe: Pflegewissenschaft – Eine Betrachtung unter systematischen Gesichtspunkten. In: Schaeffer Doris et al. (Hrsg.): Public Health und Pflege. Zwei neue gesundheitswissenschaftliche Disziplinen. Edition Sigma, Berlin 1994, S. 87–99

De Cambio-Störzel Udine et al.: Pflegeausbildung im Krankenhaus. Verlag Hans Huber, Bern, Göttingen, Toronto, Seattle 1998

Dickson Rumona: Systematic Reviews. In: Hamer Susan, Collinson Gill (Hrsg): Achieving Evidence-Based Practice. A Handbook for Practitioners. Baillière Tindall, Edinburgh 1999, S. 41–60

Drerup Elisabeth, Bartholomeyczik Sabine: Die Analyse von Forschungsberichten. In: Bartholomeyczik Sabine, Müller Elke (Hrsg.): Pflegeforschung verstehen. Urban und Schwarzenberg, München, Wien, Baltimore 1997, S. 71–105

Eco Umberto: Wie man eine wissenschaftliche Abschlussarbeit schreibt. C.F. Müller, Heidelberg 1998

Ertl-Schmuck Roswitha: Die Ausbildung zum Lehrer in der Krankenpflege. Bibliomed, Melsungen 1990

Eyer Hanna: „Anerkennung ist wie Luft zum Atmen“ – Wie erleben Pflegende Anerkennung? In: Mayer Hanna (Hrsg.): Pflegeforschung. Aus der Praxis für die Praxis. Band 1: Qualitative Forschungsarbeiten aus dem Berufsfeld Pflege. Facultas, Wien 2000, S. 161–188

Fachbereich Pflege- und Gesundheitswissenschaften der Evangelischen Fachhochschule Darmstadt (Hrsg.): Pflegewissenschaft im Alltag (Untersuchungen aus vier Arbeitsfeldern). Mabuse Verlag, Frankfurt am Main 1998

Fachgruppe Pflege: Thesen zur Zukunft der Pflege. Schweizerisches Rotes Kreuz (Eigenverlag), Aarau 1998

Fachhochschule Darmstadt: Ethische Grundregeln der Pflegeforschung. In: Psychiatrische Pflege 2, 1996, S. 70–72

Fassbinder Susanne, Lust Alexandra: Gesundheits- und Krankenpflegegesetz (GuKG) samt ausführlicher Erläuterung. Manz, Wien 1997

Feldmann Harriet R., Millor Georgia K.: Der wissenschaftliche Ansatz beim Forschungsprozess. In: LoBiondo-Wood Geri, Haber Judith: Pflegeforschung. Ullstein Mosby, Wiesbaden 1996, S. 39–69

Fesenfeld Anke: „… aber es ist für viele auch ein großer Schritt: vom Todgeweihten zum Lebensbejahenden" Der Alltag mit den neuen medizinischen Behandlungsmöglichkeiten aus der Sicht der Betroffenen. In: Pflege, Jg. 15, Heft 1 2002, S. 6–14

Fierdag Andreas: „Ein Ansprechpartner müsste eigentlich immer vor Ort sein." – Erwartungen von Krebspatienten an die Pflege im Krankenhaus. In: Moers Martin, Schiemann Doris, Schnepp Wilfried (Hrsg.): Pflegeforschung zum Erleben chronisch kranker und alter Menschen. Huber, Bern 1999, S. 123–159

Flick Uwe, von Kardorff Ernst, Steinke Ines (Hrsg.): Qualitative Forschung. Ein Handbuch. Rowohlt, Reinbek b. Hamburg 2000

Flick Uwe: Design und Prozess qualitativer Forschung. In: Flick Uwe, von Kardorff Ernst, Steinke Ines (Hrsg.): Qualitative Forschung. Ein Handbuch. Rowohlt, Reinbek b. Hamburg 2000a, S. 252–265

Flick Uwe: Qualitative Forschung. rowohlts enzyklopädie, Reinbek bei Hamburg 1995

Froschauer Ulrike: Das qualitative Interview zur Analyse sozialer Systeme. WUV-Universitätsverlag, Wien 1998

Fürstler Gerhard, Kemetmüller Eleonore: Die Fachbereichsarbeit in der Gesundheits- und Krankenpflege. Inhalt und Gestaltung. Facultas, Wien 2000

Garnitschnig Karl: Braucht die Pflege Wissenschaft? Pflegewissenschaft als eine einheitliche Handlungstheorie. In: PflegeOrientierung 2/99, S. 12–17

Gesundheits- und Krankenpflegegesetz, GuKG, Jahrgang 1997, Bundesgesetzblatt für die Republik Österreich

Giesen Deidre: Die Pflege von Patienten anderer Kulturen. In: Pflege, Band 6, Heft 3, 1993, S. 197–202

Görres Stefan (Hrsg.): Pflegewissenschaft in der Bundesrepublik Deutschland. Altera, Bremen 1996

Görres Stefan, Hinz Ingo, Markus, Reif Karl et al.: Pflegevisite: Möglichkeiten und Grenzen. In: Pflege, 15. Jg., Heft 1 2002, S. 25–32

Görres Stefan: Evaluationsforschung – dargestellt am Beispiel der Einrichtung von Qualitätszirkeln in der Pflege. In: Wittneben Karin (Hrsg.): Forschungsansätze für das Berufsfeld Pflege. Georg Thieme Verlag, Stuttgart, New York 1998, S. 199–215

Görres Stefan: Pflegewissenschaft: Herausforderung für die Forschung – Innovation für die Praxis. In: Görrres Stefan (Hrsg.): Pflegewissenschaft in der Bundesrepublick Deutschland. Altera, Bremen 1996a, S. 62–76

Greenhalgh Trisha: Einführung in die Evidence-based Medicine, Verlag Hans Huber, Bern 2000

Greve Werner, Wentura Dirk: Wissenschaftliche Beobachtung, Eine Einführung. Beltz, Psychologie Verlags Union, Weinheim 1997

Grey Margaret: Die schließende Datenanalyse. In: LoBiondo-Wood Geri, Haber Judith: Pflegeforschung, Ullstein Mosby, Wiesbaden 1996, S. 453–474 (= Grey 1996b)

Grey Margaret: Experimentelle und quasi-experimentelle Forschungsdesigns. In: LoBiondo-Wood Geri, Haber Judith: Pflegeforschung. Ullstein Mosby, Wiesbaden 1996, S. 239–259 (= Grey 1996a)

Groß Beate: Handlungsforschung – aufgezeigt am Beispiel der „Implementation von integrierten Unterrichtseinheiten" an Krankenpflegeschulen. In: Wittneben Karin (Hrsg.): Forschungsansätze für das Berufsfeld Pflege, Georg Thieme Verlag, Stuttgart, New York 1998, S. 244–254

Groß Dorothea: Nicht (nur) forschen, sondern vor allem das neue Wissen anwenden. In: Lazarus Nr. 7/9, 1998, S.8–9

Groß Dorothea: Pflegewissenschaft. Jetzt fangen die Schwestern auch noch zu forschen an! In: Lazarus Nr. 5–6, Mai/Juni, 1997, S. 13–14

Gruber Elke, Kuss Sonja (Hrsg.): Weiterbildung im Gesundheits- und Pflegebereich. Österreichische und internationale Entwicklungen. Facultas Universitätsverlag, Wien 1998

Grypdonk Mike: Die Bedeutung qualitativer Forschung für die Pflegekunde und Pflegewissenschaft. In: Pflege, Band 10, Heft 4, 1997, S. 222–228

Gschwindner-Tomlinivic Heike: Pflege – ein Beruf mit Kopf, Herz und Hand. In: Seidl Elisabeth, Walter Ilsemarie (Hrsg.): Rückblick für die Zukunft – Beiträge zur historischen Pflegeforschung. Verlag Wilhelm Maudrich, Wien 1998

Haber Judith: Die Stichprobenbildung. In: LoBiondo-Wood Geri, Haber Judith: Pflegeforschung. Ullstein Mosby, Wiesbaden 1996 (= Haber 1996a)

Haber Judith: Forschungsprobleme und Hypothesen, in: LoBiondo-Wood Geri, Haber Judith: Pflegeforschung. Ullstein Mosby, Wiesbaden 1996, S. 183–215 (= Haber 1996b)

Häder Michael, Häder Sabine (Hrsg.): Die Delphi-Technik in den Sozialwissenschaften. Westdeutscher Verlag, Wiesbaden 2000

Hall George M. (Hrsg.): Publish or Perish. Wie man einen wissenschaftlichen Beitrag schreibt, ohne die Leser zu langweilen oder die Daten zu verfälschen. Verlag Hans Huber, Bern 1998

Haller Dieter (Hrsg.): Grounded Theory in der Pflegeforschung. Professionelles Handeln unter der Lupe. Verlag Hans Huber, Bern 2000

Hamer Susan, Collinson Gill (Hrsg.): Achieving Evidence-Based-Practice. A Handbook for Practitioners. Bailliere Tindall, Edinburgh 1999

Hart Elisabeth, Bond Meg: Aktionsforschung. Hans Huber, Bern 2001

Hedinger-Glogg Barbara: „Nur noch ein Löffel" – Wie Pflegende die Selbstbestimmung der Kinder beim Essen und Trinken berücksichtigen. Unveröffentlichte Diplomarbeit im Rahmen der Höheren Fachausbildung in Pflege, Stufe II, Kurs 5, WE'G, Aarau 1997

Heermann Judith A., Craft Betty: Die Bewertung quantitativer Forschungsstudien. In: LoBiondo-Wood Geri, Haber Judith: Pflegeforschung. Ullstein Mosby, Wiesbaden 1996, S. 495–541

Heimbold Anke et al.: Aphasie: Der mühsame Weg zurück ins eigene Leben. In: Pflege, Band 11, Heft 5, 1998, S. 268–274

Heller Andreas: Universitäre Pflegeforschung in Österreich. In: Seidl Elisabeth (Hrsg.): Betrifft: Pflegewissenschaft. Verlag Wilhelm Maudrich, Wien 1993, S. 61–74

Hierdeis Helmwart, Hug Theo: Pädagogische Alltagstheorien und erziehungswissenschaftliche Theorien. Verlag Julius Klinkhardt, Bad Heilbrunn 1997

Hockey Lisbeth: Krankenpflegeforschung: Auftrag und Möglichkeiten. In: Österreichische Krankenhauszeitung 24, 1983, S. 753–757

Holloway Immy, Wheeler Stephanie: Qualitative Pflegeforschung – Grundlagen qualitativer Ansätze in der Pflege. Ullstein Medical, Wiesbaden 1997

Hölzl Erik: Methodenüberblick der qualitativen Sozialforschung. In: Arbeitskreis qualitative Sozialforschung (Hrsg.): Verführung zum qualitativen Forschen. WUV-Universitätsverlag, Wien 1994

Hopf Christel, Weingarten Elmar (Hrsg.): Qualitative Sozialforschung. Klett Cotta Sozialwissenschaften, Stuttgart 1984

Hulskers Harry: Die Qualität der pflegerischen Beziehung. Entwicklung eines Messinstruments. Unveröffentlichte Masterarbeit. Fakultät der Gesundheitswissenschaften der Universität Maastricht/Weiterbildungszentrum für Gesundheitsberufe SRK, Aarau, Schweiz 1999

Humphries Debra: Types of evidence. In: Hamer Susan, Collinson Gill (Hrsg): Achieving Evidence-Based Practice. A Handbook for Practitioners. Baillière Tindall, Edinburgh 1999, S. 13–40

Hunink Gert: Pflegetheorien – Elemente und Evaluation. Neicanos Verlag, Bocholt 1997

Hunstein Dirk et al.: Kopf draußen – Füße drin. Wie erleben Patienten aus anderen Kulturen das deutsche Gesundheitswesen? In: Pflege, Band 10, Heft 4 und 5, 1997, S.193–198 und S. 252–257

Hunt Jennifer M.: Auswirkungen der Pflegeforschung auf die Krankenpflege. In: Deutsche Krankenpflegezeitschrift 5, 1984, S. 225–257

Jackson Betti S.: Rechtliche und ethische Probleme. In: LoBiondo-Wood Geri, Haber Judith (Hrsg.): Pflegeforschung, Ullstein Mosby, Wiesbaden, 1996

Kaplan Barry Jay: Öffentlich sprechen. Ein Leitfaden für Pflegende. Verlag Hans Huber, Bern 2000

Käppeli Silvia: Arbeitspapier LE Forschung in der Krankenpflege. Unveröffentlichtes Unterrichtsmaterial, Zürich 1985

Käppeli Silvia: Die Krankenschwester-Forscherin als teilnehmende Beobachterin: Ethische Probleme. In: Deutsche Krankenpflegezeitschrift 5, 1984, S. 252–254

Käppeli Silvia: Die Verwendung qualitativer Forschungsmethoden in der Pflegewissenschaft und ihr Nutzen für die Pflegepraxis. Referat an der Fachhochschule Fulda 1996, Internet: http://www.fh-fulda.de/fb/pg/beitrag/pgakt/kaepeli.htm, 1999

Käppeli Silvia: Pflegeforschung zwischen Anspruch und Wirklichkeit. In: Österreichische Krankenpflegezeitschrift 3, 1994, S. 14–18

Käppeli Silvia: Zur Entwicklung von Forschungskompetenz in der Weiterbildung und der Pflegepraxis. In: Pflege, Band 4, Heft 2, 1991, S. 105–111

Karmasin Matthias, Ribing Rainer: Die Gestaltung wissenschaftlicher Arbeiten. Ein Leitfaden für Haus-, Seminar- und Diplomarbeiten sowie Dissertationen. Facultas Universitätsverlag, Wien 2002

Kesselring Annemarie: Fußreflexzonenmassage. Eine Interventionsstudie. In: Pflege, Band 11, Heft 4, 1998, S. 213–218

Kesselring Annemarie: Pflege als Kunst in Praxis und Wissenschaft. In: Pflege, Band 10, Heft 2, 1997, S. 72–79

Kesselring Annemarie: Weshalb Pflegeforschung so wichtig ist. In: Pflege Aktuell 5, 1996, S. 332–336

Korff Marlind: Die Umsetzung von Forschungsergebnissen. In: Bartholomeyczik Sabine, Müller Elke (Hrsg.): Pflegeforschung verstehen. Urban und Schwarzenberg, München, Wien, Baltimore 1997, S. 137–150

Kozar Gerhard: Hochschulevaluierung. Aspekte der Qualitätssicherung im tertiären Bildungsbereich. Schriftenreihe des Fachhochschulrates 3, WUV Universitätsverlag, Wien 1999

Kozon Vlastimil, Mayer Hanna, Seidl Elisabeth (Hrsg.): Pflegewissenschaft – Aufbruch in Österreich. Facultas, Wien 2000

Krämer Walter: So lügt man mit Statistik. 5. Auflage, Campus Verlag, Frankfurt, New York, 1994a

Krämer Walter: So überzeugt man mit Statistik. Campus Verlag, Frankfurt, New York 1994b

Krämer Walter: Statistik verstehen. 2. Auflage, Campus Verlag, Frankfurt, New York 1994c

Kranovich-Miller Barbara: Die Literaturüberprüfung. In: LoBiondo-Wood Geri, Haber Judith: Pflegeforschung. Ullstein Mosby, Wiesbaden 1996, S. 127–162

Krüger Helga et al. (Hrsg.): Innovation der Pflege durch Wissenschaft. Perspektiven und Positionen, Altera, Bremen 1996

Krüger Helga: Pflegewissenschaft – Ausbildung an der Universität. In: Görres Stefan (Hrsg.): Pflegewissenschaft in der Bundesrepublik Deutschland. Altera, Bremen 1996a, S. 37–61

Kühne-Ponesch Silvia (Hrsg.): Pflegeforschung. Aus der Praxis für die Praxis. Band 2: Pflegearbeit – eine wissenschaftliche Herausforderung. Facultas, Wien 2000

Kühne-Ponesch Silvia et al.: Der Einfluss verschiedener Verbandsmaterialien auf die Einstichstelle eines ZVK. In: Pflege Band 12, 1999, S. 315–321

Kuster Claudia: Loslassen – Über das Lösen von Beziehungen zwischen Pflegenden und Patientinnen. In: Mayer Hanna (Hrsg.): Pflegeforschung. Aus der Praxis für die Praxis. Band 1: Qualitative Forschungsarbeiten aus dem Berufsfeld Pflege. Facultas, Wien 2000, S. 213–233

Lamnek Siegfried: Qualitative Sozialforschung. Band 1: Methodologie. Psychologie Verlags Union, München, Weinheim 1995

Lamnek Siegfried: Qualitative Sozialforschung. Band 2: Methoden und Techniken. Psychologie Verlags Union, München, Weinheim 1995

Lauterbach Andreas: Pflege im Internet. Care-Surfari, Ullstein Mosby, Wiesbaden 1997

Liehr Patricia R., Taft Marcus Marianne: Qualitative Forschungsansätze. In: LoBiondo-Wood Geri, Haber Judith: Pflegeforschung. Ullstein Mosby, Wiesbaden 1996, S. 285–321

LoBiondo-Wood Geri, Haber Judith: Pflegeforschung. Ullstein Mosby, Wiesbaden 1996

LoBiondo-Wood Geri: Die Analyse der Ergebnisse. In: LoBiondo-Wood Geri, Haber Judith: Pflegeforschung. Ullstein Mosby, Wiesbaden 1996

Lorenz-Krause Regina: Zur Konzeption praxisbezogener Pflegeforschung. In: Deutsche Krankenpflegezeitschrift 5, 1989, S. 290–295

Maanen van Hanneke: Pflegewissenschaft im Rahmen der Berufsentwicklung und Professionalisierung in Europa. In: Görres Stefan (Hrsg.): Pflegewissenschaft in der Bundesrepublick Deutschland. Altera, Bremen 1996b, S. 77–96

Maanen van Hanneke: Pflegewissenschaft in den USA. In: Krüger Helga et al. (Hrsg.): Innovation der Pflege durch Wissenschaft. Perspektiven und Positionen. Altera, Bremen 1996a, S. 148–158

Maanen van Hanneke: Pflegewissenschaft in der Krebskrankenpflege. In: Pflege, Band 11, Heft 3, 1998, S. 142–148

Majoros Maria, Hagn Marion, Knipfer Eva: Pflegeforschung ist in Deutschland den Kinderschuhen entwachsen. In: Pflegezeitschrift 9, 1995, S. 555–558

Matherny Modly Doris: Ein Überblick über die Entwicklung der Pflegeforschung und der Pflegewissenschaft. In: Pflege Orientierung 1, 1994, S. 8–11

Mayer Hanna (Hrsg.): Pflegeforschung. Aus der Praxis für die Praxis. Band 1: Qualitative Forschungsarbeiten aus dem Berufsfeld Pflege. Facultas, Wien 2000

Mayer Hanna, Walter Ilsemarie: Gesundheitsbewusstsein und Gesundheitsverhalten von Krankenhauspatienten. In: ÖKZ 11, 38 Jg., 1997, S. 42–47

Mayer Hanna: Berufsmotivation und berufliches Selbstverständnis von Lehrschwestern und Lehrpflegern. Univeröffentlichte Diplomarbeit an der Grund- und Integrativwissenschaftlichen Fakultät der Universität Wien, 1995

Mayer Hanna: Die Arbeit mit Angehörigen als Teil der Pflege – Erhebung eines Ist-Zustandes. In: Österreichische Krankenpflegezeitschrift 3, 1998, S. 34–37

Mayer Hanna: Die Ausbildung von Lehrkräften in der Gesundheits- und Krankenpflege. Evaluation und Neukonzipierung des Universitätslehrgangs für Lehrer und Lehrerinnen für Gesundheits- und Krankenpflege in Wien. Unveröffentlichte Dissertation. Grund- und Integrativwissenschaftliche Fakultät der Universität Wien, 2000

Mayring Philipp: Einführung in die qualitative Sozialforschung. 3. überarb. Auflage, Beltz, Psychologie Verlags Union, Weinheim 1996

Mayring Philipp: Qualitative Inhaltsanalyse. Deutscher Studien Verlag, Weinheim 1993

Messner Irene: Schlüsselqualilfikationen in der praktischen Ausbildung. Unveröffentlichte Abschlussarbeit im Rahmen des Universitätslehrganges für lehrendes Pflegepersonal, Wien 1997

Miller Audrey: Wird die Pflegequalität durch die Anwendung des Pflegeprozesses beeinflusst? In: Pflege, Band 1, Heft 2, 1988, S. 94–102

Mitchell Carol Ann: Die Entwicklung der Forschung von der Wissenschaft zur Praxis. In: LoBiondo-Wood Geri, Haber Judith: Pflegeforschung. Ullstein Mosby, Wiesbaden 1996, S. 65–102

Moers Martin, Schiemann Doris, Schnepp Wilfried (Hrsg.): Pflegeforschung zum Erleben chronisch kranker und alter Menschen. Huber, Bern 1999

Morse Janice M., Field Peggy Anne: Qualitative Pflegeforschung – Anwendung qualitativer Ansätze in der Pflege. Ullstein Medical, Wiesbaden 1998

Mücke Helmar: Lernziel: Lehrer/in sein. In: Bals Thomas (Hrsg.): Was Florence noch nicht ahnen konnte. Neue Herausforderungen an die berufliche Qualifizierung in der Pflege. Bibliomed, Melsungen 1993

Müller Elke: Die geschichtliche Entwicklung der Pflegeforschung. In: Bartholomeyczik Sabine, Müller Elke (Hrsg.): Pflegeforschung verstehen, Urban und Schwarzenberg, München, Wien, Baltimore 1997

Muthny Fritz A. et al.: Psychosoziale Belastung und Arbeitszufriedenheit onkologischer Pflegekräfte. In: Pflege, Band 11, Heft 5, 1998, S. 281–285

Neander Klaus Dieter et al.: Der Einfluss von Weichlagerung auf die Körperwahrnehmung und -haltung. In: Pflege, Band 9, Heft 4, 1996, S. 293–299

Neander Klaus-Dieter, Birkenfeld Ralf: Der Einfluss verschiedener Lagerungshilfen zur Dekubitusprophylaxe auf den Auflagedruck und den perkutanen Sauerstoffdruck. In: Pflege, Band 1, Heft 1, 1988, S.57–66

Neander Klaus-Dieter: Setzt sich Pflegepersonal mit Pflegeforschung auseinander? In: Deutsche Krankenpflegezeitschrift 5, 1989, S. 296–301

Notter Lucille Elizabeth, Hott Jacqueline Rose: Grundlagen der Pflegeforschung. Verlag Hans Huber, Bern 1994

Osterbrink Jürgen, Evers Georges C. M.: Der Einfluss pflegerischer Maßnahmen auf den Inzisionsschmerz und Opioidverbrauch in der postoperativen Phase. In: Pflege, 13. Jg., Heft 5 2000, S. 306–314

Paprotny Monika: „Wenn niemand kommt, wenn ich läute, mache ich in die Hose.“ Eine ethnologische Einzelfallstudie über den Prozess des Einlebens in ein Pflegeheim. In: Mayer Hanna (Hrsg.): Pflegeforschung. Aus der Praxis für die Praxis. Band 1: Qualitative Forschungsarbeiten aus dem Berufsfeld Pflege. Facultas, Wien 2000, S. 68–95

Parahoo Kader: Nursing Research. Principles, Prozess and Issues. Macmillan Houndmills 1997

Poletti Rosette: Obstacles and Hopes for Nursing Research in Southern Europe. In: Proceedings of the 7th Workgroup Meeting and 2nd open Conference. London 1984, S. 115–124

Polit Denise F., Hungler Bernadette P.: Nursing Research. Principles and Methods. Lippincott, Philadelphia, New York, Baltimore 1995

Popper Karl: Logik der Forschung. 10. Auflage, Mohr-Siebeck, Tübingen 1994

Rennen Althoff Beate, Schaeffer Doris (Hrsg.) Handbuch Pflegewissenschaft. Juventa Verlag, Weinheim und München 2000

Roth Andrea, Wünsche Heinrich: Aspekte der Überleitung pflegebedürftiger Menschen aus dem Krankenhaus in die häusliche Umgebung. Eine pflegewissenschaftliche Betrachtung der Schnittstelle zwischen stationärer und ambulanter Pflege. In: Fachbereich Pflege- und Gesundheitswissenschaften der Evangelischen Fachhochschule Darmstadt (Hrsg.): Pflegewissenschaft im Alltag (Untersuchungen aus vier Arbeitsfeldern). Mabuse Verlag, Frankfurt am Main 1998

Rothacher-Schlegel Rita: „.... und innerlich denke ich, mein Gott, hoffentlich falle ich nicht um!“ Welchen Einfluss hat ein Sturz auf das Erleben und das Gehen bei einem Menschen über 75 Jahre auf einer Langzeitstation?
In: Mayer Hanna (Hrsg.): Pflegeforschung. Aus der Praxis für die Praxis. Band 1: Qualitative Forschungsarbeiten aus dem Berufsfeld Pflege. Facultas, Wien 2000, S. 96–122

Saxer Susi: Transfer von Forschungsergebnissen in die Pflegepraxis – hemmende und fördernde Faktoren. Unpublizierte Masterarbeit an der Universität Maastricht/Weiterbildungszentrum für Gesundheitsberufe. Aarau, Schweiz 1999

SBK-ASI (Hrsg.): Pflegende und Forschung: Ethische Grundsätze, Bern 1998

Schaeffer Doris et al. (Hrsg.): Public Health und Pflege. Zwei neue gesundheitswissenschaftliche Disziplinen. Edition Sigma, Berlin 1994

Schaeffer Doris: Entwicklungsstand und Herausforderung der Pflegewissenschaft. In: Pflege, Band 12, Heft 3, 1999, S. 158–162

Schilder Erna: Der ethnographisch-interpretative Untersuchungsansatz – dargestellt an unterschiedlichen Arten von Fixierung, die Krankenpflegekräfte bei Patienten/Patientinnen vornehmen. In: Wittneben Karin (Hrsg.): Forschungsansätze für das Berufsfeld Pflege. Georg Thieme Verlag, Stuttgart 1989, S. 103–125

Schlömer Gabriele: Evidence-based Nursing. Eine Methode für die Pflege? In: Pflege Bd. 13, Heft 1, 2000, S. 47–52

Schnell Rainer, Hill Paul B., Esser Elke: Methoden der empirischen Sozialforschung. 4. Auflage, Verlag Oldenbourg, München, Wien 1993

Schopp Anja et. al: Autonomie, Privatheit und die Umsetzung des Prinzips der „informierten" Zustimmung im Zusammenhang mit pflegerischen Interventionen aus der Perspektive des älteren Menschen. In: Pflege, 14. Jg., Heft1 2001, S. 29–37

Schrems Berta: Perspektiven der Pflegeforschung in Österreich. Zwischen Grenzziehung und Grenzüberschreitung. In: Seidl Elisabeth, Walter Ilsemarie (Hrsg.): Pflegeforschung aktuell. Studien – Kommentare – Berichte. Maudrich, Wien 2002, S. 151–175

Schröck Ruth: Die Akademisierung der Pflege in Deutschland. In: Gruber Elke, Kuss Sonja (Hrsg.): Weiterbildung im Gesundheits- und Pflegebereich. Österreichische und internationale Entwicklungen. Facultas Universitätsverlag, Wien 1998, S. 12–27

Schröck Ruth: Die Pflege als Gegenstand der Forschung. In: Deutsche Krankenpflegezeitschrift 5, 1989, S. 288–290

Schuster Gudrun: Die objektive Hermeneutik nach Oevermann. In: Arbeitskreis qualitative Sozialforschung (Hrsg.): Verführung zum qualitativen Forschen. WUV Universitätsverlag, Wien 1994, S. 101–115

Schwendimann René: Sturzprävention im Akutspital. Eine Interventionsstudie. Unveröffentlichte Masterarbeit. Fakultät der Gesundheitswissenschaften der Universität Maastricht/Weiterbildungszentrum für Gesundheitsberufe SRK. Aarau, Schweiz 1999

Seidl Elisabeth (Hrsg.): Betrifft: Pflegewissenschaft. Verlag Wilhelm Maudrich, Wien 1993

Seidl Elisabeth, Stankova Marta: Ende der Pflegekrise? Ein interkultureller Vergleich zur Arbeitssituation im Krankenhaus. Verlag Wilhelm Maudrich, Wien 1994

Seidl Elisabeth, Steppe Hilde (Hrsg.): Zur Sozialgeschichte der Pflege in Österreich. Verlag Wilhelm Maudrich, Wien 1996

Seidl Elisabeth, Walter Ilsemarie (Hrsg.): Pflegeforschung aktuell. Studien – Kommentare – Berichte. Maudrich, Wien 2002

Seidl Elisabeth, Walter Ilsemarie (Hrsg.): Rückblick für die Zukunft – Beiträge zur historischen Pflegeforschung. Verlag Wilhelm Maudrich, Wien 1998

Seidl Elisabeth, Walter Ilsemarie: Der Patient und das Krankenhaus. Studien über Rechte, Information und Schlaf der Kranken. Verlag Wilhelm Maudrich, Wien 1984

Seidl Elisabeth, Walter Ilsemarie: Pflege im Gesundheitssystem der Zukunft: Pflegeforschung und Pflegewissenschaft. In: Berner Peter, Zapotoczky Klaus (Hrsg.): Gesundheit im Brennpunkt. Zwischen Professionalisierung, Laiensystem und Bürokratie. Band 3, Veritas, Linz 1992

Seidl Elisabeth, Walter Ilsemarie: Verbessert die Pflegeplanung die Praxis? Untersuchung von 100 Pflegedokumentationen. In: Pflege, Band 1, Heft 1, S. 50–56, Heft 2, 1988, S. 104–111

Seidl Elisabeth: Pflege im Wandel. Verlag Wilhelm Maudrich, Wien 1990

Seidl Elisabeth: Pflegewissenschaft – Eine Annäherung an Begriff und Bedeutung. In: Seidl Elisabeth (Hrsg.): Betrifft: Pflegewissenschaft. Verlag Wilhelm Maudrich, Wien 1993, S. 99–177 (= Seidl 1993b)

Seidl Elisabeth: Von der Idee zur Institutionalisierung eines universitären Forschungsinstituts – ein langer Weg. In: Seidl Elisabeth (Hrsg.): Betrifft: Pflegewissenschaft. Verlag Wilhelm Maudrich, Wien 1993, S. 75–98 (= Seidl 1993a)

Smoliner Andrea: Eine Frage des Vertrauens. Das Vertrauensentstehen in der pflegerischen Beziehung. In: Haller Dieter (Hrsg.): Grounded Theory in der Pflegeforschung. Professionelles Handeln unter der Lupe. Verlag Hans Huber, Bern 2000, S. 42–57

Staudinger Charlotte: Bedarf an akademisch gebildeten Pflegepersonen. In: Kozon Vlastimil, Mayer Hanna, Seidl Elisabeth (Hrsg.): Pflegewissenschaft – Aufbruch in Österreich. Facultas, Wien 2000, S. 107–110

Steppe Hilde (Hrsg.) Krankenpflege im Nationalsozialismus. Mabuse Verlag, Frankfurt 1989

Steppe Hilde: Dienen ohne Ende. Die historische Entwicklung der Arbeitszeit in der Krankenpflege in Deutschland. In: Pflege, Band 1, Heft 2, 1988, S. 4–19

Steppe Hilde: Pflege als Wissenschaft am Beispiel der USA. In: Seidl Elisabeth (Hrsg.): Betrifft: Pflegewissenschaft. Verlag Wilhelm Maudrich, Wien 1993

Steppe Hilde: Pflegewissenschaft und Innovationen in der Pflegepraxis. In: Görres Stefan (Hrsg.): Pflegewissenschaft in der Bundesrepublik Deutschland. Altera, Bremen 1996, S. 21–34

Stewart Fahs Pamela S., Kinney Marguerite R.: Bauchregion, Oberschenkel und Arm als Orte für die subkutane Injektion von Heparin-Natrium. In: LoBiondo-Wood Geri, Haber Judith: Pflegeforschung. Ullstein Mosby, Wiesbaden 1996, S. 583–591

Strauss Anselm, Corbin Juliet: Grounded Theory: Grundlagen qualitativer Sozialforschung. Beltz, Psychologie Verlags Union, Weinheim 1996

Streubert Helen J.: Die Bewertung eines qualitativen Forschungsberichts. In: LoBiondo-Wood Geri, Haber Judith: Pflegeforschung. Ullstein Mosby, Wiesbaden 1996, S. 543–563

Tacke Doris: Sprachstörung und Identität. Das Wiederaufrichten des Ich bei Menschen mit Aphasie. In: Moers Martin, Schiemann Doris, Schnepp Wilfried (Hrsg.): Pflegeforschung zum Erleben chronisch kranker und alter Menschen. Huber, Bern 1999, S. 161–218

Thomas Sabine: Qualitative versus quantitative Forschungsmethoden: Paradigmatische Alternativen – ein Thema in der Krankenpflege? In: Pflege, Band 9, Heft 4, 1996, S. 307–315

Tschudin Verena: Pflegeforschung und ethische Herausforderung. In: Krankenpflege/Soins Infirmiers 5, 1996, S. 21–26

Walsh Mike, Ford Pauline: Pflegerituale. Ullstein Mosby, Wiesbaden 1996

Walter Ilsemarie: Krankenpflege als Beruf. Verlag Willhelm Maudrich, Wien 1991

Walter Ilsemarie: Pflegeforschung aus verschiedenen Perspektiven. In: Seidl Elisabeth (Hrsg.): Betrifft: Pflegewissenschaft. Verlag Wilhelm Maudrich, Wien 1993, S. 118–148

Walther Sabine: Abgefragt? Pflegerische Erstgespräche im Krankenhaus. Huber, Bern 2001

Walther Sabine: Im Mittelpunkt der Patient? Übergabegespräche im Krankenhaus. Georg Thieme Verlag, Stuttgart 1997

Widmer Martin: Stress, Stressbewältigung und Arbeitszufriedenheit beim Pflegepersonal; Ergebnisse und Folgerungen einer repräsentativen Untersuchung in der deutschen Schweiz. In: Pflege, Band 2, Heft 2, 1989, S. 136–142

Winkler Marianne: „... und plötzlich ist alles ganz anders". Wie erleben Menschen ihren Schlaganfall und dessen Folgen. Unveröffentlichte Diplomarbeit im Rahmen der höheren Fachausbildung in Pflege Stufe II, Kurs 5, WE'G, Aarau 1997

Winter von Lersner Christa: Zur Methode der schriftlichen Befragung – dargestellt am Beispiel der Einstellung von Krankenschwestern und Krankenpflegern zu Suizidpatienten und eigener Suizidalität. In: Wittneben Karin (Hrsg.): Forschungsansätze für das Berufsfeld Pflege. Georg Thieme Verlag, Stuttgart 1998, S. 18–53

Wittneben Karin (Hrsg.): Forschungsansätze für das Berufsfeld Pflege. Georg Thieme Verlag, Stuttgart 1998

Wohlfender Doris: Langfristige Berufszufriedenheit in der direkten Pflege. Unveröffentlichte Masterarbeit. Fakultät der Gesundheitswissenschaften der Universität Maastricht/Weiterbildungszentrum für Gesundheitsberufe SRK. Aarau, Schweiz 1999

Zegelin Angelika: Die Literaturrecherche. In: Bartholomeyczik Sabine, Müller Elke: Pflegeforschung verstehen. Urban und Schwarzenberg, München, Wien, Baltimore 1997, S. 122–130.

Zenker Christel: Zur Verwissenschaftlichung der pflegerischen Praxis. Wissenschaftstheoretische Überlegungen. In: Krüger Helga et al. (Hrsg.): Innovation der Pflege durch Wissenschaft. Perspektiven und Positionen. Altera, Bremen 1996, S. 33–42

Zentrale Arbeitsgruppe Pflegeforschung (Hrsg.): Leitfaden Pflegeforschung, DBfK, 1996

Sachregister

A

ALEPH 183
Alltagswissen 13, 18, 23
ANA 51, 52, 57
Analysedimension 146
Analyseeinheit 146, 147, 152
Anonymität 57, 59, 60, 64, 101, 102, 103, 120, 134, 136, 165, 193, 206
Anthropologie 75
Äquivalenz 122
Ausbildung 26, 27, 40, 41, 46, 48, 49, 50, 53, 64, 120, 147
Ausstrahlungseffekt 119
Autorität 13, 15, 36, 124

B

Befund 96, 235
Beobachtungs-
-einheiten 139, 140, 143
-feld 139, 140
-formular 142
-fragen 114, 115
-kriterien 139, 140
Beständigkeit 79, 122
Beurteilungsfragen 114

C

CINAHL 183

D

Daten-
-analyse 154, 166, 174, 195, 198, 215, 217
-aufbereitung 154
-auswertung 75, 79, 153, 154, 156, 158, 160, 162, 163, 164, 166, 168, 170, 172, 174, 177, 184, 198, 215, 217, 228, 230
-bank 88
-erhebung 51, 52, 68, 72, 73, 79, 82, 91, 106, 107, 109, 111, 112, 114, 116, 118, 120, 121, 122, 124, 126, 128, 130, 132, 134, 136, 137, 138, 140, 142, 144, 145, 146, 148, 150, 152, 177, 184, 187, 195, 196, 212, 215, 217, 227, 228, 229
Deduktion 16, 19, 20, 22, 23
deduktiv 69, 70, 71, 72, 77, 141
Delfi-Methode 101, 102
-Studie 101, 103
Demografie 32
Design 68, 90, 91, 92, 94, 96, 101, 107, 119, 121, 217, 218
Forschungsdesign 68, 90, 187, 217
Dokumente
akzidentale 145, 148
systematische 145, 148
Dokumentenanalyse 111, 144, 145, 146, 147, 148, 152
Durchschnittswert 157

E

Effektgröße 189, 190, 191
EMED-Format 226
Empirie 20, 25
empirisch 48
empirisch 16, 20, 231
Epidemiologie 32, 46, 107, 233
Erfahrung 13, 14, 15, 16, 23, 24, 35, 36, 65, 78, 89, 90, 105, 107, 123, 129, 198, 237
Ergebnisdiskussion 198, 209
Ergebnisse, Darstellung von 18, 198, 199, 200, 205, 206, 208, 209, 215, 218, 226, 228, 230
Erhebung, gesteuerte 189
Ethik 25, 48, 56, 57, 61, 240
-kommission 63, 193, 194
Ethnografie 74, 75, 86
Evaluation 100, 101, 103, 120, 224, 225
-forschung 99, 101, 109
evaluieren 99, 100, 101, 225
Evidence Based Medicine (EBM) 232, 233
Evidence Based Nursing (EBN) 222, 232, 233, 234, 235, 239
Ex-post-facto-Studie 108

F
Faktfragen 115
Fall-Kontrollstudie 233
Fallstudie 90, 97, 99
  Einzelfallstudie 97, 98, 99, 108, 193, 208
Feldbeobachtung 139, 141
Feldbeschreibung, deskriptive 141
Feldexperiment 91
Filterfragen 119
Folgerichtigkeit 81, 86
formativ 100
Forschung, angewandte 55
Forschungs-
  -ansatz 68, 69, 70, 71, 73, 75, 82, 86, 88, 147
  -antrag 194, 195, 196
  -anwendung 97, 222, 223, 224, 225, 231, 234, 235, 236, 237, 238, 239, 240
  -bericht 162, 213, 214, 219, 220
  -fragen 18, 35, 53, 54, 56, 71, 76, 78, 98, 107, 113, 121, 126, 132, 141, 144, 147, 167, 170, 178, 179, 180, 181, 184, 185, 186, 195, 199, 215, 216, 218, 221, 227, 228, 229
  -instrument 123
  -kompetenz 39, 49, 53, 54, 64
  -problem 83, 179, 185, 187, 227
  -prozess 52, 63, 73, 80, 104, 177, 178, 179, 180, 182, 184, 186, 188, 190, 192, 194, 196, 198, 200, 202, 204, 206, 208, 209, 210, 212, 214, 216, 218, 220, 224, 226
  -ziel 178, 186
Fragebogen 97, 112, 113, 115, 119, 120, 121, 124, 148, 150, 151, 158, 179, 190, 196
  geschlossene 115, 123, 124, 125
  offene 102, 106, 115, 125, 219
  sozialdemographische 115
Fragetypen 114, 115, 149
Freiwilligkeit 136
  freiwillig 58, 99
Fremdbeobachtung 138

G
Gegenstand, Nähe zum 79, 80, 139
Gelegenheitsstichprobe 189
Generalisierung 99, 171, 172
Gesundheits- und Krankenpflegegesetz 49
Gesundheitssystem 30, 43
Glaubwürdigkeit 81, 86, 226
Grounded Theory 73, 74, 75, 86, 88, 173, 192, 217, 230
Grundauszählung 199
Grundgesamtheit 147, 159, 188, 190, 192
Grundlagenforschung 55, 56
Gütekriterien 78, 79, 81, 86, 88, 121, 166, 208, 217, 226

H
Handlungs-
  -forschung 104
  -fragen 114, 115
  -theorie 26
Häufigkeitsverteilungen 157, 173
Hermeneutik, objektive 74, 76
Homogenität 122
Hybridfragen 117
Hypothese 16, 91, 110, 141, 185, 186, 191, 228
Hypurgie 39

I
ICN (International Council of Nurses) 57
Induktion 16, 19, 20, 22, 23
  induktiv 72, 77, 141, 170, 172, 179
informed consent 57, 64, 65
Inhaltsanalyse 76, 111, 144, 145, 146, 150, 168, 170, 171, 172, 173, 174, 217
Inhaltsvalidität 121
Innovation 33, 34, 64
Institutionalisierung 41
Interaktion 28, 29, 47, 74, 76, 143
Interpretationsabsicherung 79, 80
Interpretativismus 21, 23

Intervallskala 156
Interventionsstudie 47, 71, 107
Interview-
-leitfaden 124, 127, 128, 131, 132, 141, 168
-technik 68
-stil 124, 125
Intuition 13, 14, 23, 24, 25, 36
Ist-Analyse 107

K

Kategorie 141, 167, 170, 172, 206, 241
Kategoriensystem 141, 168, 170, 172
kausal 70, 78, 86
Kode 154
Kodeplan 154
kodieren 154, 165
Kodierung 167, 174
verkoden 154, 165
Kohortenstudie 107, 233
Konstruktvalidität 122
Kontrollgruppe 62, 91, 92, 93, 94, 95, 202, 203
Kontrollvariable 94, 110
Konzept 44, 114, 122, 141, 182, 194, 210, 211, 230, 232, 234
Korrelation 158, 159, 237
Korrelationskoeffizient 158, 159
Korrelationsstudie 108, 109
Kriteriumsvalidität 121
Kritischer Rationalismus 20, 21, 69

L

Laborexperiment 91, 92
Längsschnittstudie 107, 187
Logik 15, 22, 23, 199, 206, 227
logisch 132, 198, 199, 210

M

Maß der zentralen Tendenz 156, 173
Matching 93
Median 103, 155, 156, 158, 173
MEDLINE 183, 240
Messinstrument 79, 121, 122, 144, 190
Messniveau 155, 161, 173, 228
Methode 13, 16, 68, 72, 73, 74, 75, 76, 82, 84, 85, 91, 95, 101, 102, 103, 104, 112, 122, 123, 126, 141, 143, 144, 145, 146, 148, 150, 155, 167, 171, 172, 181, 187, 190, 196, 198, 215, 217, 227
Methodentriangulation 75, 82, 98
Mittel, arithmetisch 156, 158, 173
Mittelwert 103, 155, 158
Modalwert 157
Modus 155, 157, 158, 173

N

Nachvollziehbarkeit 166
Naturwissenschaft 19, 20, 30, 70, 71, 84, 90, 111, 156
nicht standardisiert 72
Nominalskala 155
Nur-Posttest-Design 94

O

Operationalisierung 121, 179, 181
operationalisieren 110, 113, 179, 220
Ordinalskala 156

P

Panelstudie 107
Paradigma 29, 71, 87
-wechsel 29, 34
interpretatives P. 71
Paraphrase 168, 170, 172
paraphrasieren 136, 171
Phänomenologie 19, 71, 73, 74, 86, 217
Philosophie 18, 21, 26, 74, 83
Platzierungseffekt 119
Population 90, 159, 161, 173, 188, 189, 190, 228
Positivismus 19, 20, 21, 23, 69
Posttest 92, 93, 94
Power, statistische 191
Power-Analyse 190

Präsentation 59, 60, 205, 211, 212, 214, 217, 218, 220, 221, 236, 238, 239
Prätest 92, 93, 94
Prätest-Posttest-Design 92, 94
Praxisbezug 25, 54, 55, 56
Praxiswissenschaft 26, 63
Pretest 113, 196
Professionalisierung 44, 45
Publikation 120, 149, 150, 213, 214, 220, 221, 226, 239

Q

Querschnittstudie 107, 187

R

Rahmen, theoretischer 44, 181, 182, 184, 186, 187, 198, 207, 216, 228, 229
Randomisierung 93
  randomisieren 94, 189, 233
Rang-
  -folge 97, 155, 156, 203
  -ordnung 116, 155, 203
  -reihe 116
  -skala 156
Ratioskala 156
Reduktion 172, 173
Regelgeleitetheit 79, 80, 166
Reliabilität 78, 79, 86, 122
  reliabel 79, 94, 208, 228
Reliabilitätskoeffizient 122
Repräsentativität 188, 191, 192, 217
  repräsentativ 188, 189
Retest 122
Reviews 230, 231, 232, 233

S

Selbstbeobachtung 138
Signifikanz 160
  signifikant 159, 160, 162, 185, 200
Skala 115, 117, 122, 155, 199
  Skalenniveau 156
Sozialanthropologie 75
Sozialforschung 19, 69, 74, 76, 87, 88, 117, 149, 150
Sozialwissenschaft 19, 21, 30, 86, 111, 154
Standardisierung 70, 94, 115, 123, 124
  standardisiert 70, 72, 77, 93, 94, 96, 112, 125, 138, 139, 145, 146
Statistik 70, 71, 153, 154, 155, 157, 159, 173, 199, 209
  schließende (analytische) St. 154, 159, 199, 228
  deskriptive St. 155, 157
  statistisch 70, 146, 158, 190, 191
Stichprobe 77, 102, 107, 147, 159, 160, 173, 187, 188, 189, 190, 191, 193, 196, 217, 227, 228, 229, 235
Streuung 122, 158
Streuungsmaß 156, 158
Studie, prospektive 107, 108
Studie, retrospektive 107, 108
Suggestivfragen 118
summativ 100
Symbolischer Interaktionismus 71, 74
Synthese 167, 174, 184, 224

T

Technik 14, 68, 101, 103, 109, 126, 137, 144, 171, 174, 199, 203
Tests, parametrische 161
theoretical sampling 192
theoriegeleitet 70, 71, 72, 77, 86, 139, 145
Tradition 13, 15, 23, 24, 34, 36, 37, 126
Transkript 135, 137, 152, 164, 171
Transkription 163, 164
Triangulation 82, 83, 87

U

Überleitungsfragen 119
Untersuchungsanordnung 91, 187

V

Validierung, kommunikative 79, 80
Validität 78, 79, 86, 121
valide 79, 94, 198, 228
Variable 90, 91, 92, 93, 94, 96, 108, 154, 161, 162, 185, 186, 191, 228, 237
abhängige V. 93, 94, 96, 186, 191
unabhängige V. 92, 93, 186
Verallgemeinerbarkeit 191, 192
verallgemeinern 14, 123
Verfahren, interpretativ-explikative 166, 173
Verfahren, interpretativ-reduktive 166, 167, 173, 174
Verfahrensdokumentation 79, 80, 81
Verhältnisskala 156
verifizieren 20, 199
Versuchsgruppe 90, 92, 93, 202, 203
Versuchsplan 62, 198
Vertraulichkeit 60
Vortest 177, 196, 198

W

Wahrnehmung, selektive 138
Wahrscheinlichkeitserhebung 189
WENR 49, 50
Wirkungsvariable 93
Wissenschaftstheorie 18, 19, 24, 68
Wissenschaftsverständnis 69, 84, 111
Wissensfragen 114
Wissensquellen 13, 14, 15, 23, 24, 25, 36

Z

Zahlenanalyse 154, 173
Zeitplan 194, 195
Zeitschriften 42, 84, 118, 148, 211, 213, 236, 239
zentrale Tendenz 103, 156, 157, 173
Zufallsprinzip 96, 188, 189
Zufallsstichprobe 77, 192, 196
einfache 189
geschichtete 189
Zufallsverteilung 93, 94, 95
Zufallswahrscheinlichkeit 160
Zustimmung 57, 58, 59, 63, 64, 88, 115, 130, 134, 136, 144, 159, 180, 193, 199

Sabine Pleschberger, Katharina Heimerl, Monika Wild (Hg.)

Palliativpflege

Grundlagen für Praxis und Unterricht

Facultas 2002. 354 Seiten, broschiert,
€ 31,– / sFr 56,–
3-85076-548-2

Als stünden Sie direkt am Krankenbett ...

... so lebensnah und praxisbezogen greift dieser Band die Fragen und Unsicherheiten auf, die bei der Pflege sterbender Menschen entstehen. Die Aufgaben der Palliativpflege sind sehr vielfältig – Palliativpflege kann sowohl technikintensive Schwerstkrankenpflege als auch Sterbebegleitung von hochbetagten Menschen heißen. Daher benötigen Pflegepersonen ein breitgefächertes Fachwissen und spezifische Fertigkeiten. Noch mehr aber müssen sie die Fähigkeit entwickeln, sich auf sterbende Menschen einzulassen und zu verstehen, was Trauer und Tod bedeuten – für die PatientInnen, für ihre Angehörigen und für die Arbeit im Team.
Dieses Buch trägt beidem Rechnung. Es widmet sich Fragen wie: Welche Möglichkeiten der Schmerzbekämpfung gibt es? Wie können Angehörige, die trauern, begleitet werden? Was ist zu tun, wenn jemand verstorben ist? Wie kann ich auf spirituelle Bedürfnisse eingehen? ... Ausgehend vom Konzept „Palliative Care" trägt der Band praxisrelevantes Grundwissen für die Palliativpflege zusammen, erläutert es in Form zahlreicher Fallbeispiele und stellt Anregungen für den Pflegeunterricht bereit.

„Alle Pflegepersonen, die sich mit Palliative Care beschäftigen, werden durch die gelungene Theorie- und Praxisverbindung angesprochen. Bücher sollen Fragen beantworten. Egal wo man dieses Buch aufschlägt: es ist interessant und lädt zum Innehalten ein. (...) Unbedingt empfehlenswert!"
V. Maier-Wagrandl, Direktorin der Akademie für Fort- und Sonderausbildungen, AKH Wien.

Facultas 2001. 167 Seiten, broschiert,
€ 19,80 / sFr 35,–
ISBN 3-85076-557-1

Robert Hamedinger

Internet für die Pflege

Facultas 2002. Ca. 90 Seiten, broschiert

€ 8,90 / sFr 16,–

ISBN 3-85076-602-0

Keine Erfindung in der Geschichte der Menschheit hat sich weltweit so schnell etabliert wie das Internet, das in den letzen Jahren einen unvergleichbaren Siegeszug rund um die Welt angetreten hat. Diese Entwicklung macht auch vor der Pflege nicht Halt. Der Informationsvielfalt stehen jedoch vielfach (Pflege-) Personen gegenüber, die aus unterschiedlichen Gründen Hemmungen haben, sich das Internet zunutze zu machen. Speziell diese Lesergruppe soll hier angesprochen werden. Der unerfahrene Internet-Benutzer wird buchstäblich an der Hand genommen und Schritt für Schritt durch das Internet geführt. Anhand praktischer Beispiele werden die einzelnen Anwendungsmöglichkeiten in anschaulicher Weise dargestellt. Aber auch für fortgeschrittene Internetuser bietet dieser Ratgeber Interessantes, beispielsweise Literatursuche in pflegerelevanten Datenbanken oder eine großzügig angelegte, kommentierte Linkliste zu diversen Pflegethemen.

Lisbeth Ascher

Pflege als Begegnung

Eine Krankenschwester erzählt aus ihrem Leben

Facultas 2001. 184 Seiten, broschiert,
€ 13,95/ sFr 25,–
ISBN 3-85076-561-X

Krankenpflege ist für Lisbeth Ascher Begegnung und Dienst am Menschen. Sehr persönlich und sensibel erzählt sie von ihrem Weg aus liebevoll behüteter Kindheit über Arbeitsdienst und Ausbildung zur Rotkreuzschwester bis zum Kriegseinsatz in den Frontlazaretten. Nach bedingungslosem Bemühen um menschliches Leben, nach Flucht und Rettung kehrt sie über Umwege wieder in den geliebten Beruf zurück, die letzten zwölf Jahre in einer Führungsposition, in der sie ihre Pflegephilosophie in einem neuen und bis heute maßgebenden Pflegekonzept verwirklicht.

All jenen, die wissen möchten, was Krankenpflege abseits aller Theorien bedeutet und was sie im praktischen Leben – auch außerhalb des klinischen Stationsalltags und unter schwierigsten Bedingungen – zu leisten vermag, sei dieses Buch ans Herz gelegt. Was Lisbeth Ascher in ihrer lebendigen Sprache hier über den Reichtum eines Berufes erzählt, in dessen Mittelpunkt die Beziehung zum Menschen steht, schlägt Jung und Alt in seinen Bann und ist absolut lesenswert.